实用心血管病诊断与治疗

主　编　程晓静　杨延民　吴新宁　马　倩
副主编　陈　琳　史荣华　李　磊　孙立亭　乔世斌
编　委（按姓氏笔画为序）

卜晓洁　马　倩　王　艳　史荣华　付　蓉
乔世斌　许　玲　孙立亭　李　戈　李　磊
杨延民　吴新宁　张　霞　陈　琳　战祥芹
闻　静　姚瑞栋　贾菁菁　程晓静　路凤娟
潘月明

科学出版社
北京

内 容 简 介

　　本书简明扼要地介绍了有关心血管病诊断和治疗的必要知识，详细讨论了相关诊断技术、预防策略和预后，内容包括心力衰竭、心律失常、心脏停搏与心脏性猝死、先天性心血管病、高血压、动脉粥样硬化和冠状动脉粥样硬化性心脏病、心脏瓣膜病、感染性心内膜炎、心肌疾病、心包疾病、主动脉和周围血管病、心血管神经症、心血管病的溶栓和抗栓治疗等。本书理论联系实际，重点突出，新颖实用，许多诊疗方法是编者们多年从事临床实践的经验总结，可供心脏病专科门诊或病房医生快速查阅使用，也可供护士、技师和为心脏病患者提供医疗服务的其他医疗工作者学习关于心血管病诊疗各方面的内容。

图书在版编目（CIP）数据

实用心血管病诊断与治疗 / 程晓静等主编. —北京：科学出版社，2021.10
　ISBN 978-7-03-066067-1

Ⅰ. ①实… Ⅱ. ①程… Ⅲ. ①心脏病–诊疗 Ⅳ. ①R541

中国版本图书馆 CIP 数据核字（2020）第 172065 号

责任编辑：朱　华　钟　慧 / 责任校对：贾娜娜
责任印制：苏铁锁 / 封面设计：陈　敬

科 学 出 版 社 出版

北京东黄城根北街 16 号
邮政编码：100717
http://www.sciencep.com

北京凌奇印刷有限责任公司 印刷
科学出版社发行　各地新华书店经销

*

2021 年 10 月第　一　版　　开本：787×1092　1/16
2021 年 10 月第一次印刷　　印张：10 1/4
字数：289 000
POD定价：139.00元
（如有印装质量问题，我社负责调换）

前　　言

本书根据临床医院岗位胜任力目标、临床医院用人要求，在借鉴国内外医疗成果的基础上，充分研究心血管病的学科体系和对专业人才素质的要求，体现科学性、实用性、代表性和适用性。整合实用知识体系，体现整体优化，注重系统性，保证点面结合，突出基本知识、基本理论、基本操作的编写原则，注重质量。

本书由心血管专科一线的专家共同编写完成，他们从事心血管专科临床、教学和科研工作，有丰富的临床经验。本书注重对住院医师临床思维的培养，使学生快速把握知识要点，高效掌握并解决临床实践中遇到的具体问题。

本书对临床疾病从概述、病因、诊断与治疗方面加以叙述，以诊断与治疗为重点。全书分为14章，阐述心血管领域基础知识、基本理论、基本操作，同时讲解新进展、临床热点，强调兼顾全面性与实用性，为心血管病的诊断、治疗和判断预后提供方法及预防策略。

本书简明扼要地介绍了有关心血管病诊断和治疗的必要知识，详细讨论了相关诊断技术、预防策略和预后，内容包括心力衰竭、心律失常、心脏停搏与心脏性猝死、先天性心血管病、高血压、动脉粥样硬化和冠状动脉粥样硬化性心脏病、心脏瓣膜病、感染性心内膜炎、心肌疾病、心包疾病、主动脉和周围血管病、心血管神经症、心血管病的溶栓和抗栓治疗等。本书理论联系实际，重点突出，新颖实用，许多诊疗方法是编者们多年从事临床实践的经验总结，可供心血管病专科门诊或病房医生快速查阅使用，也可供护士、技师和为心血管病患者提供医疗服务的其他医疗工作者学习关于心血管病诊疗各方面的内容。

本书在编写过程中得到了医院很多领导和专家的大力支持，在此一并表示诚挚的感谢。本书全体编者都以高度认真负责的态度参与了编书工作，但因书中涉及内容广泛，编者水平有限，如有疏漏不足，敬请读者及同行专家批评指正，以求再版时改进与完善。

编　者

2019 年 6 月

目　录

第一章　总论 ………………………………………………………… 1

第二章　心力衰竭 …………………………………………………… 6

　　第一节　慢性心力衰竭 ………………………………………… 10

　　第二节　急性心力衰竭 ………………………………………… 18

第三章　心律失常 …………………………………………………… 20

　　第一节　概述 …………………………………………………… 20

　　第二节　窦性心律失常 ………………………………………… 23

　　第三节　房性心律失常 ………………………………………… 25

　　第四节　房室交界区性心律失常 ……………………………… 30

　　第五节　室性心律失常 ………………………………………… 34

　　第六节　心脏传导阻滞 ………………………………………… 38

　　第七节　抗心律失常药物的合理应用 ………………………… 40

　　第八节　心律失常的介入治疗和手术治疗 …………………… 41

第四章　心脏停搏与心脏性猝死 ………………………………… 49

第五章　先天性心血管病 ………………………………………… 55

　　第一节　成人常见先天性心血管病 …………………………… 55

　　第二节　先天性心脏病的介入治疗 …………………………… 65

第六章　高血压 …………………………………………………… 68

　　第一节　原发性高血压 ………………………………………… 68

　　第二节　继发性高血压 ………………………………………… 79

第七章　动脉粥样硬化和冠状动脉粥样硬化性心脏病 ………… 81

　　第一节　动脉粥样硬化 ………………………………………… 81

　　第二节　冠状动脉粥样硬化性心脏病 ………………………… 86

　　第三节　冠状动脉粥样硬化性心脏病的介入诊断和治疗 …… 105

第八章　心脏瓣膜病 ……………………………………………… 107

　　第一节　二尖瓣疾病 …………………………………………… 107

　　第二节　主动脉瓣疾病 ………………………………………… 114

　　第三节　三尖瓣和肺动脉瓣疾病 ……………………………… 121

　　第四节　多瓣膜病 ……………………………………………… 124

第九章　感染性心内膜炎 ………………………………………… 126

　　第一节　自体瓣膜心内膜炎 …………………………………… 126

　　第二节　人工瓣膜和静脉药瘾者心内膜炎 …………………… 132

第十章　心肌疾病 ………………………………………………… 133

　　第一节　心肌病（原发性） …………………………………… 133

　　第二节　特异性心肌病 ………………………………………… 137

　　第三节　心肌炎 ………………………………………………… 138

第十一章　心包疾病··· 141

　　第一节　急性心包炎·· 141

　　第二节　缩窄性心包炎·· 143

第十二章　主动脉和周围血管病··· 145

　　第一节　主动脉夹层··· 145

　　第二节　闭塞性周围动脉粥样硬化··· 148

　　第三节　静脉血栓症··· 150

第十三章　心血管神经症··· 152

第十四章　心血管病的溶栓、抗栓治疗··· 154

　　第一节　心血管病中常用的抗栓及溶栓药物···································· 154

　　第二节　常见心血管病的抗栓及溶栓治疗······································ 155

第一章 总 论

循环系统是包括心脏、血管和血液循环的神经体液调节装置。其主要功能是为全身组织器官运输血液，通过血液将氧、营养物质和激素等供给组织，并将组织代谢废物运走，以保证人体正常新陈代谢的进行。心肌细胞和血管内皮细胞能分泌心房钠尿肽、内皮素和内皮舒张因子等活性物质，说明循环系统也具有内分泌功能；心肌细胞所特有的受体和信号转导系统在调节心血管的功能方面有重要作用。循环系统疾病包括心脏和血管病，合称心血管病，是危害人民健康和影响社会劳动力的重要疾病。

【心血管病与人口死亡率】

20 世纪初期全球心血管病死亡率仅占总死亡率的 10%以下，21 世纪初期心血管病死亡率已占发达国家总死亡率的近 50%，发展中国家的 25%。新中国成立以来人民生活条件逐渐改善，卫生事业不断发展，传染病得到控制，婴儿死亡率下降，人民平均期望寿命明显增长，但心血管病逐渐成为常见病。这一变化和发达国家中的情况相似，成为"流行病学转变"的重要内容。

20 世纪 50 年代心血管病死亡率为 47.2/10 万人口，在总死亡率中占 6.61%列第 5 位；60 年代为 36.05/10 万人口，占 6.72%仍列第 5 位；70 年代为 115.74/10 万人口，占 19.49%升至第 2 位；80 年代为 119.34/10 万人口，占 21.49%成为第 1 位。《中国卫生年鉴》公布心血管（包括脑血管）病死亡率：1999 年城市为 236.08/10 万人口，占 38.45%；农村为 186.56/10 万人口，占 30.77%；2003 年城市为 181.63/10 万人口，占 34.38%，农村为 135.53/10 万人口，占 35.78%，均列首位。目前我国每年约有 300 万人死于心血管病。

【心血管病的分类】

心血管病的分类有其特殊性，它应包括病因、病理解剖和病理生理的分类。

（一）病因分类

根据致病因素分为先天性和后天性两大类：

1. 先天性心血管病（先心病） 为心脏大血管在胎儿期中发育异常所致，病变可累及心脏各组织和大血管。

2. 后天性心血管病 为出生后心脏受到外来或机体内在因素作用而致病，有以下几种类型。①动脉粥样硬化：常累及主动脉、冠状动脉、脑动脉、肾动脉、周围动脉等。冠状动脉粥样硬化引起心肌血供障碍时，称冠状动脉粥样硬化性心脏病（冠心病）或缺血性心脏病。②风湿性心脏病（风心病）：急性期引起心内膜、心肌和心包炎症，称为风湿性心肌炎；慢性期主要形成瓣膜狭窄和（或）关闭不全，称为风湿性心瓣膜病。③原发性高血压：显著而持久的动脉血压增高可影响心脏，导致高血压心脏病（高心病）。④肺源性心脏病（肺心病）：为肺、肺血管或胸腔疾病引起肺循环阻力增高而导致的心脏病。⑤感染性心脏病：为病毒、细菌、真菌、寄生虫等感染侵犯心脏而导致的心脏病。⑥内分泌病性心脏病：如甲状腺功能亢进性、甲状腺功能减退性心脏病等。⑦血液病性心脏病：如贫血性心脏病等。⑧营养代谢性心脏病：如维生素 B_1 缺乏性心脏病等。⑨心脏神经症：为自主（植物）神经功能失调引起的心血管功能紊乱。⑩其他：如药物或化学制剂中毒、结缔组织疾病、神经肌肉疾病、放射线、高原环境或其他物理因素所引起的心脏病，心脏肿瘤和原因不明的心肌病等。此外，某些遗传性疾病除常伴有先天性心脏血管结构缺损外，也可在后天发生心血管病变，如马方综合征伴发主动脉夹层等。

（二）病理解剖分类

不同病因的心血管病可分别或同时引起心内膜、心肌、心包或大血管具有特征性的病理解剖变化，它们可反映不同病因的心血管病的特点：①心内膜病：如心内膜炎、纤维弹性组织增生、心瓣膜脱垂、黏液样变性、纤维化、钙化或撕裂等，导致瓣膜狭窄或关闭不全。②心肌病和（或）心律失常：如心肌炎症、变性、肥厚、缺血、坏死、纤维化（硬化）导致心脏扩大，心肌收缩力下降和（或）心律失常。此外尚有心脏破裂或损伤、乳头肌或腱索断裂、心室壁瘤等。③心包疾病：如心包炎症、积液、积血或积脓、缩窄、缺损等。④大血管疾病：如动脉粥样硬化、动脉瘤、中膜囊样变性、夹层分离、血管炎症、血栓形成、栓塞等。⑤各组织结构的先天性畸形。

（三）病理生理分类

不同病因的心血管病可引起相同或不同的病理生理变化。①心力衰竭：主要指心肌机械收缩和舒张功能不全。可为急性或慢性，左心、右心或全心衰竭，见于各种心血管病尤其是心血管病晚期。发生于急性心肌梗死的急性心力衰竭又称为泵衰竭。房室瓣狭窄和缩窄性心包炎等引起的心室充盈机械性障碍也可出现心力衰竭表现，但并非因心肌功能不全所致，不应列入心力衰竭的范畴。②休克：为周围循环血液灌注不良造成的内脏和外周组织缺血、微循环障碍等一系列变化。③冠状循环功能不全：为冠状动脉供血不足造成的心肌缺血变化。④乳头肌功能不全：二尖瓣或三尖瓣乳头肌缺血或病变，不能正常调节瓣叶的启闭，引起瓣膜关闭不全。⑤心律失常：为心脏的自律、兴奋或传导功能失调，引起心动过速、过缓和心律不规则的变化。⑥高动力循环状态：为心排血量增多、血压增高、心率增快、周围循环血液灌注增多的综合状态。⑦心脏压塞：为心包腔大量积液、积血或积脓，或纤维化、增厚、缩窄妨碍心脏充盈和排血，并造成静脉淤血。⑧其他：体动脉或肺动脉、体静脉或肺静脉压力的增高或降低；体循环与肺循环之间、动脉与静脉之间的血液分流等。

诊断心血管病时，需将病因、病理解剖和病理生理分类诊断先后同时列出。例如，诊断风湿性心瓣膜病时要列出：①风湿性心脏病（病因诊断）；②二尖瓣狭窄和关闭不全（病理解剖诊断）；③心力衰竭；④心房颤动（以上为病理生理诊断）等。

【各种病因的心血管病在我国的流行情况】

根据对 20 世纪 50～60 年代来自全国各地 33 组 64 050 例住院心血管病患者的分析，显示心血管病占内科住院患者的 4.7%～16.3%，常见病种依次为风心病、高心病、慢性肺心病、冠心病、先心病和梅毒性心血管病（梅心病）等。据我国上海两个综合性大医院半个世纪住院患者资料的分析，心血管病占内科住院患者的比例随年代而增高：50 年代为 9.89%，常见病种依次为风心病、高心病、梅心病、慢性肺心病、冠心病、先心病、甲状腺性心脏病和心包炎；90 年代为 24.24%，常见病种依次为冠心病、心律失常、风心病、高心病、心肌炎、心肌病、先心病、慢性肺心病和心包炎。

新中国成立以来我国一些地区曾对常见的心血管病在人群中的患病率和发病率进行抽样调查，这些调查虽不很完备，但可大致反映常见的心血管病在我国人群中的患病情况：风心病患病率随年代而减低；冠心病和高血压患病率均随年代而增高。肺心病的患病率也在增加。

上述这些住院患者中心血管病患者的增多、病种构成比随年代而变化和人群抽样调查心血管病患病率的情况，与人口总死亡率中心血管病构成比的增加是相平行的。

【心血管病的诊断】

诊断心血管病应根据病史、临床症状和体征、实验室检查和器械检查等资料作出综合分析。

心血管病的常见症状：发绀、呼吸困难、咳嗽、咯血、胸痛、心悸、少尿、水肿、头痛、头昏或眩晕、晕厥和抽搐、上腹胀痛、恶心、呕吐、声音嘶哑等。多数症状也见于一些其他系统的疾病中，因此分析时要作出仔细的鉴别。

心血管病常见的体征：心脏增大征、心音的异常变化、额外心音、心脏杂音和心包摩擦音、心律失常征、脉搏的异常变化、周围动脉的杂音和"枪击声"、毛细血管搏动、静脉充盈或异常搏动、肝大和（或）有搏动、下肢水肿等。这些体征对诊断心血管病多数具特异性，尤其有助于诊断心脏瓣膜病、先心病、心包炎、心力衰竭和心律失常。此外，环形红斑、皮下结节等有助于诊断风湿热，两颊呈紫红色有助于诊断二尖瓣狭窄和肺动脉高压，皮肤黏膜的瘀点、奥斯勒结节、詹韦损害、脾大等有助于诊断感染性心内膜炎，发绀和杵状指（趾）有助于诊断右至左分流的先心病。

实验室检查除常规血、尿检查外，多种生化、微生物和免疫学检查有助于诊断。如感染性心脏病时体液的微生物培养、血液细菌、病毒核酸及抗体等检查；风心病时有关链球菌抗体和炎症反应（如抗链球菌溶血素"O"、红细胞沉降率、C 反应蛋白）的血液检查；动脉粥样硬化时血液各种脂质检查；急性心肌梗死时血肌钙蛋白、肌红蛋白和心肌酶的测定等。

传统的心血管病器械检查是动脉血压测定、静脉血压测定、心脏 X 线透视和摄片、心电图检查等。随着科学技术的发展，新的检查方法不断推出，可分为侵入性和非侵入性两大类：

（一）侵入性检查

侵入性检查主要有心导管检查和与该检查相结合进行的选择性心血管造影（包括选择性冠状动脉造影），选择性指示剂（包括温度）稀释曲线测定心排血量，心腔内心电图检查、房室束电图检查、心内膜和外膜心电标测（以上这些检查和心脏程序起搏刺激相结合进行时称为临床心脏电生理检查）、心内膜心肌活组织检查以及新近发展的心脏和血管腔内超声显像、心血管内镜检查等。

这些检查给患者带来一些创伤，但可得到比较直接的诊断资料，诊断价值较大。

（二）非侵入性检查

非侵入性检查包括各种类型的心电图检查（遥测心电图、24 小时动态心电图、食管导联心电图及起搏电生理检查、心电图运动负荷试验、心室晚电位和心率变异性分析等），24 小时动态血压监测；超声心动图（M 型超声、二维超声、经食管超声、超声心动图三维重建等）和超声多普勒血流图检查；实时心肌声学造影，计算机断层扫描（computed tomography，CT），包括多层螺旋 CT（multi-slice spiral CT，MSCT）、数字减影血管造影（digital substraction angiography，DSA）和计算机体层摄影血管造影（computed tomography angiography，CTA）；放射性核素心肌和血池显像，单光子发射计算机体层成像（single photon emission computed tomography，SPECT）；磁共振成像（magnetic resonance imaging，MRI）及磁共振血管成像（magnetic resonance angiography，MRA）等。这些检查对患者无创伤性，故较易被接受，但得到的资料较间接。随着仪器性能和检查技术的不断更新和提高，它们的诊断价值也在迅速提高。

对心血管病做鉴别诊断时，不单要和其他系统的疾病鉴别、在不同的病因诊断间进行鉴别，还要在不同的病理解剖和病理生理诊断间进行鉴别。

【心血管病的预后】

大多数器质性心血管病预后较严重，但不同病种间预后不一，心功能不全常影响患者的劳动力，恶性心律失常可致猝死。常见的心脏病中，先心病多可经导管介入或手术纠治，预后较好；慢性肺心病多有严重呼吸系统病变，预后差，其住院病死率最高；风心病多数可通过经导管介入或外科手术治疗而使病变纠正或减轻；对冠心病进行严密的监护、给予重建心肌血供的有效治疗和康复措施，其预后较前改善；对心律失常、心力衰竭和休克等的治疗措施，近年来有明显改进，也使心血管病的预后有所好转。

心血管病的病程中常发生并发症使预后更为严重。并发症可发生在心血管本身，如风心病或先心病并发感染性心内膜炎，冠心病心肌梗死并发心室间隔穿孔、乳头肌功能失调或心室壁瘤，风心病二尖瓣狭窄、先心病室间隔缺损或动脉导管未闭并发肺动脉高压等；也可发生在心血管以外的其他部位，如呼吸道感染，心源性肝硬化，肺、脑、肾等脏器及肢体的栓塞，酸碱和电解质平衡失调等。

【心血管病的防治】

对于病因比较明确的心血管病，消除病因，如消除梅毒感染、维生素 B 缺乏和贫血，治疗甲状腺病，有效地防治慢性支气管炎，及时地控制急性链球菌感染和积极治疗风湿热等，将使相关的心脏疾病减少甚至不再出现。而目前危害最大、发病率最高的心血管病——高血压、冠心病并无明确的单一病因，而是由多种危险因素导致且病情呈进展势态。有鉴于此，近年来提出了"心血管事件链"的概念。所谓"事件链"，是由各种导致心血管病的危险因素产生各靶器官损害，主要是动脉粥样硬化和左心室肥厚，然后导致冠心病、脑卒中等事件，直至心力衰竭和死亡。而防治措施必须从事件链的源头开始，也就是对各种危险因素的早期综合干预，在事件链的各个阶段更要有针对性地积极防治，也就是说，从预防下一个阶段的角度，确立策略和方案，使防和治达到有机的统一。各种危险因素中除性别、年龄等不可改变的因素外，大多是可以控制的，如肥胖、吸烟、高血压、血脂异常、糖代谢异常等。为此必须以改变不良生活方式为基础，综合干预各种危险因素，方可达到降低高血压、冠心病及其相关并发症的发生率和死亡率。

治疗心血管病需要针对病因、病理解剖和病理生理等几方面。

（一）病因治疗

对病因已明确者积极治疗病因，可收到良好效果。如治疗感染性心内膜炎和心包炎时应用抗生素，治疗贫血性心脏病时纠正贫血，治疗维生素 B 缺乏性心脏病时应用维生素 B 等。近年用射频电能、冷冻或激光消融心脏异常传导路径或异位兴奋灶的方法治疗异位快速心律失常，也起到消除病因的作用。但有些病种即使积极治疗病因也不能逆转其已形成的损害，或只能预防病变的发展。如风心病时治疗风湿热已不能改变瓣膜已形成的病理解剖变化；梅心病时抗梅毒治疗也不能改变主动脉瓣关闭不全或主动脉瘤的病理改变；及时有效治疗感染性心内膜炎无法逆转已形成的瓣膜损伤。

（二）病理解剖的治疗

用介入或外科手术治疗可纠正病理解剖改变。目前大多数先心病可用外科手术或介入治疗根治。某些心瓣膜病，可用介入性球囊扩张治疗或瓣膜交界分离、瓣膜修复或人工瓣膜置换等手术纠治。血管病变包括冠状动脉病，可施行病变部位介入手术治疗，如腔内球囊扩张，粥样斑块的激光或超声消融、旋切或旋磨消除、安置支架等；也可用外科手术治疗，如动脉内膜剥脱术，自体血管或人造血管旁路移植术等。并发于心肌梗死的心室壁瘤、心室间隔穿孔、乳头肌断裂等，亦可在病程的适当时机施行手术。近年来开展的心肌化学消融可使梗阻性肥厚型心肌病患者的病情明显缓解。对病变严重难以修复的心脏，可施行心脏、心肺联合移植或人造心脏替代的手术治疗。

（三）病理生理的治疗

对目前尚无法或难以根治的心血管病，主要是纠正其病理生理变化。有些病理生理变化可迅速发生，如休克、急性心力衰竭、严重心律失常等，需积极紧急处理，并在处理过程中严密监测其变化，随时调整治疗措施，以取得最好的治疗效果；有些则逐渐发生且持续存在，如高血压、慢性心力衰竭、慢性心房颤动，需长期治疗。治疗措施多采用药物，但多腔起搏、心脏再同步化治疗（cadiac resyn-chronization，CRT）、机械辅助循环、动力性心肌成形术是治疗顽固性心力衰竭可选择的措施；人工心脏起搏、电复律以及植入型心律转复除颤器（implantable cardioversion defibrillation pace maker）则是治疗心律失常的有效措施。

（四）康复治疗

根据患者的心脏病变、年龄、体力等情况，采用动静结合的办法，在恢复期尽早进行适当的体力活动，对改善心脏功能、促进身体康复有良好的作用。在康复治疗中要注意心理康复，解除患者的思想顾虑；对患者的工作、学习和生活安排提出建议，加强患者与疾病作斗争的信心。恢复了工作或学习的患者需要注意劳逸结合和生活规律化，保护心脏功能。

近年来，在心血管病的防治领域内陆续有大量的大规模临床试验结果公布。这些试验都是采取前瞻性大系列多中心随机、双盲、对照的研究方法，结果令人信服，具有重要的指导意义。而以死亡率为观察终点的大系列临床试验则更能对某一疗法的实际价值以及对预防某一疾病发展的作用作出客观评价。遵照循证医学的原则，在心血管病相关的防治指南中，对各种针对性治疗措施的制定和推荐的强度均以相应的大规模临床试验的结果为依据，使指南更具权威性。

【心血管病研究的进展】

近年来心血管病分子和细胞生物学研究取得较大进展。对器官和组织中肾素-血管紧张素系统作用的研究更是涉及了心血管病的各个方面。目前已证明在前述的"心血管事件链"的各个环节中均有血管紧张素 II 的参与，基于这一观点血管紧张素转化酶抑制剂（angiotensin converting enzyme inhibitor，ACEI）和血管紧张素 II 受体阻滞剂（angiotensin II receptor blocker，ARB）被推荐广泛用于心血管病的治疗；明确了内皮源性血管收缩因子为内皮肽（endothelin，ET），舒张因子主要为一氧化氮（nitric oxide，NO），开发出 ET-1 受体拮抗剂和阐明了硝酸酯的作用是它释放出 NO 所致；提出了测定脑钠肽水平可作为诊断心力衰竭的证据；认识了神经激素系统的激活、心肌细胞 p 肾上腺素能受体密度的调节对心肌缺血和心力衰竭的利弊；深入了解细胞膜的离子通道，开发出通道阻滞剂和通道开放剂；揭示了心肌缺血再灌注损伤是由于氧自由基和脂质过氧化反应对心肌的损害，而心肌缺血预适应则可起到保护心肌的作用；发现不同于细胞坏死的、由基因调控的细胞死亡特殊形式——细胞凋亡，推测如能对它进行调控可能防治包括心血管病在内的一些疾病；提出动脉粥样硬化的形成可能与炎症有关，多种细胞因子、生长因子和作为促炎症介质的白三烯都参与这一过程；发现了胰岛素抵抗和与之相关的代谢障碍及其与心血管病之间的关系；提出了心肌重塑、血管重塑和电重塑的概念。这些都促进了心血管病治疗观念的改变。而生物物理学和生物化学的发展，提供了包括实时三维超声显像、心肌和心腔的心脏声学造影、正电子发射体层成像（positron emission tomography，PET）、多排（64 排）螺旋 CT、DSA 专用系统、三维电磁导管标测系统（CARTO）、三维非接触球囊标测系统（EnSite）、细胞和血中病毒和细菌的 DNA 和 RNA 测定等许多新的诊断手段，提高了诊断心血管病的水平。新的治疗方法不断涌现：调整血脂、降血压、扩血管、抗心律失常、抗血小板、抗凝血和溶血栓药物不断有新品种推出；用基因重组技术生产新的药物如 rtPA、nPA、TNK-tPA、rSK 等陆续问世；以基因重组脑钠肽治疗急性心力衰竭；以利尿剂、血管紧张素转换酶抑制药或血管紧张素受体阻滞药、β 受体阻滞剂及醛固酮拮抗剂为主治疗慢性心力衰竭；介入性疗法不断发展已用于冠状动脉病（包括急性心肌梗死）、瓣膜病、先心病、主动脉夹层、主动脉瘤和心律失常等的治疗；起搏和电复律治疗已发展到使用埋藏式自动复律除颤器和多部位心脏起搏；药物涂层支架的应用有望减少冠状动脉介入治疗后的再狭窄。这些都使心血管病的治疗水平进一步提高。

基因变异作为心血管病的病因已屡有发现，如遗传性长 Q—T 间期综合征、家族性心房颤动、肥厚型心肌病、扩张型心肌病等的基因突变位点都有报告。但基因治疗的临床应用却因安全问题而前景尚不明朗。将携带血管内皮生长因子（vascular endothelial growth factor，VEGF）的载体通过不同途径注入心肌，促进心肌小血管的新生以治疗心肌缺血的方法尚在临床试验阶段。干细胞移植研究前景似较乐观，已有用于缺血性心肌病作为细胞替代疗法，以及用作基因治疗的靶细胞的实验研究报告。临床应用干细胞移植的研究也已起步。

第二章 心力衰竭

心力衰竭（heart failure），简称心衰，是各种心脏结构和（或）功能性疾病导致心室充盈和（或）射血能力受损而引起的一组综合征，以下简称心衰。由于心室收缩功能下降射血功能受损，心排血量不能满足机体代谢的需要，器官、组织血液灌注不足，出现肺循环和（或）体循环淤血，临床表现主要是呼吸困难和无力而致体力活动受限和水肿。某些情况下心肌收缩力尚可使射血功能维持正常，但由于心肌舒张功能障碍，左心室充盈压异常增高，使肺静脉回流受阻，而导致肺循环淤血。后者常见于冠心病和高血压心脏病心功能不全的早期或原发性肥厚型心肌病等，称为舒张期心衰。心功能不全或心功能障碍（cardiac dysfunction）理论上是一个更广泛的概念，伴有临床症状的心功能不全称为心衰，而有心功能不全者不一定全是心衰。

【病因】

（一）基本病因

几乎所有类型的心脏、大血管疾病均可引起心衰。心衰反映心脏的泵血功能障碍，也就是心肌的舒缩功能不全。从病理生理的角度来看，心肌舒缩功能障碍大致可分为由原发性心肌损害及由于心脏长期容量和（或）压力负荷过重，导致心肌功能由代偿最终发展为失代偿两大类：

1. 原发性心肌损害

（1）缺血性心肌损害：冠心病心肌缺血和（或）心肌梗死是引起心衰的最常见的原因之一。

（2）心肌炎和心肌病：各种类型的心肌炎及心肌病均可导致心衰，以病毒性心肌炎及原发性扩张型心肌病最为常见。

（3）心肌代谢障碍性疾病：以糖尿病心肌病最为常见，其他如继发于甲状腺功能亢进或减低的心肌病，心肌淀粉样变性等。

2. 心脏负荷过重

（1）压力负荷（后负荷）过重见于高血压、主动脉瓣狭窄、肺动脉高压、肺动脉瓣狭窄等左、右心室收缩期射血阻力增加的疾病。为克服增高的阻力，心室肌代偿性肥厚以保证射血量。持久的负荷过重，心肌必然发生结构和功能改变而终致失代偿，心脏排血量下降。

（2）容量负荷（前负荷）过重见于以下两种情况：①心脏瓣膜关闭不全，血液反流，如主动脉瓣关闭不全、二尖瓣关闭不全等；②左、右心或动、静脉分流性先天性心血管病如室间隔缺损、动脉导管未闭等。此外，伴有全身血容量增多或循环血量增多的疾病如慢性病贫血、甲状腺功能亢进症等，心脏的容量负荷也必然增加。容量负荷增加早期，心室腔代偿性扩大，心肌收缩功能尚能维持正常，但超过一定限度心肌结构和功能发生改变，即出现失代偿表现。

（二）诱因

有基础心脏病的患者，其心衰症状往往由一些增加心脏负荷的因素所诱发。常见的诱发心衰的原因如下所述。

1. 感染 呼吸道感染是心衰最常见、最重要的诱因。感染性心内膜炎作为心衰的诱因也不少见，常因其发病隐袭而易漏诊。

2. 心律失常 心房颤动是器质性心脏病最常见的心律失常之一，也是诱发心衰最重要的因素。其他各种类型的快速型心律失常以及严重的缓慢型心律失常均可诱发心衰。

3. 血容量增加 如摄入钠盐过多，静脉输入液体过多、过快等。

4. 过度体力劳累或情绪激动 如妊娠后期及分娩过程，暴怒等。

5. 治疗不当 如不恰当停用利尿药物或降血压药等。

6. 原有心脏病变加重或并发其他疾病 如冠心病发生心肌梗死，风心病出现风湿活动，合并甲状腺功能亢进或贫血等。

【病理生理】

目前已经认识到心衰是一种不断发展的疾病，一旦发生心衰即使心脏没有新的损害，在各种病理生理变化的影响下，心功能不全将不断恶化。当基础心脏病损及心功能时，机体首先发生多种代偿机制。这些机制可使心功能在一定的时间内维持在相对正常的水平，但这些代偿机制也均有其负性的效应。当代偿失效而出现心衰时，病理生理变化则更为复杂。其中最重要的可归纳为以下四个方面。

（一）代偿机制

当心肌收缩力减弱时，为了保证正常的心排血量，机体通过以下的机制进行代偿。

1. Frank-Starling 机制 即增加心脏的前负荷，使回心血量增多，心室舒张末期容积增加，从而增加心排血量及提高心脏做功量。心室舒张末期容积增加，意味着心室扩张，舒张末压力也增高，相应的心房压、静脉压也随之升高。待后者达到一定高度时即出现肺的阻性充血或腔静脉系统充血。

2. 心肌肥厚 当心脏后负荷增高时常以心肌肥厚作为主要的代偿机制，心肌肥厚心肌细胞数并不增多，以心肌纤维增多为主。细胞核及作为供给能源物质的线粒体也增大和增多，但程度和速度均落后于心肌纤维的变化。心肌从整体上显得能源不足，继续发展终至于心肌细胞死亡。心肌肥厚心肌收缩力增强，克服后负荷阻力，使心排血量在相当长时间内维持正常，患者可无心衰症状，但这并不意味心功能正常。心肌肥厚者，心肌顺应性差，舒张功能降低，心室舒张末期压力升高，客观上已存在心功能障碍。

3. 神经体液的代偿机制 当心脏排血量不足，心腔压力升高时，机体全面启动神经体液机制进行代偿，包括：

（1）交感神经兴奋性增强：心衰患者血中去甲肾上腺素水平升高，作用于心肌 β-肾上腺素能受体，增强心肌收缩力并提高心率，以提高心排血量。但与此同时周围血管收缩，增加心脏后负荷，心率加快，均使心肌耗氧量增加。除了上述血流动力学效应外，去甲肾上腺素对心肌细胞有直接的毒性作用，可促使心肌细胞凋亡，参与心脏重塑的病理过程。此外，交感神经兴奋还可使心肌应激性增强而有促心律失常作用。

（2）肾素-血管紧张素-醛固酮系统（renin-angiotensin-aldosterone system，RAAS）激活：由于心排血量降低，肾血流量随之减低，RAAS 被激活。其有利的一面是心肌收缩力增强，周围血管收缩维持血压，调节血液的再分配，保证心、脑等重要脏器的血液供应。同时促进醛固酮分泌，使水、钠潴留，增加总体液量及心脏前负荷，对心衰起到代偿作用。

近年的研究表明，RAAS 被激活后，血管紧张素Ⅱ及醛固酮分泌增加使心肌、血管平滑肌、血管内皮细胞等发生一系列变化，称为细胞和组织的重塑。在心肌上血管紧张素Ⅱ通过各种途径使新的收缩蛋白合成增加；细胞外的醛固酮刺激成纤维细胞转变为胶原纤维，使胶原纤维增多，促使心肌间质纤维化。在血管中使平滑肌细胞增生管腔变窄，同时降低血管内皮细胞分泌 NO 的能力，使血管舒张受影响。这些不利因素的长期作用，加重心肌损伤和心功能恶化，后者又进一步激活神经体液机制，如此形成恶性循环，使病情日趋恶化。

（二）心衰时各种体液因子的改变

近年来不断发现一些新的肽类细胞因子参与心衰的发生和发展，重要的如下所述。

1. 心房钠尿肽（atrial natriuretic peptide，ANP）和脑钠肽（brain natriuretic peptide，BNP） 正常情况下，ANP 主要由心房分泌，心室肌内也有少量表达。当心房压力增高，房壁受牵引时，ANP 分泌增加，其生理作用为扩张血管，增加排钠，对抗肾上腺素、肾素-血管紧张素等的水、钠潴留效应。正常人 BNP 主要由心室肌分泌，其分泌量亦随心室充盈压的高低而变化，BNP 的生理作用与 ANP 相似。

心衰时，心室壁张力增加，心室肌内不仅 BNP 分泌增加，ANP 的分泌也明显增加，使血浆中 ANP 及 BNP 水平升高，其增高的程度与心衰的严重程度呈正相关。为此，血浆 ANP 及 BNP 水平可作为评定心衰进程和判断预后的指标。

心衰状态下，循环中的 ANP 及 BNP 降解很快，且其生理效应明显减弱，即使输注外源性 ANP 亦难以达到排钠、利尿降低血管阻力的有益作用。新近研究开发的重组人 BNP，可发挥排钠、利尿、扩管等改善心衰的有益作用。

2. 精氨酸升压素（arginine vasopressin，AVP） 由垂体分泌，具有抗利尿和周围血管收缩的生理作用，对维持血浆渗透压起关键作用。AVP 的释放受心房牵张感受器（atrial stretch receptor）的调控。心衰时心房牵张感受器的敏感性下降，使 AVP 的释放不能受到相应的抑制，而使血浆 AVP 水平升高，继而水潴留增加；同时其周围血管的收缩作用又使心脏后负荷增加；心衰早期，AVP 的效应有一定的代偿作用，而长期的 AVP 增加，其负面效应将使心衰进一步恶化。

3. ET 是由血管内皮释放的肽类物质，具有很强的收缩血管的作用。心衰时，受血管活性物质如去甲肾上腺素、血管紧张素、血栓素等的影响，血浆 ET 水平升高，且直接与肺动脉压力，特别是肺血管阻力升高相关。除血流动力学效应外，内皮素还可导致细胞肥大增生，参与心脏重塑过程。目前，实验研究已证实 ET 受体拮抗剂 bosentan 可以对抗 ET 的血流动力学效应并减轻心肌肥厚，明显改善慢性心衰动物的近期及远期预后。临床应用 ET 受体拮抗剂初步显示可改善心衰患者的血流动力学效应。

（三）舒张功能不全

心脏舒张功能不全的机制，大体上可分为两大类：一类是主动舒张功能障碍，其原因多为 Ca^{2+} 不能及时地被肌浆网回摄及泵出胞外，因为这两种过程均为耗能过程，所以当能量供应不足时，主动舒张功能即受影响。如冠心病有明显心肌缺血时，在出现收缩功能障碍前即可出现舒张功能障碍。另一类是心室肌的顺应性减退及充盈障碍，它主要见于心室肥厚如高血压及肥厚型心肌病时，这一类病变将明显影响心室的充盈压，当左心室舒张末期压过高时，肺循环出现高压和淤血，即舒张性心功能不全，此时心肌的收缩功能尚可保持，心脏射血分数正常，故又称为左心室射血分数（left ventricle ejection fraction，LVEF）正常（代偿）的心衰。由于临床上这种情况可发生在高血压及冠心病，而目前这两种病又属多发病，因此这一类型的心功能不全日渐受到重视。但需要指出的是，当有容量负荷增加，心室扩大时，心室的顺应性是增加的，此时即使有心室肥厚也不致出现单纯的舒张性心功能不全。

（四）心肌损害和心室重塑

原发性心肌损害和心脏负荷过重使心脏功能受损，导致上述的心室扩大或心室肥厚等各种代偿性变化。在心腔扩大、心室肥厚的过程中，心肌细胞、胞外基质、胶原纤维网等均有相应变化，也就是心室重塑过程。目前大量的研究表明，心衰发生发展的基本机制是心室重塑。由于基础心脏病的性质不同、进展速度不同以及各种代偿机制的复杂作用，心室扩大及肥厚的程度与心功能的状况并不平行，有些患者心脏扩大或肥厚已十分明显，但临床上尚可无心衰的表现。但如基础心脏疾病病因不能解除，或即使没有新的心肌损害，随着时间的推移，心室重塑的病理变化仍可自身不断发展，心衰必然会出现。从代偿到失代偿除了因为代偿能力有一定的限度、各种代偿机制的负面影响之外，心肌细胞的能量供应相对或绝对不足及能量的利用障碍导致心肌细胞坏死、纤维化也是一个重要的因素。心肌细胞减少使心肌整体收缩力下降；纤维化的增加又使心室的顺应性下降，重塑更趋明显，心肌收缩力不能发挥其应有的射血效应，如此形成恶性循环，终至不可逆转的终末阶段。

【心衰的类型】

（一）左心衰、右心衰和全心衰

左心衰指左心室代偿功能不全而发生的心衰，临床上较为常见，以肺循环淤血为特征。单纯的右心衰主要见于肺源性心脏病及某些先天性心脏病，以体循环淤血为主要特征。左心衰后肺动脉压力增高，使右心负荷加重，长时间后，右心衰也继之出现，即为全心衰。心肌炎、心肌病患者左、右心同时受损，左、右心衰可同时出现。

单纯二尖瓣狭窄引起的是一种特殊类型的心衰。它不涉及左心室的收缩功能，而是直接因左心房压力升高而导致肺循环高压，有明显的肺淤血和相继出现的右心功能不全等病变。

（二）急性和慢性心衰

急性心衰系因急性的严重心肌损害或突然加重的负荷，使心功能正常或处于代偿期的心脏在短时间内发生衰竭或使慢性心衰急剧恶化。临床上以急性左心衰常见，表现为急性肺水肿或心源性休克。

慢性心衰有一个缓慢的发展过程，一般均有代偿性心脏扩大或肥厚及其他代偿机制参与。

（三）按照射血分数分类

参阅《2018中国心力衰竭诊断和治疗指南》，EF＜40%者称为射血分数降低的心衰（heart failure with reduced ejection fraction，HFrEF）、EF≥50%者称为射血分数保留的心衰（heart failure with preserved ejection fraction，HFpEF）、EF在40%～49%者称为射血分数中间值的心衰（heart failure with mid-range ejection fraction，HFmrEF）（表2-1）。

表 2-1 心衰的分类和诊断标准

心衰类型		HFrEF	HFmrEF	HFpEF
	1	症状=体征	症状=体征	症状=体征
	2	LVEF＜40%	LVEF 40%～49%	LVEF≥50%
标准	3	—	1. 钠肽水平升高 2. 符合以下至少一条附加标准： a. 相关的结构性心脏病（LVH 和或 LAE） b. 舒张功能不全	1. 钠肽水平升高 2. 符合以下至少一条附加标准： a. 相关的结构性心脏病（LVH 和或 LAE） b. 舒张功能不全

注：利钠肽升高为 B 型利钠肽（BNP）＞35 ng/L 和（或）N 末端 B 型利钠肽原（NT-proBNP）＞125ng/L；LVH：左心室肥厚；LAE：左心房扩大

（四）心衰的分期与分级

1. 心衰的分期　如前所述，心衰是各种心脏结构性和功能性疾病所导致的，病理生理过程不断进展的临床综合征。近年来，对心衰的治疗已有很大的进步，但从整体上看死于心衰的患者数目仍在逐步上升。为了从整体上减少因心衰而死亡的患者，仅仅针对已发生心衰临床表现的患者是不够的，必须从预防着手，从源头上减少和延缓心衰的发生。为此，2001 年美国心脏病学会（ACC）、美国心脏协会（AHA）的成人慢性心力衰竭诊疗指南上提出了心衰分期的概念，在 2005 年更新版中仍然强调了这一概念，具体分期如下：

A 期（前心衰阶段）：心衰高危期，尚无器质性心脏（心肌）病或心衰症状，如患者有高血压、心绞痛、代谢综合征等疾病，使用心肌毒性药物等，这些可发展为心脏病的高危因素。

B 期（前临床心衰阶段）：已有器质性心脏病变，如左心室肥厚，LVEF 降低，但无心衰症状。

C 期（临床心衰阶段）：器质性心脏病，既往或目前有心衰症状。

D 期（难治性终末期心衰阶段）：需要特殊干预治疗的难治性心衰。

心衰的分期对每一个患者而言只能是停留在某一期或向前进展而不可能逆转。如 B 期患者，心肌已有器质性异常，其进展可导致 3 种后果：患者在发生心衰症状前死亡；进入到 C 期，治疗可控制症状；进入 D 期，死于心衰，而在整个过程中猝死可在任何时间发生。

为此，只有在 A 期对各种高危因素进行有效的治疗，在 B 期进行有效干预，才能有效延缓进入到有症状的临床心衰阶段这一病程。

2. 心衰的分级 1928 年美国纽约心脏病学会（NYHA）提出 NYHA 分级，按诱发心衰症状的活动程度将心功能的受损状况分为四级，临床上沿用至今。上述的心衰分期不能取代这一分级而只是对它的补充。实际上 NYHA 分级是对 C 期和 D 期患者症状严重程度的分级。

Ⅰ级：患者患有心脏病，但日常活动量不受限制，一般活动不引起疲乏、心悸、呼吸困难或心绞痛。

Ⅱ级：心脏病患者的体力活动受到轻度的限制，休息时无自觉症状，但平时一般活动可出现疲乏、心悸、呼吸困难或心绞痛。

Ⅲ级：心脏病患者体力活动明显受限，小于平时一般活动即引起上述的症状。

Ⅳ级：心脏病患者不能从事任何体力活动。休息状态下也出现心衰的症状，体力活动后加重。

这种分级方案的优点是简便易行，为此，几十年以来仍为临床医生所习用。但其缺点是仅凭患者的主观陈述，有时症状与客观检查有很大差距，同时患者个体之间的差异也较大。

3. 6 分钟步行试验 是一项简单易行、安全、方便的试验，用以评定慢性心衰患者的运动耐力。要求患者在平直走廊里尽快走，测定 6 分钟的步行距离，若 6 分钟步行距离<150m，表明为重度心功能不全；150～425m 为中度；426～550m 为轻度心功能不全。本试验除用以评价心脏的储备功能外，常用以评价心衰治疗的疗效。

第一节　慢性心力衰竭

【流行病学】

慢性心力衰竭（chronic heart failure，CHF）是大多数心血管病的终末期表现，也是最主要的死亡原因。根据我国 2003 年的抽样统计，成人心衰患病率为 0.9%；据 AHA 2005 年的统计报告，全美约有 500 万心衰患者，心衰的年增长数为 55 万。

引起慢性心衰的基础心脏病，我国过去以风湿性心脏病为主，但近年来其所占比例已趋下降，而高血压、冠心病的比例明显上升。如据上海市的一项统计，1980 年慢性心衰的病因风湿性心脏病为 46.8%占首位，至 2000 年仅为 8.9%退居第三位，而冠心病、高血压已跃居第一、二位。

【临床表现】

慢性心力衰竭临床上以左心衰最为常见，单纯右心衰较少见。左心衰后继发右心衰而致全心衰者，以及由于严重广泛心肌疾病同时波及左、右心而发生全心衰者临床上更为多见。

（一）左心衰

左心衰以肺淤血及心排血量降低表现为主。

1. 症状

（1）程度不同的呼吸困难

1）劳力性呼吸困难：是左心衰最早出现的症状，系因运动使回心血量增加，左心房压力升高，加重了肺淤血。引起呼吸困难的运动量随心衰程度加重而减少。

2）端坐呼吸：肺淤血达到一定的程度时，患者不能平卧，因平卧时回心血量增多且横膈上抬，呼吸更为困难。高枕卧位、半卧位甚至端坐时方可使憋气好转。

3）夜间阵发性呼吸困难：患者已入睡后突然因憋气而惊醒，被迫采取坐位，呼吸深快。重者可有哮鸣音，称为"心源性哮喘"，大多于端坐休息后可自行缓解。其发生机制除因睡眠平卧血液重新分配使肺血量增加外,夜间迷走神经张力增加、小支气管收缩、横膈高位、肺活量减少等也是促发因素。

4)急性肺水肿:是"心源性哮喘"的进一步发展,是左心衰呼吸困难最严重的形式(见本章第二节急性心力衰竭)。

(2)咳嗽、咳痰、咯血:咳嗽、咳痰是肺泡和支气管黏膜淤血所致,开始常于夜间发生,坐位或立位时咳嗽可减轻,粉色浆液性泡沫状痰为其特点,偶可见痰中带血丝。长期慢性淤血肺静脉压力升高,导致肺循环和支气管血液循环之间形成侧支,在支气管黏膜下形成扩张的血管,此种血管一旦破裂可引起大咯血。

(3)乏力、疲倦、头晕、心慌:这些是心排血量不足,器官、组织灌注不足及代偿性心率加快所致的主要症状。

(4)少尿及肾功能损害症状:严重的左心衰血液进行再分配时,首先是肾的血流量明显减少,患者可出现少尿。长期慢性的肾血流量减少可出现血尿素氮、肌酐升高并可有肾功能不全的相应症状。

2. 体征

(1)肺部湿啰音:由于肺毛细血管压增高,液体可渗出到肺泡而出现湿啰音。随着病情的由轻到重,肺部啰音可从局限于肺底部直至全肺。患者如取侧卧位则下垂的一侧啰音较多。

(2)心脏体征:除基础心脏病的固有体征外,慢性左心衰的患者一般均有心脏扩大(单纯舒张性心衰除外)、肺动脉瓣区第二心音亢进及舒张期奔马律。

(二)右心衰

右心衰以体静脉淤血的表现为主。

1. 症状

(1)消化道症状:胃肠道及肝脏淤血引起腹胀、食欲缺乏、恶心、呕吐等是右心衰最常见的症状。

(2)劳力性呼吸困难:继发于左心衰的右心衰呼吸困难也已存在。单纯性右心衰为分流性先天性心脏病或肺部疾患所致,也均有明显的呼吸困难。

2. 体征

(1)水肿:体静脉压力升高使皮肤等软组织出现水肿,其特征为首先出现于身体最低垂的部位,常为对称性、可压陷性。胸腔积液也是因体静脉压力增高所致,因胸膜静脉还有一部分回流到肺静脉,所以胸腔积液更多见于同时有左、右心衰时,以双侧多见,如为单侧则以右侧更为多见,可能与右膈下肝淤血有关。

(2)颈静脉征:颈静脉搏动增强、充盈、怒张是右心衰时的主要体征,肝颈静脉反流征阳性则更具特征性。

(3)肝大:肝因淤血肿大常伴压痛,持续慢性右心衰可致心源性肝硬化,晚期可出现黄疸、肝功能受损及大量腹水。

(4)心脏体征:除基础心脏病的相应体征之外,右心衰时可因右心室显著扩大而出现三尖瓣关闭不全的反流性杂音。

(三)全心衰

左心衰继发右心衰而形成全心衰。当右心衰出现之后,右心排血量减少,因此阵发性呼吸困难等肺淤血症状反而有所减轻。扩张型心肌病等表现为左、右心室同时衰竭者,肺淤血症状往往不太严重,主要表现为左心衰心排血量减少的相关症状和体征。

【实验室检查】

(一)X线检查

1. 心影大小及形态 为心脏病的病因诊断提供了重要的参考资料。心脏扩大的程度和动态改变也间接反映了心脏功能状态。

2. 肺淤血的有无及其程度　直接反映心功能状态。早期肺静脉压增高时，主要表现为肺门血管影增强，上肺血管影增多与下肺纹理密度相仿，甚至多于下肺。

由于肺动脉压力增高可见右下肺动脉增宽，进一步出现间质性肺水肿可使肺野模糊，Kerley B 线是在肺野外侧清晰可见的水平线状影，是肺小叶间隔内积液的表现，为慢性肺淤血的特征性表现。

急性肺泡性肺水肿时肺门呈蝴蝶状，肺野可见大片融合的阴影。

（二）超声心动图

超声心动图比 X 线能更准确地提供各心腔大小变化及心瓣膜结构和功能情况，估计心脏功能。

（1）收缩功能：以收缩末及舒张末的容量差计算 LVEF，虽不够精确，但方便实用。正常 LVEF>50%，LVEF≤40%为收缩期心衰的诊断标准。

（2）舒张功能：超声多普勒是临床上最实用的判断舒张功能的方法，心动周期中舒张早期心室充盈速度最大值为 E 峰，舒张晚期（心房收缩）心室充盈最大值为 A 峰，E/A 为两者之比值。正常人 E/A 值不应小于 1.2，中青年应更大。舒张功能不全时，E 峰下降，A 峰增高，E/A 值降低。如同时记录心音图则可测定心室等容舒张期时间（C～D 值），它反映心室主动的舒张功能。

（三）放射性核素检查

放射性核素心血池显影，除有助于判断心室腔大小，以收缩末期和舒张末期的心室影像的差别计算射血分数（ejection fraction，EF）外，同时还可通过记录放射活性-时间曲线计算左心室最大充盈速率以反映心脏舒张功能。

（四）运动心肺功能测试

在运动状态下测定患者对运动的耐受量，更能说明心脏的功能状态。本测试仅适用于慢性稳定性心衰患者。运动时肌肉的需氧量增高，心排血量相应增加。正常人每增加 100ml/（min·m²）的耗氧量，心排血量需增加 600ml/（min·m²）。当患者的心排血量不能满足运动时的需要，肌肉组织就需要从流经它的单位容积的血液中提取更多的氧，结果使动-静脉血氧差值增大。在氧供应绝对不足时，即出现无氧代谢，乳酸增加，呼气中 CO_2 含量增加。进行运动心肺功能测试时，求得以下两个数据。

1. 最大耗氧量（VO_{2max}）　即运动量虽继续增加，耗氧量已达峰值不再增加时的值，表明此时心排血量已不能按需要继续增加。心功能正常时，此值应>20ml/（min·kg），轻至中度心功能受损时为 16～20ml/（min·kg），中至重度损害时为 10～15ml/（min·kg），极重损害时则<10ml/（min·kg）。

2. 无氧阈　即呼气中的 CO_2 的增长超过了氧耗量的增长，标志着无氧代谢的出现，以开始出现两者增加不成比例时的氧耗量作为代表值，故此值越低说明心功能越差。

（五）有创性血流动力学检查

对急性重症心衰患者必要时采用漂浮导管插入肺动脉，使导管嵌顿在肺动脉的终末支，测定各部位的压力及血液含氧量，计算心脏指数（cardiac index，CI）及肺动脉楔压（pulmonary artery wedge pressure，PAWP），正常时 CI>2.5L/（min·m²）；PAWP<12mmHg。

【诊断和鉴别诊断】

（一）诊断

心衰的诊断是综合病因、病史、症状、体征及辅助检查而作出的。首先应有明确的器质性心脏病的诊断。心衰的症状、体征是诊断心衰的重要依据。疲乏、无力等由于心排血量减少的症状无特异性，诊断价值不大，而左心衰的肺淤血引起不同程度的呼吸困难，右心衰的体循环淤血引起的颈静脉怒张、肝大、水肿等是诊断心衰的重要依据。

（二）鉴别诊断

心衰主要应与以下疾病相鉴别。

1. 支气管哮喘 左心衰夜间阵发性呼吸困难，常称为"心源性哮喘"，应与支气管哮喘相鉴别。前者多见于老年人有高血压或慢性心瓣膜病史，后者多见于青少年有过敏史。前者发作时必须坐起，重症者肺部有干、湿啰音，甚至咳粉红色泡沫痰；后者发作时双肺可闻及典型哮鸣音，咳出白色黏痰后呼吸困难常可缓解。测定血浆 BNP 水平对鉴别心源性和支气管性哮喘有较重要的参考价值。

2. 心包积液、缩窄性心包炎 由于腔静脉回流受阻同样可以引起颈静脉怒张、肝大、下肢水肿等表现，应根据病史、心脏及周围血管体征进行鉴别，超声心动图检查可得以确诊。

3. 肝硬化腹水伴下肢水肿 应与慢性右心衰鉴别，除基础心脏病体征有助于鉴别外，非心源性肝硬化不会出现颈静脉怒张等上腔静脉回流受阻的体征。

【治疗】

（一）治疗原则和目的

从建立心衰分期的观念出发，心衰的治疗应包括防止和延缓心衰的发生；缓解临床心衰患者的症状，改善其长期预后和降低死亡率。为此，必须从长计议，采取综合治疗措施，包括对各种可导致心功能受损的危险因素如冠心病、高血压、糖尿病的早期治疗，调节心衰的代偿机制，减少其负面效应如拮抗神经体液因子的过分激活，阻止心肌重塑的进展；对临床心衰患者，除缓解症状外，还应达到以下目的：①提高运动耐量，改善生活质量；②阻止或延缓心肌损害进一步加重；③降低死亡率。

（二）治疗方法

1. 病因治疗

（1）基本病因的治疗：对所有可能导致心脏功能受损的常见疾病如高血压、冠心病、糖尿病、代谢综合征等，在尚未造成心脏器质性改变前即应早期进行有效的治疗。如控制高血压、糖尿病等，目前已不困难；药物、介入及手术治疗改善冠心病心肌缺血；慢性心瓣膜病以及先天畸形的介入或换瓣、纠治手术等，均应在出现临床心衰症状前进行。对于少数病因未明的疾病如原发性扩张型心肌病等亦应早期干预，从病理生理层面延缓心室重塑过程。病因治疗的最大障碍是发现和治疗过晚，很多患者常满足于短期治疗缓解症状，拖延时日终至发展为严重的心衰不能耐受手术，而失去了治疗的时机。

（2）消除诱因：常见的诱因为感染，特别是呼吸道感染，应积极选用适当的抗感染药物治疗。对于发热持续 1 周以上者应警惕感染性心内膜炎的可能性。心律失常特别是心房颤动也是诱发心衰的常见原因，对心室率很快的心房颤动应尽快控制心室率，如有可能应及时复律。潜在的甲状腺功能亢进、贫血等也可能是心衰加重的原因，应注意检查并予以纠正。

2. 一般治疗

（1）休息：控制体力活动，避免精神刺激，降低心脏的负荷，有利于心功能的恢复。但长期卧床易发生静脉血栓甚至肺栓塞，同时也使消化功能减低，肌肉萎缩。因此，应鼓励病情稳定的心衰患者主动运动，根据病情轻重不同，从床边小坐开始逐步增加有氧运动，如散步等。

（2）控制钠盐摄入：心衰患者血容量增加，且体内水钠潴留，因此减少钠盐的摄入有利于减轻水肿等症状，但应注意在应用强效排钠利尿剂时，过分严格限盐可导致低钠血症。

3. 药物治疗

（1）利尿剂：是心衰治疗中最常用的药物，通过排钠排水减轻心脏的容量负荷，对缓解淤血症状、减轻水肿有十分显著的效果。慢性心衰患者原则上应长期维持利尿剂，水肿消失后，应以最小剂量（如氢氯噻嗪 25mg，隔日 1 次）无限期使用，这种用法不必加用钾盐。但是不能将利尿剂作单一治疗。常用的利尿剂如下所述。

1）噻嗪类利尿剂：以氢氯噻嗪（双氢克尿塞）为代表，作用于肾远曲小管，抑制钠的再吸收。由于 Na^+-K^+ 交换机制也使钾的吸收降低。噻嗪类为中效利尿剂，轻度心衰可首选此药，开始 12.5～25mg，每日 1 次，逐渐加量。对较重的患者用量可增至每日 75～100mg，分 2～3 次服用，同时补充钾盐，否则可因低血钾导致各种心律失常。噻嗪类利尿剂可抑制尿酸的排泄，引起高尿酸血症，长期大剂量应用还可干扰糖及脂代谢，应注意监测。

2）袢利尿剂：以呋塞米（速尿）为代表，作用于髓袢的升支，在排钠的同时也排钾，为强效利尿剂。口服用 20mg，2～4 小时达高峰。对重度慢性心衰者用量可增至 100mg，每日 2 次。效果仍不佳者可用静脉注射，每次用量 100mg，每日 2 次。更大剂量不能收到更好的利尿效果。低血钾是这类利尿剂的主要副作用，必须注意补钾。

3）保钾利尿剂：①螺内酯（安体舒通），作用于肾远曲小管，干扰醛固酮的作用，使 K^+ 吸收增加，同时排钠利尿，但利尿效果不强。在与噻嗪类或袢利尿剂合用时能加强利尿并减少钾的丢失，一般用 20mg，每日 3 次。②氨苯蝶啶，直接作用于肾远曲小管，排钠保钾，利尿作用不强。常与排钾利尿剂合用，起到保钾作用，一般 50～100mg，每日 2 次。③阿米洛利（amiloride），作用机制与氨苯蝶啶相似，利尿作用较强而保钾作用较弱，可单独用于轻型心衰的患者，5～10mg，每日 2 次。保钾利尿剂可能产生高钾血症，一般与排钾利尿剂联合应用时，发生高血钾的可能性较小。

电解质紊乱是长期使用利尿剂最容易出现的副作用，特别是高血钾或低血钾均可导致严重后果，应注意监测。ACEI、血管紧张素受体阻滞药等有较强的保钾作用，与不同类型利尿剂合用时应特别注意监测血钾变化。对于血钠过低者应谨慎区别是由于血液稀释还是体内钠不足。前者常为难治性水肿，患者水钠均有潴留，而水的潴留更多。患者尿少而比重低，严重者可出现水中毒，可试用糖皮质激素。体内钠不足多因利尿过度所致，患者血容量减低，尿少而比重高，此时应给以高渗盐水补充钠盐。

（2）RAAS 抑制剂

1）ACEI：用于心衰时，其主要作用机制为①抑制肾素-血管紧张素系统（RAS），除对循环 RAS 的抑制达到扩张血管、抑制交感神经兴奋性的作用外，更重要的是对心脏组织中 RAS 的抑制，在改善和延缓心室重塑中起关键的作用。②抑制缓激肽的降解可使具有血管扩张作用的前列腺素生成增多，同时亦有抗组织增生的作用。总之，通过 ACEI 除了发挥扩张血管作用改善心衰时的血流动力学、减轻淤血症状外，更重要的是降低心衰患者代偿性神经-体液的不利影响，限制心肌、小血管的重塑，以达到维护心肌的功能、推迟充血性心衰的进展、降低远期死亡率的目的。

近年来国外已有不少大规模临床试验均证明即使是重度心衰，应用 ACEI 也可以明显改善远期预后，降低死亡率。提早对心衰进行治疗，从心功能尚处于代偿期而无明显症状时，即开始给予 ACEI 的干预治疗是心衰治疗方面的重要进展。

ACEI 目前种类很多，长效制剂每日用药 1 次可提高患者的依从性。卡托普利（captopril）为最早用于临床的含巯基的 ACEI，用量为 12.5～25mg，每日 2 次；贝那普利（benazepril）半衰期较长并有 1/3 经肝排泄，对有早期肾功损害者较适用，用量为 5～10mg，每日 1 次；培哚普利（perindopril）亦为长半衰期制剂，用量为 2～4mg，每日 1 次。其他尚有咪达普利、赖诺普利等长效制剂均可选用。对重症心衰在其他治疗配合下从极小量开始逐渐加量，至慢性期长期维持终生用药。ACEI 的副作用有低血压、肾功能一过性恶化、高血钾及干咳。临床上无尿性肾衰竭、妊娠哺乳期妇女及对 ACEI 过敏者禁用本类药物。双侧肾动脉狭窄、血肌酐水平明显升高（＞265μmol/L）、高血钾（＞5.5mmol/L）及低血压者亦不宜应用本类药物。

2）ARB：其阻断 RAS 的效应与 ACEI 相同甚至更完全，但缺少抑制缓激肽降解作用，其治疗心衰的临床对照研究的经验尚不及 ACEI。当心衰患者因 ACEI 引起的干咳不能耐受者可改用 ARB，如坎地沙坦（candesartan）、氯沙坦（losartan）、缬沙坦（valsartan）等。与 ACEI 相关的副作用，除干咳外均可见于应用 ARB 时，用药的注意事项也类同。

3）醛固酮受体拮抗剂：螺内酯等醛固酮受体拮抗剂作为保钾利尿药，在心衰治疗中的应用已有较长的历史。近年来的大样本临床研究证明小剂量（亚利尿剂量，20mg，1~2 次/日）的螺内酯阻断醛固酮效应，对抑制心血管的重构、改善慢性心衰的远期预后有很好的作用。对中重度心衰患者可加用小剂量醛固酮受体拮抗剂，但必须注意对血钾的监测。近期有肾功能不全、血肌酐升高或高钾血症以及正在使用胰岛素治疗的糖尿病患者不宜使用。

（3）β 受体阻滞剂：从传统的观念来看 β 受体阻滞剂以其负性肌力作用而禁用于心衰。但现代的研究表明，心衰时机体的代偿机制虽然在早期能维持心脏排血功能，但在长期的发展过程中将对心肌产生有害的影响，加速患者的死亡。代偿机制中交感神经激活是一个重要的组成部分，而 β 受体阻滞剂可对抗交感神经激活，阻断上述各种有害影响，其改善心衰预后的良好作用大大超过了其有限的负性肌力作用。为此，20 世纪 80 年代以来不少学者在严密观察下审慎地进行了 β 受体阻滞剂治疗心衰的临床验证，迄今有超过 20 项安慰剂对照的大规模临床研究证实了 β 受体阻滞剂治疗缺血性或非缺血性心肌病慢性心衰，与对照组相比其结果证实患者不仅可以耐受用药，还可明显提高运动耐量降低死亡率。目前认为在临床上所有有心功能不全且病情稳定的患者均应使用 β 受体阻滞剂，除非有禁忌或不能耐受。应用本类药物的主要目的并不在于短时间内缓解症状，而是长期应用达到延缓病变进展减少复发和降低猝死率的目的。

进一步的研究是 β 受体阻滞剂的制剂选择问题，美托洛尔、比索洛尔等选择性阻滞 β 受体无血管扩张作用；卡维地洛作为新的非选择性并有扩张血管作用的 β 受体阻滞剂，用于心衰治疗，大规模临床试验均显示其可显著降低死亡率。

由于 β 受体阻滞剂确实具有负性肌力作用，临床应用仍应十分慎重。应待心衰情况稳定已无体液潴留后，从小量开始（如美托洛尔 12.5mg/d、比索洛尔 1.25mg/d、卡维地洛 6.25mg/d），逐渐增加剂量，适量长期维持。临床疗效常在用药后 2~3 个月才出现。β 受体阻滞剂的禁忌证为支气管痉挛性疾病、心动过缓、二度及二度以上房室传导阻滞。

（4）正性肌力药

1）洋地黄类药物：作为正性肌力药物的代表用于心衰已有 200 余年的历史，但直到近 20 年才有较大系列前瞻性的、有对照的临床研究报告。1997 年结束的包括 7788 例大样本，以死亡为观察终点的洋地黄调查组研究证实在其他药物没有差别的情况下与对照组相比加用地高辛可明显改善症状，减少住院率，提高运动耐量，增加心排血量，但观察终期的生存率地高辛组与对照组之间没有差别。

药理作用：①正性肌力作用，洋地黄类药物主要是通过抑制心肌细胞膜上的钠钾三磷酸腺苷（ATP）酶，使细胞内 Ca^{2+} 浓度升高而使心肌收缩力增强。而细胞内 K^+ 浓度降低，成为洋地黄中毒的重要原因。②电生理作用，一般治疗剂量下，洋地黄类药物可抑制心脏传导系统，对房室交界区的抑制最为明显。大剂量时可提高心房、交界区及心室的自律性，当血钾过低时，更易发生各种快速型心律失常。③迷走神经兴奋作用，对迷走神经系统的兴奋作用是洋地黄类药物的一个独特的优点。可以对抗心衰时交感神经兴奋的不利影响，但尚不足以取代 β 受体阻滞剂的作用。

洋地黄类药物的选择：常用的洋地黄类药物为地高辛（digoxin）、毛花苷 C（lanatoside C，西地兰）和毒毛花苷 K（strophanthin K）等。①地高辛：口服，片剂 0.25mg/片，口服后经小肠吸收，2~3 小时血浓度达高峰。4~8 小时获最大效应。地高辛 85% 由肾脏排出，10%~15% 由肝胆系统排至肠道。本药的半衰期为 1.6 天，连续口服相同剂量 7 天后血浆浓度可达有效稳态，纠正了过去洋地黄类必须应用负荷剂量才能达到有效药浓度的错误观点。目前所采用的自开始即使用维持量的给药方法称为维持量法。免除负荷量用药能大大减少洋地黄中毒的发生率。本制剂适用于中度心衰维持治疗，每日 1 次，每次 0.25mg。70 岁以上或肾功能不良的患者宜减量。②毛花苷 C：为静脉注射用制剂，注射后 10 分钟起效，1～2 小时达高峰，每次 0.2～0.4mg 稀释后静脉注射，24 小时总量 0.8～1.2mg，适用于急性心衰或慢性心衰加重，特别适用于心衰伴快速心房颤动者。③毒毛花苷 K：亦为快速作用类，静脉注射后 5 分钟起作用，0.5～1 小时达高峰，每次静脉用量为 0.25mg，24 小时总量 0.5～0.75mg，用于急性心衰。

应用洋地黄类药物的适应证：心衰无疑是应用洋地黄类药物的主要适应证，在利尿剂、ARB 和 β 受体阻滞剂治疗过程中持续有心衰症状的患者，可考虑加用地高辛。但不同病因所致的心衰对洋地黄类药物的治疗反应不尽相同，洋地黄类药物对心腔扩大舒张期容积明显增加的慢性充血性心衰效果较好，这类患者如同时伴有心房颤动则更是应用洋地黄类药物的最好指征。代谢异常而发生的高排血量心衰如贫血性心脏病、甲状腺功能亢进以及心肌炎、心肌病等病因所致心衰，洋地黄类药物治疗效果欠佳。

肺源性心脏病导致右心衰，常伴低氧血症，洋地黄效果不好且易于中毒，应慎用。肥厚型心肌病主要是舒张不良，增加心肌收缩性可能使原有的血流动力学障碍更为加重，洋地黄类药物属于禁用。

洋地黄中毒及其处理：①影响洋地黄中毒的因素，洋地黄用药安全窗很小，轻度中毒剂量约为有效治疗量的 2 倍。心肌在缺血、缺氧情况下则中毒剂量更小。低血钾是常见的引起洋地黄中毒的原因；肾功能不全以及与其他药物的相互作用也是引起中毒的因素；心血管病常用药物如胺碘酮、维拉帕米（异搏定）及奎尼丁等均可降低地高辛的经肾排泄率而增加中毒的可能性。②洋地黄中毒表现，洋地黄中毒最重要的反应是各类心律失常，最常见者为室性期前收缩，多表现为二联律，非阵发性交界区心动过速，房性期前收缩，心房颤动及房室传导阻滞。快速房性心律失常又伴有传导阻滞是洋地黄中毒的特征性表现。洋地黄可引起心电图 ST-T 改变，但不能据此诊断洋地黄中毒。洋地黄类的胃肠道反应如恶心、呕吐，以及中枢神经的症状，如视物模糊、黄视、倦怠等在应用地高辛时十分少见，特别是普及维持量给药法（不给负荷量）以来更为少见。测定血药浓度有助于洋地黄中毒的诊断，在治疗剂量下地高辛血浓度为 1.0～2.0ng/ml，但这种测定需结合临床表现来确定其意义。③洋地黄中毒的处理，发生洋地黄中毒后应立即停药。单发性室性期前收缩、一度房室传导阻滞等停药后常自行消失；对快速型心律失常者，如血钾浓度低则可用静脉补钾，如血钾不低可用利多卡因或苯妥英钠。电复律一般禁用，因易致心室颤动。有传导阻滞及缓慢型心律失常者可用阿托品 0.5～1.0mg 皮下或静脉注射，一般不需安置临时心脏起搏器。

2）非洋地黄类：肾上腺素能受体兴奋剂，多巴胺是去甲肾上腺素的前体，其作用随应用剂量的大小而表现不同，中等剂量[2～5μg/（kg·min）]表现为心肌收缩力增强，血管扩张，特别是肾小动脉扩张，心率加快不明显。这些都是治疗心衰所需的作用。如果用大剂量[5～10μg/（kg·min）]则可出现不利于心衰治疗的负性作用。多巴酚丁胺是多胺的衍生物，可通过兴奋 β 受体增强心肌收缩力，扩血管作用不如多巴胺明显，加快心率的反应也比多巴胺小。起始用药剂量与多巴胺相同。

以上两种制剂均只能短期静脉应用，在慢性心衰加重时，起到帮助患者渡过难关的作用。

磷酸二酯酶抑制剂：其作用机制是抑制磷酸二酯酶活性促进 Ca^{2+} 通道膜蛋白磷酸化，Ca^{2+} 通道激活使 Ca^{2+} 内流增加，心肌收缩力增强。目前临床应用的制剂为米力农，用量为 50μg/kg 稀释后静脉注射，继以 0.375～0.75μg/（kg·min）静脉滴注维持。磷酸二酯酶抑制剂短期应用对改善心衰症状的效果是肯定的，但已有大系列前瞻性研究证明长期应用米力农治疗重症慢性心衰患者，其死亡率较不用者更高，其他的相关研究也得出同样的结论。因此，此类药物仅限于重症心衰完善心衰的各项治疗措施后症状仍不能控制时短期应用。

心衰患者的心肌处于血液或能量供应不足的状态，过度或长期应用正性肌力药物将扩大能量的供需矛盾，使心肌损害更为加重，而导致死亡率反而增高。这在理论上也是可以理解的，即使是已有 200 余年应用历史的洋地黄类，改善心衰症状的事实是公认的，但大样本研究证明它的远期结果并不能降低总死亡率。为此，在心衰治疗中不应以正性肌力药取代其他治疗用药。

（5）肼屈嗪和硝酸异山梨酯：心衰时，由于各种代偿机制的作用，周围循环阻力增加，心脏的前负荷也增大。20 世纪 70 年代以后，曾有一些多中心临床试验结果表明扩张血管疗法能改善心衰患者的血流动力学，减轻淤血症状。各种血管扩张药曾广泛用于治疗心衰。

20 世纪 80 年代末以来，由于应用 ACEI 治疗心衰除了其扩张血管效应外，尚有更为重要的治疗作用，已取代了血管扩张药在心衰治疗中的地位。

对于慢性心衰治疗已不主张常规应用肼屈嗪（hydralazine）和硝酸异山梨酯（isosorbide dinitrate），更不能替代 ACEI。仅对于不能耐受 ACEI 的患者可考虑应用小静脉扩张剂硝酸异山梨酯和扩张小动脉的 α1 受体阻滞剂肼屈嗪等。但在临床实用中肼屈嗪由于其很快出现耐药性难以发挥疗效。至于钙通道阻滞剂，尚缺乏其对心衰治疗有效的证据，同时考虑其负性肌力作用，一般不宜用于心衰。

值得注意的是，对于那些依赖升高的左心室充盈压来维持心排血量的阻塞性心瓣膜病，如二尖瓣狭窄、主动脉瓣狭窄及左心室流出道梗阻的患者不宜应用强效血管扩张药。

4. 舒张性心衰的治疗 舒张性心功能不全由于心室舒张不良使左心室舒张末期压（left ventricular end diastolic pressure，LVEDP）升高而致肺淤血，多见于高血压和冠心病，但这两类患者也可能同时存在收缩功能不全亦使 LVEDP 增高，何者为主有时难以区别。如果客观检查 LVEDP 增高，而左心室不大，LVEF 正常则表明以舒张功能不全为主。最典型的舒张功能不全见于肥厚型心肌病变。治疗的原则与收缩功能不全有所差别，主要措施如下：

（1）β 受体阻滞剂：改善心肌顺应性使心室的容量-压力曲线下移，舒张功能改善。

（2）Ca^{2+}通道阻滞剂：降低心肌细胞内钙浓度，改善心肌主动舒张功能，主要用于肥厚型心肌病。

（3）ACEI：有效控制高血压，从长远来看改善心肌及小血管重构，有利于改善舒张功能，最适用于高血压心脏病及冠心病。

（4）尽量维持窦性心律，保持房室顺序传导，保证心室舒张期充分的容量。

（5）对肺淤血症状较明显者，可适量应用静脉扩张剂（硝酸盐制剂）或利尿剂降低前负荷，但不宜过度，因过分减少前负荷可使心排血量下降。

（6）在无收缩功能障碍的情况下，禁用正性肌力药物。

5. "顽固性心衰"及不可逆心衰的治疗 "顽固性心衰"又称为难治性心衰，是指经各种治疗，心衰不见好转，甚至还有进展者，但并非指心脏情况已至终末期不可逆转者。对这类患者应努力寻找潜在的原因，并设法纠正，如风湿活动、感染性心内膜炎、贫血、甲状腺功能亢进、电解质紊乱、洋地黄类过量、反复发生的小面积的肺栓塞等。或者患者是否有与心脏无关的其他疾病如肿瘤等。同时调整心衰用药，强效利尿剂和血管扩张药及正性肌力药物联合应用等。对高度顽固水肿也可使用血液滤过或超滤，对适应证掌握恰当，超滤速度及有关参数调节适当时，常可即时明显改善症状。扩张型心肌病伴有 QRS 波增宽＞120ms 的慢性心衰患者可实施 CRT，安置三腔心脏起搏器使左、右心室恢复同步收缩，可在短期内改善症状。

对不可逆慢性心衰患者大多是病因无法纠正的，如扩张型心肌病、晚期缺血性心肌病患者，心肌情况已至终末状态不可逆转。其唯一的出路是心脏移植。从技术上看心脏移植成功率已很高，5 年存活率已可达 75%以上，但限于我国目前的条件，尚无法普遍开展。

有心脏移植指征在等待手术期间，应用体外机械辅助泵可维持心脏功能，有限延长患者寿命。

第二节　急性心力衰竭

急性心力衰竭（acute congestive heart failure，ACHF）是指由于急性心脏病变引起心排血量显著、急骤降低导致的组织器官灌注不足和急性淤血综合征。内源性或外源性栓子堵塞肺动脉及其分支使肺循环阻力增加，心排血量降低引起急性右心衰。临床上急性左心衰较为常见，以肺水肿或心源性休克为主要表现，是严重的急危重症，抢救是否及时合理与预后密切相关，是本节讨论的内容。

【病因和发病机制】

心脏解剖或功能的突发异常，使心排血量急剧降低和肺静脉压突然升高均可发生急性左心衰。常见的病因有：

（1）与冠心病有关的急性广泛前壁心肌梗死、乳头肌梗死断裂、室间隔破裂穿孔等。

（2）感染性心内膜炎引起的瓣膜穿孔、腱索断裂所致瓣膜性急性反流。

（3）其他：高血压心脏病血压急剧升高，原有心脏病的基础上快速心律失常或严重缓慢型心律失常，输液过多、过快等。

急性左心衰主要的病理生理基础为心脏收缩力突然严重减弱，或左心室瓣膜急性反流，心排血量急剧减少，LVEDP 迅速升高，肺静脉回流不畅。由于肺静脉压快速升高，肺毛细血管压随之升高使血管内液体渗入到肺间质和肺泡内形成急性肺水肿。肺水肿早期可因交感神经激活，血压可升高，但随着病情持续进展，血压将逐步下降。

【临床表现】

急性左心衰者可突发严重呼吸困难，呼吸频率常达每分钟 30～50 次，强迫坐位、面色灰白、发绀、大汗、烦躁，同时频繁咳嗽，咳粉红色泡沫状痰。极重者可因脑缺氧而致神志模糊。发病开始可有一过性血压升高，病情如不缓解，血压可持续下降直至休克。听诊时两肺满布湿啰音和哮鸣音，心尖部第一心音减弱，频率快，同时有舒张早期第三心音而构成奔马律，肺动脉瓣第二心音亢进。胸部 X 线片显示：早期间质水肿时，上肺静脉充盈、肺门血管影模糊、小叶间隔增厚；肺水肿时表现为蝶形肺门；严重肺水肿时，为弥漫满肺的大片阴影。重症患者采用漂浮导管行床边血流动力学监测，PAWP 随病情加重而增高，CI 则相反。

急性心肌梗死所导致的 ACHF 的临床严重程度常用 Killip 分级表示。Ⅰ 级：无 ACHF 的临床症状和体征；Ⅱ 级：ACHF，小于 50%的肺野出现湿啰音，心脏奔马律，胸片见肺淤血；Ⅲ 级：严重 ACHF，严重肺水肿，大于 50%的肺野出现湿啰音；Ⅳ 级：心源性休克。

【诊断和鉴别诊断】

急性左心衰根据典型症状与体征，一般不难作出诊断。急性呼吸困难与支气管哮喘的鉴别前已述及，与肺水肿并存的心源性休克与其他原因所致休克也不难鉴别。

【治疗】

急性左心衰时的缺氧和高度呼吸困难是致命的威胁，必须尽快使之缓解。

1. 体位　患者取坐位，双腿下垂，以减少静脉回流。

2. 吸氧　立即高流量鼻管给氧，对病情特别严重者应采用持续气道正压通气（continuous positive airway pressure，CPAP）或双相气道正压通气呼吸机（BiPAP）给氧，使肺泡内压增加，一方面可以使气体交换加强，另一方面可以对抗组织液向肺泡内渗透。

3. 吗啡　吗啡 3～5mg 静脉注射不仅可以使患者镇静，减少躁动所带来的额外的心脏负担，同时也具有小血管舒张的功能而减轻心脏的负荷。必要时每间隔 15 分钟重复 1 次，共 2～3 次。老年患者可酌减剂量或改为肌内注射。

4. 快速利尿 呋塞米 20～40mg 静脉注射，于 2 分钟内推完，10 分钟内起效，可持续 3～4 小时，4 小时后可重复 1 次。除利尿作用外，本药还有静脉扩张作用，有利于肺水肿缓解。

5. 血管扩张药 以硝酸甘油、硝普钠或重组人脑钠肽（rhBNP）静脉滴注。

（1）硝酸甘油：扩张小静脉，降低回心血量，使 LVEDP 及肺血管压降低，患者对本药的耐受量个体差异很大，可先以 10μg/min 开始，然后每 10 分钟调整 1 次，每次增加 5～10μg，以收缩压达到 90～100mmHg 为度。

（2）硝普钠：为动、静脉血管扩张药，静脉注射后 2～5 分钟起效，起始剂量 0.3μg/（kg·min）滴入，根据血压逐步增加剂量，最大量可用至 5μg/（kg·min），维持量为 50～100μg/min。硝普钠含有氰化物，用药时间不宜连续超过 24 小时。

（3）rhBNP：具有血管扩张、利尿、抑制 RAAS 和交感神经系统的作用，已通过临床验证，有望成为更有效的血管扩张药用于治疗 ACHF。

6. 正性肌力药

（1）多巴胺：小剂量多巴胺[<2μg/（kg·min），静脉注射]可降低外周阻力，扩张肾血管、冠状动脉和脑血管；中等剂量[>2μg/（kg·min）]可增加心肌收缩力和心输出量，均有利于改善 ACHF 的病情。但 >5μg/（kg·min）的大剂量静脉注射时，因可兴奋 α 受体而增加左心室后负荷和肺动脉压而对患者有害。

（2）多巴酚丁胺：可增加心输出量，起始剂量为 2～3μg/（kg·min），可根据尿量和血流动力学监测结果调整剂量，最高可用至 20μg/（kg·min）。多巴酚丁胺可使心律失常发生率增加，应特别注意。

（3）磷酸二酯酶抑制剂：米力农为 Ⅲ 型磷酸二酯酶抑制剂，兼有正性肌力及降低外周血管阻力的作用。ACHF 时在扩血管、利尿的基础上短时间应用米力农可取得较好的疗效。起始负荷量 25～75μg/kg，5～10 分钟缓慢静脉注射，继以每分钟 0.25～1.0μg/kg 维持。对于血压偏低者，可不给负荷剂量，继以 0.375～0.75μg/（kg·min）速度滴注。

7. 洋地黄类药物 可考虑用毛花苷 C 静脉给药，最适合用于有心房颤动伴有快速心室率并已知有心室扩大伴左心室收缩功能不全者。首剂可给 0.4～0.8mg，2 小时后可酌情再给 0.2～0.4mg。急性心肌梗死，在急性期 24 小时内不宜用洋地黄类药物；二尖瓣狭窄所致肺水肿洋地黄类药物也无效。后两种情况如伴有心房颤动快速心室率则可应用洋地黄类药物减慢心室率，有利于缓解肺水肿。

8. 机械辅助治疗 有条件的医院对极危重患者可采用主动脉内球囊反搏和临时心肺辅助系统。待急性症状缓解后，应着手对诱因及基本病因进行治疗。

第三章 心律失常

第一节 概　述

【心脏传导系统的解剖】

心脏传导系统由负责正常心电冲动形成与传导的特殊心肌组成。它包括窦房结、结间束、房室结、房室束、左束支、右束支和浦肯野纤维。

窦房结是心脏正常窦性心律的起搏点，位于上腔静脉入口与右心房后壁的交界处，长 10～20mm，宽 2～3mm。主要由 P（起搏）细胞与 T（移行）细胞组成。冲动在 P 细胞形成后，通过 T 细胞传导至窦房结以外的心房组织。窦房结动脉起源于右冠状动脉者占 60%，起源于左冠状动脉回旋支者占 40%。

结间束连接窦房结与房室结，分成前、中与后三束。房室结位于房间隔的右后下部、冠状窦开口前、三尖瓣附着部的上方，长 7mm，宽 4mm。其上部为移行细胞区，与心房肌接续；中部为致密部，肌纤维交织排列；下部纤维呈纵向行走，延续至房室束。房室结的血供通常来自右冠状动脉。

房室束为索状结构，长约 15mm，起自房室结前下缘，穿越中央纤维体后，行走于室间隔嵴上，然后分成左、右束支。左束支稍后分为左前、后分支，分别进入两组乳头肌。由于左束支最先抵达室间隔左室面，遂使该区域成为心脏最早的激动部位。右束支沿室间隔右侧面行进，至前乳头肌根部再分成许多细小分支。左、右束支的终末部呈树枝状分布，组成浦肯野纤维，潜行于心内膜下。这些组织的血液供应来自冠状动脉前降支与后降支。

冲动在窦房结形成后，随即由结间通道和普通心房肌传递，抵达房室结及左心房。冲动在房室结内传导速度极为缓慢，抵达房室束后传导再度加速。冲动在束支与浦肯野纤维的传导速度均极为快捷，使全部心室肌几乎同时被激动。最后，冲动抵达心外膜，完成一次心动周期。

心脏传导系统接受迷走神经与交感神经支配。迷走神经兴奋性增加抑制窦房结的自律性与传导性，延长窦房结与周围组织的不应期，减慢房室结的传导并延长其不应期。交感神经的作用与迷走神经相反。

【心律失常的分类】

心律失常（arrhythmia）是指心脏冲动的频率、节律、起源部位、传导速度或激动次序的异常。按其发生机制，区分为冲动形成异常和冲动传导异常两大类。

（一）冲动形成异常

1. 窦性心律失常　①窦性心动过速；②窦性心动过缓；③窦性心律不齐；④窦性停搏。

2. 异位心律

（1）被动性异位心律：①逸搏（房性、房室交界区性、室性）；②逸搏心律（房性、房室交界区性、室性）。

（2）主动性异位心律：①期前收缩（房性、房室交界区性、室性）；②阵发性心动过速（房性、房室交界区性、房室折返性、室性）；③心房扑动、心房颤动；④心室扑动、心室颤动。

（二）冲动传导异常

1. 生理性　干扰性房室分离。

2. 病理性　①窦房传导阻滞；②房内传导阻滞；③房室传导阻滞；④束支或分支阻滞（左、右束支及左束支分支传导阻滞）或室内阻滞。

3. 房室间传导途径异常　预激综合征。

按照心律失常发生时心率的快慢，可将其分为快速型心律失常与缓慢型心律失常两大类。本章主要依据心律失常发生部位，同时参照心律失常时心率快慢进行分类，对常见心律失常的临床表现，心电图诊断、处理加以讨论。

【心律失常发病机制】

心律失常的发病机制包括冲动形成异常和（或）冲动传导异常。

（一）冲动形成异常

窦房结、结间束、冠状窦口附近、房室结的远端、房室束-浦肯野纤维系统等处的心肌细胞均具有自律性。自主神经系统兴奋性改变或其内在病变，均可导致不适当的冲动发放。此外，原来无自律性的心肌细胞，如心房、心室肌细胞，亦可在病理状态下出现异常自律性，诸如心肌缺血、药物、电解质紊乱、儿茶酚胺增多等均可导致自律性异常增高而形成各种快速型心律失常。

触发激动（triggered activity）是指心房、心室、房室束和浦肯野纤维在动作电位后产生除极活动，被称为后除极（after-depolarization）。若后除极的振幅增高并达到阈值，便可引起反复激动，持续的反复激动即构成快速型心律失常。它可见于局部出现儿茶酚胺浓度增高、心肌缺血再灌注、低血钾、高血钙及洋地黄中毒时。

（二）冲动传导异常

折返是快速型心律失常最常见的发病机制。产生折返的基本条件是传导异常，它包括：①心脏两个或多个部位的传导性与不应期各不相同，相互连接形成一个闭合环；②其中一条通道发生单向传导阻滞；③另一通道传导缓慢，使原先发生阻滞的通道有足够时间恢复兴奋性；④原先阻滞的通道再次激动，从而完成一次折返激动。冲动在环内反复循环，产生持续而快速的心律失常。

冲动传导至某处心肌，如适逢生理性不应期，可形成生理性阻滞或干扰现象。传导障碍并非由于生理性不应期所致者，称为病理性传导阻滞。

【心律失常的诊断】

（一）病史

心律失常的诊断应从详尽采集病史入手。让患者客观描述发生心悸等症状时的感受。病史通常能提供对诊断有用的线索：①心律失常的存在及其类型；②心律失常的诱发因素，如烟、酒、咖啡、运动及精神刺激等；③心律失常发作的频繁程度、起止方式；④心律失常对患者造成的影响，产生症状或存在潜在预后意义；⑤心律失常对药物和非药物方法（如体位、呼吸、活动等）的反应。

（二）体格检查

除检查心率与节律外，某些心脏体征有助于心律失常的诊断。例如，完全性房室传导阻滞或房室分离时心律规则，因 P—R 间期不同，第一心音强度亦随之变化。若心房收缩与房室瓣关闭同时发生，颈静脉可见巨大 α 波。左束支传导阻滞可伴随第二心音反常分裂。

颈动脉窦按摩通过提高迷走神经张力，减慢窦房结冲动发放频率和延长房室结传导时间与不应期，可对某些心律失常的及时终止和诊断提供帮助。其操作方法是患者取平卧位，尽量伸展颈部，头部转向对侧，轻轻推开胸锁乳突肌，在下颌角处触及颈动脉搏动，先以手指轻触并观察患者反应。如无心率变化，继续以轻柔的按摩手法逐渐增加压力，持续约 5s。严禁双侧同时施行。老年患者颈动脉窦按摩偶尔会引起脑梗死。因此，事前应在颈部听诊，如听到颈动脉嗡鸣音应禁止施行。窦性心动过速对颈动脉窦按摩的反应是心率逐渐减慢，停止按摩后恢复至原来水平。房室结参与的折返性心动过速的反应是可能心动过速突然终止。心房颤动与扑动的反应是心室率减慢，后者房率与室率可呈（2～4）∶1 的比例变化，随后恢复原来心室率，但心房颤动与扑动依然存在。

（三）心电图检查

心电图检查是诊断心律失常最重要的一项无创伤性检查技术。应记录 12 导联心电图，并记录清楚显示 P 波导联的心电图长条以备分析，通常选择 V 导联，或 II 导联。系统分析应包括心房与心室节律是否规则，频率各为若干，P—R 间期是否恒定，P 波与 QRS 波群形态是否正常，P 波与 QRS 波群的相互关系等。

（四）长时间心电图记录

动态心电图（holter monitoring ECG）检查使用一种小型便携式记录器，连续记录患者 24～72 小时的心电图，患者日常工作与活动均不受限制。这项检查便于了解心悸与晕厥等症状的发生是否与心律失常有关，明确心律失常或心肌缺血发作与日常活动的关系以及昼夜分布特征，协助评价抗心律失常药物疗效、起搏器或植入型心律转复除颤器的疗效以及是否出现功能障碍。

若患者心律失常间歇发作，且不频繁，有时难以用动态心电图检查发现。此时，可应用事件记录器（event recorder），记录发生心律失常及其前后的心电图，通过直接回放或经电话（包括手机）或互联网将实时记录的心电图传输至医院。尚有一种记录装置——植入式循环心电记录仪，可埋植于患者皮下，装置可自行启动、检测和记录心律失常，可用于发作不频繁、原因未明而可能系心律失常所致的晕厥患者。

（五）运动试验

患者在运动时出现心悸症状，可做运动试验协助诊断。但应注意，正常人进行运动试验，亦可发生室性期前收缩。运动试验诊断心律失常的敏感性不如动态心电图。

（六）食管心电图

解剖上左心房后壁毗邻食管，因此，插入食管电极导管并置于心房水平时，能记录到清晰的心房电位，并能进行心房快速起搏或程序电刺激。

食管心电图结合电刺激技术对常见室上性心动过速发生机制的判断可提供帮助，如确定是否存在房室结双径路。房室结折返性心动过速能被心房电刺激诱发和终止。食管心电图能清晰地识别心房与心室电活动，便于确定房室分离，有助于鉴别室上性心动过速伴有室内差异性传导与室性心动过速。经食管快速心房起搏能使预激图形明显化，有助于不典型的预激综合征患者确诊。应用电刺激诱发与终止心动过速，可协助评价抗心律失常药物疗效。食管心房刺激技术亦用于评价窦房结功能。此外，快速心房起搏，可终止药物治疗无效的某些类型的室上性折返性心动过速。

（七）心腔内电生理检查

心腔内电生理检查是将几根多电极导管经静脉和（或）动脉插入，放置在心腔内的不同部位，辅以 8～12 通道多导生理仪同步记录各部位电活动，包括右心房、右心室、房室束、冠状窦（反映左心房、左心室电活动）。与此同时，应用程序电刺激和快速心房或心室起搏，测定心脏不同组织的电生理功能；诱发临床出现过的心动过速；预测和评价不同治疗措施（如药物、起搏器、植入型心律转复除颤器、导管消融与手术治疗）的疗效。患者接受电生理检查，大多基于以下三个方面的原因：①诊断性应用，确立心律失常及其类型的诊断，了解心律失常的起源部位与发生机制；②治疗性应用，以电刺激终止心动过速发作或评价某项治疗措施能否防止电刺激诱发的心动过速；植入性电装置能否正确识别与终止电诱发的心动过速；通过电极导管，以不同种类的能量（射频、冷冻、超声等）消融参与心动过速形成的心肌，以达到治愈心动过速的目的；③判断预后，通过电刺激确定患者是否易于诱发室性心动过速、有无发生心脏性猝死的危险。患者进行心腔内电生理检查的主要适应证包括：

1. 窦房结功能测定 当患者出现发作性晕厥症状，临床怀疑病态窦房结综合征，但缺乏典型心电图表现时，可进行心腔内电生理检查测定窦房结功能。测定指标包括：

（1）窦房结恢复时间（sinus node recovery time，SNRT）：于高位右心房起搏，频率逐级加速，随后骤然终止起搏。SNRT 是从最后一个右心房起搏波至第一个恢复的窦性心房波之间的时限。如将此值减去起搏前窦性周期时限，称为校正的窦房结恢复时间（corrected SNRT，CSNRT）。正常时，SNRT 不应超过 2000ms，CSNRT 不超过 525ms。

（2）窦房传导时间（sinoatrial conduction time，SACT）：通过对心房程序期前刺激模拟具有不完全代偿的早搏进行测定和计算。SACT 正常值不超过 147ms。SNRT 与 SACT 对病态窦房结综合征诊断的敏感性各为 50%左右，合用时可达 65%，特异性为 88%。因此，当上述测定结果异常时，确立诊断的可能性较大。若属正常范围，仍不能排除窦房结功能减低的可能性。此外，应同时检测房室结与室内传导功能，以便对应用起搏器的种类及其工作方式作出抉择。

2. 房室与室内传导阻滞 体表心电图往往不能准确判断房室及室内传导阻滞的部位，当需要了解阻滞的确切部位时，可做心腔内电生理检查。

房室传导系统心腔内电生理检查的内容包括：测定房室结维持 1∶1 传导的最高心房起搏频率（正常不小于 130 次/分）；以程序心房刺激测定房室结与房室束-浦肯野纤维的不应期，以及各种传导间期，如 P—A（反映心房内传导）、A—H（反映房室结传导）、H—V（反映房室束-浦肯野纤维传导）。

室内（房室束分叉以下）传导阻滞时体表心电图 P—R 间期可正常或延长，但 H—V 间期延长（＞55ms）。如 H—V 间期显著延长（＞80ms），提示患者发生完全性房室传导阻滞的危险性颇高。HV 间期延长对传导障碍诊断的特异性高（约 80%），但敏感性低（约 66%）。

3. 心动过速 当出现以下几种情况时应进行心电生理检查：①室上性或室性心动过速反复发作伴有明显症状，药物治疗效果欠佳者；②发作不频繁难以做明确的诊断者；③鉴别室上性心动过速伴有室内差异性传导抑或室性心动过速有困难者；④进行系列的心电生理-药理学试验以确定抗心律失常药物疗效；评价各种非药物治疗方法的效果；⑤心内膜标测确定心动过速的起源部位，并同时进行导管消融治疗。

4. 不明原因晕厥 晕厥的病因包括心脏性与非心脏性两大类。引起晕厥的三种常见的心律失常是病态窦房结综合征、房室传导阻滞及心动过速。晕厥患者应首先接受详细的病史询问、体格检查、神经系统检查。无创伤性心脏检查包括体表心电图、动态心电图、运动试验与倾斜试验。如上述检查仍未明确晕厥的病因，患者又患有器质性心脏病时，应接受心电生理检查。此项检查可在 70%的患者获得有诊断价值的结果。非器质性心脏病患者则仅为 12%。

第二节　窦性心律失常

一、窦性心动过速

正常窦性心律的冲动起源于窦房结，频率为 60～100 次/分。心电图显示窦性心律的 P 波在 Ⅰ、Ⅱ、aVF 导联直立，aVR 倒置。P—R 间期 0.12～0.20s。

【心电图检查】

心电图符合窦性心律的上述特征，成人窦性心律的频率超过 100 次/分，为窦性心动过速（sinus tachycardia）。窦性心动过速通常逐渐开始和终止，频率大多在 100～150 次/分，偶有高达 200 次/分者。刺激迷走神经可使其频率逐渐减慢，停止刺激后又加速至原先水平。

【临床意义】

窦性心动过速可见于健康人吸烟、饮茶或咖啡、饮酒、体力活动及情绪激动时。某些病理状态，如发热、甲状腺功能亢进、贫血、休克、心肌缺血、充血性心衰以及应用肾上腺素、阿托品等药物亦可引起窦性心动过速。

窦性心动过速的治疗应针对病因和去除诱发因素，如治疗心衰、纠正贫血、控制甲状腺功能亢进等。必要时β受体阻滞剂或非二氢吡啶类钙通道阻滞剂（如地尔硫草）可用于减慢心率。

二、窦性心动过缓

【心电图检查】

成人窦性心律的频率低于60次/分，称为窦性心动过缓（sinus bradycardia）。窦性心动过缓常同时伴有窦性心律不齐（不同P—P间期的差异大于0.12s）。

【临床意义】

窦性心动过缓常见于健康的青年人、运动员与睡眠状态。其他原因包括颅内疾患、严重缺氧、低温、甲状腺功能减退、阻塞性黄疸，以及应用拟胆碱药物、胺碘酮、β受体阻滞剂、非二氢吡啶类的钙通道阻滞剂或洋地黄类药物等。窦房结病变和急性下壁心肌梗死亦常发生窦性心动过缓。

无症状的窦性心动过缓通常无须治疗。如因心率过慢，出现心排血量不足症状，可应用阿托品、麻黄碱或异丙肾上腺素等药物，但长期应用往往效果不确定，易发生严重副作用，故应考虑心脏起搏治疗。

三、窦性停搏

窦性停搏（sinus arrest）是指窦房结不能产生冲动。心电图表现为在较正常P—P间期显著长的间期内无P波发生，或P波与QRS波群均不出现，长的P—P间期与基本的窦性P—P间期无倍数关系。长时间的窦性停搏后，下位的潜在起搏点，如房室交界处或心室，可发出单个逸搏或逸搏性心律控制心室。过长时间的窦性停搏，并且无逸搏发生时，患者可出现黑蒙、短暂意识障碍或晕厥，严重者可发生阿-斯综合征（Adams-Stokes syndrome），甚至死亡。

迷走神经张力增高或颈动脉窦过敏均可发生窦性停搏。此外，急性下壁心肌梗死、窦房结变性与纤维化、脑血管意外等病变，以及应用洋地黄类药物、乙酰胆碱等药物亦可引起窦性停搏。治疗可参照病态窦房结综合征。

四、窦房传导阻滞

窦房传导阻滞（sinoatrial block，SAB）指窦房结冲动传导至心房时发生延缓或阻滞，简称窦房阻滞。理论上SAB亦可分为三度。

由于体表心电图不能显示窦房结电活动，因而无法确立一度窦房传导阻滞的诊断。三度窦房传导阻滞与窦性停搏鉴别困难，特别当发生窦性心律不齐时。二度窦房传导阻滞分为两型：莫氏Ⅰ型房室传导阻滞（Mobitz type Ⅰ atrioventricular block）即文氏型房室传导阻滞（Wenckebach atrioventricular block），表现为P—P间期进行性缩短，直至出现一次长P—P间期，该长P—P间期短于基本P—P间期的2倍，此型窦房传导阻滞应与窦性心律不齐鉴别；莫氏Ⅱ型房室传导阻滞时，长P—P间期为基本P—P间期的整倍数。窦房传导阻滞后可出现逸搏心律。

窦房传导阻滞的病因及治疗参见窦性停搏相关内容。

五、病态窦房结综合征

病态窦房结综合征（sick sinus syndrome，SSS），简称病窦综合征，是由窦房结病变导致功能减退，产生多种心律失常的综合表现。患者可在不同时间出现一种以上的心律失常。病窦综合征经常同时合并心房自律性异常。部分患者同时有房室传导功能障碍。

【病因】

众多病变过程，如淀粉样变性，甲状腺功能减退，某些感染（如布鲁氏菌病、伤寒），纤维化与脂肪浸润、硬化与退行性变等，均可损害窦房结，导致窦房结起搏与窦房传导功能障碍；窦房结周围神经和心房肌的病变，窦房结动脉供血减少亦是病窦综合征的病因。迷走神经张力增高、某些抗心律失常药物抑制窦房结功能，亦可导致窦房结功能障碍，应注意鉴别。

【临床表现】

患者出现与心动过缓有关的心、脑等脏器供血不足的症状，如发作性头晕、黑矇、乏力等，严重者可发生晕厥。如有心动过速发作，则可出现心悸、心绞痛等症状。

【心电图检查】

心电图主要表现包括：①持续而显著的窦性心动过缓（50 次/分以下），且并非由于药物引起；②窦性停搏与窦房传导阻滞；③窦房传导阻滞与房室传导阻滞同时并存；④心动过缓-心动过速综合征（brady-tachyarrhythmia syndrome），这是指心动过缓与房性快速型心律失常（心房扑动、心房颤动或房性心动过速）交替发作。

病窦综合征的其他心电图改变为：①在没有应用抗心律失常药物下，心房颤动的心室率缓慢，或其发作前后有窦性心动过缓和（或）一度房室传导阻滞；②房室交界区性逸搏心律等。

根据心电图的典型表现，以及临床症状与心电图改变存在明确的相关性，便可确定诊断。为确定症状与心电图改变的关系，可作单次或多次动态心电图或事件记录器检查，如在晕厥等症状发作的同时记录到显著的心动过缓，即可提供有力佐证。

【心腔内电生理检查与其他检查】

对于可疑为病窦综合征的患者，经上述检查仍未能确定诊断，下列试验将有助诊断：

1. 固有心率（intrinsic heart rate，IHR）测定 其原理是应用药物完全阻断自主神经系统对心脏的支配后，测定窦房结产生冲动的频率。方法是以普萘洛尔（0.2mg/kg）静脉注射后 10 分钟，再以阿托品（0.04mg/kg）静脉注射，然后检测心率。固有心率正常值可参照以下公式计算：118.1-（0.57×年龄）。病窦综合征患者的固有心率低于正常值。

2. 窦房结恢复时间与窦房传导时间测定 可应用心腔内电生理检查或食管心房刺激技术方法，检查方法与临床意义请参阅本章第一节相关内容。

【治疗】

若患者无心动过缓有关的症状，不必治疗，仅定期随诊观察。对于有症状的病窦综合征患者，应接受起搏器治疗（参考本章第八节）。

心动过缓-心动过速综合征患者发作心动过速，单独应用抗心律失常药物治疗，可能加重心动过缓。应用起搏治疗后，患者仍有心动过速发作，可同时应用抗心律失常药物。

第三节　房性心律失常

一、房性期前收缩

房性期前收缩（premature atrial systole），激动起源于窦房结以外心房的任何部位。正常成人进行 24 小时心电监测，大约 60%有房性期前收缩发生。各种器质性心脏病患者均可发生房性期前收缩，并可能是快速型房性心律失常的先兆。

【心电图检查】

房性期前收缩的 P 波提前发生，与窦性 P 波形态不同。如发生在舒张早期，适逢房室结尚未脱离前次搏动的不应期，可产生传导中断，无 QRS 波发生（被称为阻滞的或未下传的房性期前收缩）或缓慢传导（下传的 P—R 间期延长）现象。发生很早的房性期前收缩的 P 波可重叠于前面的 T 波之上，且不能下传心室，易误认为窦性停搏或窦房传导阻滞。此时，仔细检查长间歇前的 T 波形态，常可发现埋藏在内的 P 波。房性期前收缩常使窦房结提前发生除极，因而包括期前收缩在内前后两个窦性 P 波的间期，短于窦性 P—P 间期的 2 倍，称为不完全性代偿间歇。少数房性期前收缩发生较晚，或窦房结周围组织的不应期长，窦房结的节律未被扰乱，期前收缩前后 P—P 间期恰为窦性者的 2 倍，称为完全性代偿间歇。房性期前收缩下传的 QRS 波群形态通常正常，较早发生的房性期前收缩有时亦可出现宽大畸形的 QRS 波群，称为室内差异性传导。

【治疗】

房性期前收缩通常无须治疗。当有明显症状或因房性期前收缩触发室上性心动过速时，应给予治疗。吸烟、饮酒或咖啡均可诱发房性期前收缩，应劝导患者戒除或减量。治疗药物包括普罗帕酮、莫雷西嗪或 β 受体阻滞剂。

二、房性心动过速

房性心动过速（atrial tachycardia），简称房速。根据发生机制与心电图表现的不同，可分为自律性房性心动过速（automatic atrial tachycardia）、折返性房性心动过速（reentrant atrial tachycardia）与紊乱性房性心动过速（chaotic atrial tachycardia）三种。自律性与折返性房性心动过速常可伴有房室传导阻滞，被称为伴有房室阻滞的阵发性房性心动过速（paroxysmal atrial tachycardia with AV block）。

自律性房性心动过速

大多数伴有房室传导阻滞的阵发性房性心动过速因自律性增高引起。心肌梗死、慢性肺部疾病、大量饮酒以及各种代谢障碍均可为致病原因。洋地黄中毒特别在低血清钾时易发生这种心律失常。

【临床表现】

自律性房性心动过速发作呈短暂、间歇或持续发生。当房室传导比率发生变动时，听诊心律不恒定，第一心音强度变化。颈静脉见到 α 波数目超过听诊心搏次数。

【心电图与心电生理检查】

心电图表现包括：①心房率通常为 150～200 次/分；②P 波形态与窦性者不同，在 Ⅱ、Ⅲ、aVF 导联通常直立；③常出现二度Ⅰ型或Ⅱ型房室传导阻滞，呈现 2∶1 房室传导者亦属常见，但心动过速不受影响；④P 波之间的等电线仍存在（与心房扑动时等电线消失不同）；⑤刺激迷走神经不能终止心动过速，仅加重房室传导阻滞；⑥发作开始时心率逐渐加速。

心电生理检查特征为：①心房程序刺激通常不能诱发心动过速，发作不依赖于房内或房室结传导延缓；②心房激动顺序与窦性 P 波不同；③心动过速的第一个 P 波与随后的 P 波形态一致，这与折返机制引起者不同；④心房超速起搏能抑制心动过速，但不能终止发作。

【治疗】

房性心动过速合并房室传导阻滞时，心室率通常不太快，不会招致严重的血流动力学障碍，因而无须紧急处理。假如心室率达 140 次/分以上，由洋地黄中毒所致，或临床上有严重充血性心衰或休克征象，应进行紧急治疗。其处理方法如下：

1. 洋地黄类药物引起者 ①立即停用洋地黄类药物；②如血清钾不升高，首选氯化钾口服（半小时内服用完 5g，如仍未恢复窦性心律，2 小时后再口服 2.5g）或静脉滴注氯化钾（每小时 10～20mmol，总量不超过 40mmol），同时进行心电图监测，以避免出现高血钾（T 波高尖）；③已有高血钾或不能应用氯化钾者，可选用利多卡因、β 受体阻滞剂。心室率不快者，仅需停用洋地黄。

2. 非洋地黄类药物引起者 ①积极寻找病因，针对病因治疗；②洋地黄类药物、β 受体阻滞剂、非二氢吡啶类钙通道阻滞剂可用于减慢心室率；③如未能转复窦性心律，可加用ⅠA、ⅠC 或Ⅲ类抗心律失常药；④少数持续快速自律性房性心动过速药物治疗无效时，亦可考虑作射频消融。

折返性房性心动过速

本型较为少见，折返发生于手术瘢痕、解剖缺陷的邻近部位。心电图显示 P 波与窦性者形态不同，P—R 间期通常延长。

心电生理检查特征为：①心房程序电刺激能诱发与终止心动过速；②心动过速开始前必先发生房内传导延缓；③心房激动次序与窦性者不同；④刺激迷走神经通常不能终止心动过速发作，但可产生房室传导阻滞。

本型心律失常的处理可参照阵发性室上性心动过速。

紊乱性房性心动过速

本型亦称多源性房性心动过速（multifocal atrial tachycardia），常发生于患慢性阻塞性肺疾病或充血性心衰的老年人，亦见于洋地黄中毒与低血钾患者。

心电图表现为：①通常有 3 种或以上形态各异的 P 波，P—R 间期各不相同；②心房率 100～130 次/分；③大多数 P 波能下传心室，但部分 P 波因过早发生而受阻，心室率不规则。本型心律失常最终可能发展为心房颤动。

治疗应针对原发疾病。肺部疾病患者应给予充足供氧、控制感染，停用氨茶碱、去甲肾上腺素、异丙肾上腺素、麻黄碱等药物。维拉帕米与胺碘酮可能有效。补充钾盐与镁盐可抑制心动过速发作。

三、心房扑动

心房扑动（atrial flutter），简称房扑。

【病因】

房扑可发生于无器质性心脏病者，也可见于一些心脏病患者，病因包括风湿性心脏病、冠心病、高血压性心脏病、心肌病等。此外，肺栓塞，慢性充血性心衰，二、三尖瓣狭窄与反流导致心房扩大，亦可出现房扑。其他病因有甲状腺功能亢进、酒精中毒、心包炎等。

【临床表现】

房扑往往有不稳定的倾向，可恢复窦性心律或进展为心房颤动，但亦可持续数月或数年。按摩颈动脉窦能突然成比例减慢房扑的心室率，停止按摩后又恢复至原先心室率水平。令患者运动、施行增加交感神经张力或降低迷走神经张力的方法，可促进房室传导，使房扑的心室率成倍数加速。

心房扑动的心室率不快时，患者可无症状。房扑伴有极快的心室率，可诱发心绞痛与充血性心衰。体格检查可见快速的颈静脉扑动。当房室传导比率发生变动时，第一心音强度亦随之变化。有时能听到心房音。

【心电图检查】

心电图特征为：①心房活动呈现规律的锯齿状扑动波称为 F 波，扑动波之间的等电线消失，在 Ⅱ、Ⅲ、aVF 或 V 导联最为明显。典型房扑的心房率通常为 250～350 次/分。②心室率规则或不规则，取决于房室传导比率是否恒定。当心房率为 300 次/分，未经药物治疗时，心室率通常为 150 次/分（2∶1 房室传导）。使用奎尼丁、普罗帕酮、莫雷西嗪等药物，心房率减慢至 200 次/分以下，房室传导比率可恢复 1∶1，导致心室率显著加速。预激综合征和甲状腺功能亢进并发之房扑，房室传导可达 1∶1，产生极快的心室率。不规则的心室率系由于传导比率发生变化，如 2∶1 与 4∶1 传导交替所致。③QRS 波群形态正常，当出现室内差异传导、原先有束支传导阻滞或经房室旁路下传时，QRS 波群增宽、形态异常。

【治疗】

应针对原发疾病进行治疗。最有效终止房扑的方法是直流电复律。通常应用很低的电能（低于 50J），便可迅速将房扑转复为窦性心律。如电复律无效，或已应用大剂量洋地黄类药物不适宜电复律者，可将电极导管插至食管的心房水平，或经静脉穿刺插入电极导管至右心房处，以超过心房扑动频率起搏心房，此法能使大多数典型心房扑动转复为窦性心律或心室率较慢的心房颤动。

钙通道阻滞剂维拉帕米或地尔硫䓬（硫氮䓬酮），能有效减慢房扑时的心室率。超短效的 β 受体阻滞剂艾司洛尔[esmolol，200μg/（kg·min）]，亦可减慢房扑时的心室率。

洋地黄类药物（地高辛或毛花苷 C）减慢心室率的效果较差，常需较大剂量始能达到目的。若单独应用洋地黄类药物未能奏效，可联合应用 β 受体阻滞剂或非二氢吡啶类钙通道阻滞剂。

ⅠA（如奎尼丁）或ⅠC（如普罗帕酮）类抗心律失常药能有效转复房扑并预防复发。但应事前以洋地黄类药物、钙通道阻滞剂或 β 受体阻滞剂减慢心室率，否则，由于奎尼丁减慢心房率和对抗迷走神经作用，反而使心室率加快。如房扑患者合并冠心病、充血性心衰等时，应用ⅠA、ⅠC 类药物容易导致严重室性心律失常。此时，应选用胺碘酮，胺碘酮 200mg，每日 3 次，用 1 周；减为 200mg，每日 2 次，用 1 周；再减为 200mg，每日 1 次；维持量可减至 200mg/d，5～7 天/周，对预防房扑复发有效。索他洛尔亦可用作房扑预防，但不宜用于心肌缺血或左室功能不全的患者。如房扑持续发作，Ⅰ类与Ⅲ类药物均不应持续应用，治疗目标旨在减慢心室率，保持血流动力学稳定。射频消融可根治房扑，因房扑的药物疗效有限，对于症状明显或引起血流动力学不稳定的房扑，应选用射频消融治疗。

四、心 房 颤 动

心房颤动（atrial fibrillation），简称房颤，是一种十分常见的心律失常。据 2004 年流行病学统计，我国 30 岁以上人群，房颤患病率为 0.77%，并随年龄而增加，男性高于女性（0.9% 对比 0.7%）。

【病因】

房颤的发作呈阵发性或持续性。房颤可见于正常人，可在情绪激动、手术后、运动或大量饮酒时发生。心脏与肺部疾病患者发生急性缺氧、高碳酸血症、代谢或血流动力学紊乱时亦可出现房颤。房颤常发生于原有心血管病者，常见于风湿性心脏病、冠心病、高血压性心脏病、甲状腺功能亢进、缩窄性心包炎、心肌病、感染性心内膜炎以及慢性肺源性心脏病。房颤发生在无心脏病变的中青年，称为孤立性房颤。老年房颤患者中部分是心动过缓-心动过速综合征的心动过速期表现。

【临床表现】

房颤症状的轻重受心室率快慢的影响。心室率超过 150 次/分，患者可发生心绞痛与充血性心衰。心室率不快时，患者可无症状。房颤时心房有效收缩消失，心排血量比窦性心律时减少达 25% 或更多。

房颤并发体循环栓塞的危险性甚大。栓子来自左心房，多在左心耳部，因血流淤滞、心房失去收缩力所致。据统计，非瓣膜性心脏病者合并房颤，发生脑卒中的机会较无房颤者高出 5～7 倍。二尖瓣狭窄或二尖瓣脱垂合并房颤时，脑栓塞的发生率更高。对于孤立性房颤是否增加脑卒中的发生率，尚无一致见解。

心脏听诊第一心音强度变化不定，心律极不规则。当心室率快时可发生脉搏短绌，原因是许多心室搏动过弱以致未能开启主动脉瓣，或因动脉血压波太小，未能传导至外周动脉。颈静脉搏动 α 波消失。

一旦房颤患者的心室律变得规则，应考虑以下的可能性：①恢复窦性心律；②转变为房性心动过速；③转变为房扑（固定的房室传导比率）；④发生房室交界区性心动过速或室性心动过速。如心室律变为慢而规则（30～60 次/分），提示可能出现完全性房室传导阻滞。心电图检查有助于确立诊断。房颤患者并发房室交界区性与室性心动过速或完全性房室传导阻滞，最常见原因为洋地黄中毒。

【心电图检查】

心电图表现包括：①P 波消失，代之以小而不规则的基线波动，形态与振幅均变化不定，称为 f 波；频率为 350～600 次/分。②心室率极不规则，房颤未接受药物治疗、房室传导正常者，心室率通常在 100～160 次/分，药物（儿茶酚胺类等）、运动、发热、甲状腺功能亢进等均可缩短房室结不应期，使心室率加速；相反，洋地黄类药物可延长房室结不应期，减慢心室率。③QRS 波群形态通常正常，当心室率过快，发生室内差异性传导，QRS 波群增宽变形。

【治疗】

应积极寻找房颤的原发疾病和诱发因素，作出相应处理。

（一）急性房颤

初次发作的房颤且在 24～48 小时以内，称为急性房颤。通常，发作可在短时间内自行终止。对于症状显著者，应迅速给予治疗。

最初治疗的目标是减慢快速的心室率。静脉注射 β 受体阻滞剂或钙通道阻滞剂，洋地黄类药物仍可选用，但已不作为首选用药，使安静时心率保持在 60～80 次/分，轻微运动后不超过 100 次/分。必要时，洋地黄类药物与 β 受体阻滞剂或钙通道阻滞剂合用。心衰与低血压者忌用 β 受体阻滞剂与维拉帕米，预激综合征合并房颤禁用洋地黄类药物、β 受体阻滞剂与钙通道阻滞剂。经以上处理后，房颤常在 24～48 小时内自行转复，仍未能恢复窦性心律者，可应用药物或电击复律。如患者发作开始时已呈现急性心衰或血压下降明显，宜紧急施行电复律。ⅠA（奎尼丁、普鲁卡因胺）、ⅠC（普罗帕酮）或Ⅲ类（胺碘酮）抗心律失常药物均可能转复房颤，成功率60%左右。奎尼丁可诱发致命性室性心律失常，增加死亡率，目前已很少应用。ⅠC 类药亦可致室性心律失常，严重器质性心脏病患者不宜使用。胺碘酮致心律失常发生率最低。药物复律无效时，可改用电复律。

（二）慢性房颤

根据慢性房颤发生的持续状况，可分为阵发性、持续性与永久性三类。阵发性房颤常能自行终止，急性发作的处理如上所述。当发作频繁或伴随明显症状，可应用口服普罗帕酮、莫雷西嗪或胺碘酮，减少发作的次数与持续时间。

持续性房颤不能自动转复为窦性心律。复律治疗成功与否与房颤持续时间的长短、左心房大小和年龄有关。如选择复律，普罗帕酮、莫雷西嗪、索他洛尔与胺碘酮可供选用。复律后复发机会仍很高，上述药物亦可用作预防复发。选用电复律治疗，应在电复律前几天给予抗心律失常药，预防复律后房颤复发，部分患者亦可能在电复律前用药中已恢复窦性心律。低剂量胺碘酮（200mg/d）的疗效与患者的耐受性均较好。近来的研究表明，持续性房颤选择减慢心室率的同时注意血栓栓塞的预防，其预后与经复律后维持窦性心律者并无显著差别，并且更为简便易行，尤其适用于老年患者。

慢性房颤经复律与维持窦性心律治疗无效者，称为永久性房颤。此时，治疗目的应为控制房颤过快的心室率，可选用 β 受体阻滞剂、钙通道阻滞剂或地高辛。但应注意这些药物的禁忌证。

（三）预防栓塞并发症

慢性房颤患者有较高的栓塞发生率。过去有栓塞病史、瓣膜病、高血压、糖尿病、老年患者、左心房扩大、冠心病等使发生栓塞的危险性更大。存在以上任何一种情况，均应接受长期抗凝治疗。口服华法林，使凝血酶原时间国际标准化比值（INR）维持在 2.0～3.0，能安全而有效预防脑卒中发生。不适宜应用华法林的患者以及无以上危险因素的患者，可改用阿司匹林（每日 100～300mg）。施行长期抗凝治疗应考虑个体的不同状况，严密监测药物可能有潜在出血的危险。房颤持续不超过 2 天，复律前无须作抗凝治疗。否则应在复律前接受 3 周华法林治疗，待心律转复后继续治疗 3～4 周。紧急复律治疗可选用静脉注射肝素或皮下注射低分子量肝素抗凝。

房颤发作频繁、心室率很快、药物治疗无效者，可施行房室结阻断消融术，并同时安置心室按需或双腔起搏器。其他治疗方法包括射频消融、外科手术、植入型心律转复除颤器等（参考第三章第八节）。近年来有关房颤消融的方法，如标测定位技术及相关器械的性能均有了较大的进展。房颤消融的适应证有扩大趋势，但其成功率仍不理想，复发率也偏高。目前国际权威指南中仍将消融疗法列为房颤的二线治疗，不推荐作为首选治疗方法。房颤时心室率较慢，患者耐受良好者，除预防栓塞并发症外，通常无须特殊治疗。

第四节 房室交界区性心律失常

一、房室交界性期前收缩

房室交界性期前收缩（junctional premature contraction）简称交界性期前收缩。冲动起源于房室交界区，可前向和逆向传导，分别产生提前发生的 QRS 波群与逆行 P 波。逆行 P 波可位于 QRS 波群之前（P—R 间期<0.12s）、之中或之后（R—P 间期<0.20s），QRS 波群形态正常。当发生室内差异性传导时 QRS 波群形态可有变化。

交界性期前收缩通常无须治疗。

二、房室交界区性逸搏与心律

房室交界区组织在正常情况下不表现出自律性，称为潜在起搏点。下列情况时，潜在起搏点可成为主导起搏点：由于窦房结发放冲动频率减慢，低于上述潜在起搏点的固有频率；由于传导障碍，窦房结冲动不能抵达潜在起搏点部位，潜在起搏点除极产生逸搏。房室交界区性逸搏（A-V junctional escape beat）的频率通常为 40～60 次/分。心电图表现为在长于正常 P—P 间期的间歇后出现一个正常的 QRS 波群，P 波缺失，或逆行 P 波位于 QRS 波之前或之后，此外，亦可见到未下传至心室的窦性 P 波。

房室交界区性心律（AV junctional rhythm）指房室交界区性逸搏连续发生形成的节律。心电图显示正常下传的 QRS 波群，频率为 40～60 次/分。可有逆行 P 波或存在独立的缓慢的心房活动，从而形成房室分离。此时，心室率超过心房率。房室交界区性逸搏或心律的出现，与迷走神经张力增高、显著的窦性心动过缓或房室传导阻滞有关，并作为防止心室停搏的生理保护机制。

查体时颈静脉搏动可出现大的 α 波，第一心音强度变化不定。一般无须治疗。必要时可起搏治疗。

三、非阵发性房室交界区性心动过速

非阵发性房室交界区性心动过速（nonparoxysmal atrioventricular junctional tachycardia）的发生机制与房室交界区组织自律性增高或触发活动有关。最常见的病因为洋地黄中毒。其他为下壁心肌梗死、心肌炎、急性风湿热或心瓣膜手术后，亦偶见于正常人。

心动过速发作起始与终止时心率逐渐变化，有别于阵发性心动过速，故称为"非阵发性"。心率为 70～150 次/分或更快，心律通常规则。QRS 波群正常。自主神经系统张力变化可影响心率快慢。如心房活动由窦房结或异位心房起搏点控制，可发生房室分离。洋地黄过量引起者，经常合并房室交界区文氏型传导阻滞，使心室律变得不规则。

治疗主要针对基本病因。本型心律失常通常能自行消失，假如患者耐受性良好，仅需密切观察和治疗原发疾病。已用洋地黄药物者应立即停药，亦不应施行电复律。洋地黄中毒引起者，可给予钾盐、利多卡因或 β 受体阻滞剂治疗。其他患者可选用 I A、I C 与Ⅲ类（胺碘酮）药物。

四、与房室交界区相关的折返性心动过速

阵发性室上性心动过速（paroxysmal supraventricular tachycardia，PSVT）简称室上速。大多数心电图表现为 QRS 波群形态正常、R—R 间期规则的快速心律。大部分室上速由折返机制引起，折返可发生在窦房结、房室结与心房，分别称为窦房折返性心动过速、房室结内折返性心动过速与心房折返性心动过速（心房折返性心动过速已在本章第三节叙述）。此外，利用隐匿性房室旁路逆行传导的房室折返性心动过速习惯上亦归属室上速的范畴，但折返回路并不局限于房室交界区。因此，阵发性室上性心动过速这一名称，包含属于不同发病机制、解剖上并非局限于房室结及其以上部位不同类别的心动过速，其含义欠精确，但目前尚无被一致接受的命名代替，因此，一直沿用至今。有学者推荐"与房室交界区相关的折返性心动过速"这一描述性的名词，为本书所采用。在全部室上速病例中，房室结内折返性心动过速与利用隐匿性房室旁路的房室折返性心动过速约占 90%以上。

房室结内折返性心动过速（A-V nodal reentry tachycardia，AVNRT）是最常见的阵发性室上性心动过速类型。

【病因】

患者通常无器质性心脏病表现，不同性别与年龄均可发生。

【临床表现】

心动过速发作突然起始与终止，持续时间长短不一。症状包括心悸、胸闷、焦虑不安、头晕，少见有晕厥、心绞痛、心衰与休克者。症状轻重取决于发作时心室率快速的程度以及持续时间，亦与原发病的严重程度有关。若发作时心室率过快，使心输出量与脑血流量锐减或心动过速猝然终止，窦房结未能及时恢复自律性导致心搏停顿，均可发生晕厥。体检心尖区第一心音强度恒定，心律绝对规则。

【心电图检查】

心电图表现为：①心率 150～250 次/分，节律规则；②QRS 波群形态与时限均正常，但发生室内差异性传导或原有束支传导阻滞时，QRS 波群形态异常；③P 波为逆行性（Ⅱ、Ⅲ、aVF 导联倒置），常埋藏于 QRS 波群内或位于其终末部分，P 波与 QRS 波群保持固定关系；④起始突然，通常由一个房性期前收缩触发，其下传的 P—R 间期显著延长，随之引起心动过速发作。

【心电生理检查】

大多数患者能证实存在房室结双径路。房室结双径路是指：①β（快）路径传导速度快而不应期长；②α（慢）路径传导速度缓慢而不应期短。正常时窦性冲动沿快径路下传，P—R 间期正常。最常见的房室结内折返性心动过速类型通过慢路径下传，快路径逆传。其发生机制如下：当房性期前收缩发生于适当时间，下传时受阻于快径路（因不应期较长），遂经慢路径前向传导至心室，由于传导缓慢，使原先处于不应期的快路径获得足够时间恢复兴奋性，冲动经快路径返回心房，产生单次心房回波，若反复折返，便可形成心动过速。由于整个折返回路局限在房室结内，故称为房室结内折返性心动过速。

其他心电生理特征包括：①心房期前刺激能诱发与终止心动过速；②心动过速开始几乎一定伴随着房室结传导延缓（P—R 或 A—H 间期延长）；③心房与心室不参与形成折返回路；④逆行激动顺序正常，即位于房室束邻近的电极部位最早记录到经快路径逆传的心房电活动。

【治疗】

（一）急性发作期

应根据患者基础的心脏状况，既往发作的情况以及对心动过速的耐受程度作出适当处理。如

患者心功能与血压正常，可先尝试刺激迷走神经的方法。颈动脉窦按摩（患者取仰卧位，先行右侧，每次 5～10s，切莫双侧同时按摩）、Valsalva 动作（深吸气后屏气、再用力做呼气动作）、诱导恶心、将面部浸没于冰水内等方法可使心动过速终止，但停止刺激后，有时又恢复原来心率。初次尝试失败，在应用药物后再次施行仍可望成功。

1. 腺苷与钙通道阻滞剂 首选治疗药物为腺苷（6～12mg 快速静脉注射），起效迅速，副作用为胸部压迫感、呼吸困难、面部潮红、窦性心动过缓、房室传导阻滞等。由于其半衰期短于 6s，副作用即使发生亦很快消失。如腺苷无效可改静脉注射维拉帕米（首次 5mg，无效时隔 10 分钟再注 5mg）或地尔硫䓬（0.25～0.35mg/kg）。上述药物疗效达 90% 以上。如患者合并心衰、低血压或为宽 QRS 波群心动过速，尚未明确室上性心动过速的诊断时，不应选用钙通道阻滞剂，宜选用腺苷静脉注射。

2. 洋地黄类药物与β受体阻滞剂 静脉注射洋地黄类药物（如毛花苷C 0.4～0.8mg 静脉注射，以后每 2～4 小时 0.2～0.4mg，24 小时总量在 1.6mg 以内）可终止发作。目前洋地黄类药物已较少应用，但对伴有心功能不全患者仍作首选。

β 受体阻滞剂也能有效终止心动过速，但应避免用于失代偿的心衰、支气管哮喘患者。并以选用短效 β 受体阻滞剂如艾司洛尔 50～200μg/（kg·min）较为合适。

3. 普罗帕酮 1～2mg/kg 静脉注射。

4. 其他药物 合并低血压者可应用升压药物（如去氧肾上腺素、甲氧明或间羟胺），通过反射性兴奋迷走神经终止心动过速。但老年患者、高血压、急性心肌梗死等禁忌。

5. 食管心房调搏术常能有效中止发作。

6. 直流电复律 当患者出现严重心绞痛、低血压、充血性心衰表现，应立即电复律。急性发作以上治疗无效亦应施行电复律。但应注意，已应用洋地黄类药物者不应接受电复律治疗。

（二）预防复发

是否需要给予患者长期药物预防，取决于发作频繁程度以及发作的严重性。药物的选择可依据临床经验或心腔内电生理检查结果。洋地黄类药物、长效钙通道阻滞剂或 β 受体阻滞剂可供首先选用。洋地黄制剂（地高辛每日 0.125～0.25mg）、长效钙通道阻滞剂（缓释维拉帕米 240mg/d，长效地尔硫䓬60～120mg，每日 2 次）、长效 β 受体阻滞剂，单独或联合应用。普罗帕酮（100～200mg，每日 3 次）。

导管消融技术已十分成熟，安全、有效且能根治心动过速，应优先考虑应用。

[附] 利用隐匿性房室旁路的房室折返性心动过速

此类房室折返性心动过速（atrioventricular reentrant tachycardia，AVRT）也是阵发性室上性心动过速的一个较常见的类型。这类患者存在房室旁路（见预激综合征），该旁路仅允许室房逆向传导而不具有房室前传功能，故心电图无预激波形，被称为"隐匿性"旁路。本型心动过速与预激综合征患者常见的房室折返性心动过速（经房室结前向传导，房室旁路逆向传导，称正向房室折返性心动过速）具有相同的心电图特征：QRS 波群正常，逆行 P 波位于 QRS 波群终结后，落在 ST 段或 T 波的起始部分。本型心动过速发作时心室率可超过 200 次/分，心率过快时可发生晕厥。

治疗方法与房室结内折返性心动过速相同。导管消融成功率高，应优先选择。

五、预激综合征

预激综合征（preexcitation syndrome）又称 Wolff-Parkinson-White 综合征（WPW 综合征），是指心电图呈预激表现，临床上有心动过速发作。心电图的预激是指心房冲动提前激动心室的一部分或全体。发生预激的解剖学基础是，在房室特殊传导组织以外还存在一些由普通工作心肌组成的肌束。连接心房与心室之间者称为房室旁路（accessory atrioventricular pathways）或肯特束（Kent

束），Kent 束可位于房室环的任何部位。除 Kent 束以外，尚有三种较少见的旁路：①房-希氏束（atriohisian tracts）；②结室纤维（nodoventricular fibers）；③分支室纤维（faseietaloventricular fibers）。这些解剖联系构成各自不尽相同的心电图表现。

【病因】

据大规模人群统计，预激综合征的发生率平均为 1.5‰。预激综合征患者大多无其他心脏异常征象。可于任何年龄经体检心电图或发作 PSVT 时被发现，以男性居多。先天性心血管病如三尖瓣下移畸形、二尖瓣脱垂与心肌病等可并发预激综合征。

【临床表现】

预激本身不引起症状。具有预激心电图表现者，心动过速的发生率为 1.8%，并随年龄增长而增加。其中大约 80% 心动过速发作为房室折返性心动过速，15%～30% 为房颤，5% 为心房扑动。频率过于快速的心动过速（特别是持续发作房颤），可恶化为室颤或导致充血性心衰、低血压。

【心电图表现】

房室旁路典型预激表现为：①窦性心搏的 P—R 间期短于 0.12s；②某些导联之 QRS 波群超过 0.12s，QRS 波群起始部分粗钝（称 δ 波），终末部分正常；③ST-T 波呈继发性改变，与 QRS 波群主波方向相反。根据心前区导联 QRS 波群的形态，以往将预激综合征分成两型，A 型 QRS 主波均向上，预激发生在左心室或右心室后底部；B 型在 V_1 导联 QRS 波群主波向下，V_5、V_6 导联向上，预激发生在右心室前侧壁。

预激综合征发作房室折返性心动过速，最常见的类型是通过房室结前向传导，经旁路作逆向传导，称顺向型房室折返性心动过速。此型心电图表现与利用"隐匿性"房室旁路逆行传导的房室折返性心动过速相同，QRS 波群形态与时限正常，但可伴有内差异传导，而出现宽 QRS 波群。大约 5% 的患者，折返路径恰巧相反：经旁路前向传导、房室结逆向传导，产生逆向型房室折返性心动过速。发生心动过速时，QRS 波群增宽、畸形，此型极易与室性心动过速混淆，应注意鉴别。预激综合征者亦可发生房颤与心房扑动，若冲动沿旁路下传，由于其不应期短，会产生极快的心室率，甚至演变为心室颤动。

预激综合征患者遇下列情况应接受心腔内电生理检查：①协助确定诊断；②确定旁路位置与数目；③确定旁路在心动过速发作时，直接参与构成折返回路的一部分或仅作为"旁观者"；④了解发作房颤或扑动时最高的心室率；⑤对药物、导管消融与外科手术等治疗效果作出评价。

【治疗及预防】

若从无心动过速发作，或偶有发作但症状轻微者，无须给予治疗。如心动过速发作频繁伴有明显症状，应给予治疗。治疗方法包括药物与导管消融术。

预激综合征患者发作顺向型房室折返性心动过速，可参照房室结内折返性心动过速处理。如迷走神经刺激无效，首选药物为腺苷或维拉帕米静脉注射，也可选普罗帕酮。洋地黄类药物缩短旁路不应期使心室率加快，因此不应单独用于曾经发作房颤或扑动的患者。

预激综合征患者发作心房扑动与颤动时伴有晕厥或低血压，应立即电复律。治疗药物宜选择延长房室旁路不应期的药物，如普鲁卡因胺或普罗帕酮。应当注意，静脉注射利多卡因与维拉帕米会加速预激综合征合并房颤患者的心室率。假如房颤的心室率已很快，静脉注射维拉帕米甚至会诱发室颤。

经导管消融旁路作为根治预激综合征室上性心动过速发作应列为首选，其适应证是：①心动过速发作频繁者；②房颤或扑动经旁路快速前向传导，心室率极快，旁路的前向传导不应期短于250ms 者；③药物治疗未能显著减慢心动过速时的心室率者。近年来射频消融治疗本病取得极大成功，而且死亡率很低，提供了一个治愈心动过速的途径。射频消融治疗可考虑在早期应用，可取代大多数药物治疗或手术治疗。

尚无条件行消融治疗者，为了有效预防心动过速的复发，可选用 β 受体阻滞剂或维拉帕米。普罗帕酮或胺碘酮也可预防心动过速复发。

第五节　室性心律失常

一、室性期前收缩

室性期前收缩（premature ventricular beat），这是一种最常见的心律失常。

【病因】

正常人与各种心脏病患者均可发生室性期前收缩。正常人发生室性期前收缩的机会随年龄的增长而增加。心肌炎、缺血、缺氧、麻醉和手术均可使心肌受到机械、电、化学性刺激而发生室性期前收缩。洋地黄、奎尼丁、三环类抗抑郁药中毒发生严重心律失常之前常先有室性期前收缩出现。电解质紊乱（低钾、低镁等），精神不安，过量烟、酒、咖啡亦能诱发室性期前收缩。

室性期前收缩常见于高血压、冠心病、心肌病、风湿性心脏病与二尖瓣脱垂患者。

【临床表现】

室性期前收缩常无与之直接相关的症状；每一患者是否有症状或症状的轻重程度与期前收缩的频发程度不直接相关。患者可感到心悸，类似电梯快速升降的失重感或代偿间歇后有力的心脏搏动。

听诊时，室性期前收缩后出现较长的停歇，室性期前收缩之第二心音强度减弱，仅能听到第一心音。桡动脉搏动减弱或消失。颈静脉可见正常或巨大的 α 波。

【心电图检查】

心电图的特征如下：

1. 提前发生的 QRS 波群，时限通常超过 0.12s、宽大畸形，ST 段与 T 波的方向与 QRS 主波方向相反。

2. 室性期前收缩与其前面的窦性搏动之间期（称为配对间期）恒定。

3. 室性期前收缩很少能逆传心房，提前激动窦房结，故窦房结冲动发放节律未受干扰，室性期前收缩后出现完全性代偿间歇，即包含室性期前收缩在内前后两个下传的窦性搏动之间期，等于两个窦性 R—R 间期之和。如果室性期前收缩恰巧插入两个窦性搏动之间，不产生室性期前收缩后停顿，称为间位性室性期前收缩。

4. 室性期前收缩的类型　室性期前收缩可孤立或规律出现。二联律是指每个窦性搏动后跟随一个室性期前收缩；三联律是指每两个窦性搏动后出现一个室性期前收缩；如此类推。连续发生两个室性期前收缩称成对室性期前收缩。连续三个或以上室性期前收缩称室性心动过速。同一导联内，室性期前收缩形态相同者，为单形性室性期前收缩；形态不同者称多形性或多源性室性期前收缩。

5. 室性并行心律（ventricular parasystole）　心室的异位起搏点规律地自行发放冲动，并能防止窦房结冲动入侵。其心电图表现为：①异位室性搏动与窦性搏动的配对间期不恒定；②长的两个异位搏动之间距，是最短的两个异位搏动间期的整倍数；③当主导心律（如窦性心律）的冲动下传与心室异位起搏点的冲动几乎同时抵达心室，可产生室性融合波，其形态介于以上两种QRS 波群形态之间。

【治疗】

首先应对患者室性期前收缩的类型、症状及其原有心脏病变作全面的了解；然后，根据不同的临床状况决定是否给予治疗，采取何种方法治疗以及确定治疗的终点。

（一）无器质性心脏病

室性期前收缩不会增加此类患者发生心脏性死亡的危险性，如无明显症状，不必使用药物治疗。如患者症状明显，治疗以消除症状为目的。应特别注意对患者做好耐心解释，说明这种情况的良性预后，减轻患者焦虑与不安。避免诱发因素，如吸烟、咖啡、应激等。药物宜选用β受体阻滞剂、美西律、普罗帕酮、莫雷西嗪等。

二尖瓣脱垂患者发生室性期前收缩，仍遵循上述原则，可首先给予β受体阻滞剂。

（二）急性心肌缺血

在急性心肌梗死发病开始的24小时内，患者有很高的原发性心室颤动的发生率。过去认为，急性心肌梗死发生室性期前收缩是出现致命性室性心律失常的先兆，特别是在出现以下情况时：频发性室性期前收缩（每分钟超过5次）；多源（形）性室性期前收缩；成对或连续出现的室性期前收缩；室性期前收缩落在前一个心搏的T波上（R-on-T）。因而提出，所有患者均应预防性应用抗心律失常药物，首选药物为静脉注射利多卡因。近年研究发现，原发性心室颤动与室性期前收缩的发生并无必然联系。自从开展冠心病加强监护病房处理急性心肌梗死患者后，尤其近年来成功开展溶栓或直接经皮介入干预，早期开通梗死相关血管的实现，使原发性心室颤动发生率大大下降。目前不主张预防性应用抗心律失常药物。若急性心肌梗死发生窦性心动过速与室性期前收缩，早期应用β受体阻滞剂可能减少心室颤动的危险。

急性肺水肿或严重心衰并发室性期前收缩，治疗应针对改善血流动力学障碍，同时注意有无洋地黄中毒或电解质紊乱（低钾、低镁）。

（三）慢性心脏病变

心肌梗死后或心肌病患者常伴有室性期前收缩。研究表明，应用ⅠA类抗心律失常药物治疗心肌梗死后室性期前收缩，尽管药物能有效减少室性期前收缩，总死亡率和猝死的风险反而增加。原因是这些抗心律失常药物本身具有致心律失常作用。因此，应当避免应用Ⅰ类药物治疗心肌梗死后室性期前收缩。β受体阻滞剂对室性期前收缩的疗效不显著，但能降低心肌梗死后猝死发生率、再梗死率和总病死率。

二、室性心动过速

室性心动过速（ventricular tachycardia）简称室速。

【病因】

室速常发生于各种器质性心脏病患者。最常见为冠心病，特别是曾有心肌梗死的患者。其次是心肌病、心衰、二尖瓣脱垂、心瓣膜病等，其他病因包括代谢障碍、电解质紊乱、长Q—T间期综合征等。室速偶可发生在无器质性心脏病者。

【临床表现】

室速的临床症状轻重视发作时心室率、持续时间、基础心脏病变和心功能状况不同而异。非持续性室速（发作时间短于30s，能自行终止）的患者通常无症状。持续性室速（发作时间超过30s，需药物或电复律始能终止）常伴有明显血流动力学障碍与心肌缺血。临床症状包括低血压、少尿、晕厥、气促、心绞痛等。

听诊心律轻度不规则，第一、二心音分裂，收缩期血压可随心搏变化。如发生完全性室房分离，第一心音强度经常变化，颈静脉间歇出现巨大α波。当心室搏动逆传并持续夺获心房，心房与心室几乎同时发生收缩，颈静脉呈现规律而巨大的α波。

【心电图检查】

室速的心电图特征为：①3个或以上的室性期前收缩连续出现。②QRS波群形态畸形，时限超过 0.12s；ST-T 波方向与 QRS 波群主波方向相反。③心室率通常为 100～250 次/分；心律规则，但亦可略不规则。④心房独立活动与 QRS 波群无固定关系，形成室房分离；偶尔个别或所有心室激动逆传夺获心房。⑤通常发作突然开始。⑥心室夺获与室性融合波：室速发作时少数室上性冲动可下传心室，产生心室夺获，表现为在 P 波之后，提前发生一次正常的 QRS 波群。室性融合波的 QRS 波群形态介于窦性与异位心室搏动之间，其意义为部分夺获心室。心室夺获与室性融合波的存在对确立室性心动过速诊断提供重要依据。按室速发作时 QRS 波群的形态，可将室速区分为单形性室速和多形性室速。QRS 波群方向呈交替变换者称双向性室速。

室性心动过速与室上性心动过速伴有室内差异性传导的心电图表现十分相似，两者的临床意义与处理截然不同，因此应注意鉴别。

下列心电图表现支持室上性心动过速伴有室内差异性传导的诊断：①每次心动过速均由期前发生的 P 波开始；②P 波与 QRS 波群相关，通常呈 1∶1 房室比例；③刺激迷走神经可减慢或终止心动过速。此外，心动过速在未应用药物治疗前，QRS 时限超过 0.20s、宽窄不一，心律明显不规则，心率超过 200 次/分，应怀疑为预激综合征合并房颤。

下列心电图表现提示为室性心动过速：①室性融合波；②心室夺获；③室房分离；④全部心前区导联 QRS 波群主波方向呈同向性，即全部向上或向下。

【心电生理检查】

心电生理检查对确立室速的诊断有重要价值。若能在心动过速发作时记录到希氏束波（H），通过分析希氏束波开始至心室波（V）开始的间期（H—V 间期），有助于室上速与室速的鉴别。室上速的 H—V 间期应大于或等于窦性心律时的 H—V 间期，室速的 H—V 间期小于窦性 H—V 间期或为负值（因心室冲动通过房室束-浦肯野纤维系统逆传）。由于导管位置不当或希氏束波被心室波掩盖，则无法测定 H—V 间期。心动过速发作期间，施行心房超速起搏，如果随着刺激频率的增加，QRS 波群的频率相应增加，且形态变为正常，说明原有的心动过速为室速。

应用程序电刺激技术，大约 95% 的持续性单形性室速患者在发作间歇期能诱发出与临床相同的室速。程序电刺激或快速起搏可终止 75% 的持续性单形性室速发作，其余 25% 的室速发作则需直流电转复。由于电刺激技术能复制与终止持续性单形性室速，可用作射频消融治疗时标测和评价效果。

【处理】

首先应决定哪些患者应给予治疗。目前除了 β 受体阻滞剂、胺碘酮以外，尚未能证实其他抗心律失常药物能降低心脏性猝死的发生率。况且，抗心律失常药物本身亦会导致或加重原有的心律失常。目前对于室速的治疗，一般遵循的原则是有器质性心脏病或有明确诱因应首先给以针对性治疗；无器质性心脏病患者发生非持续性短暂室速，如无症状或血流动力学影响，处理的原则与室性期前收缩相同；持续性室速发作，无论有无器质性心脏病，应给予治疗。

（一）终止室速发作

室速患者如无显著的血流动力学障碍，首先给予静脉注射利多卡因或普鲁卡因胺，同时静脉持续滴注。静脉注射普罗帕酮亦十分有效，但不宜用于心肌梗死或心衰的患者，其他药物治疗无效时，可选用胺碘酮静脉注射或改用直流电复律。如患者已发生低血压、休克、心绞痛、充血性心衰或脑血流灌注不足等症状，应迅速施行电复律。洋地黄中毒引起的室速，不宜用电复律，应给予药物治疗。

持续性室速患者，如病情稳定，可经静脉插入电极导管至右心室，应用超速起搏终止心动过速，但应注意有时会使心率加快，室速恶化转变为心室扑动或颤动。

（二）预防复发

应努力寻找和治疗诱发及使室速持续的可逆性病变，如缺血、低血压及低血钾等。治疗充血性心衰有助于减少室速发作。窦性心动过缓或房室传导阻滞时，心室率过于缓慢，亦有利于室性心律失常的发生，可给予阿托品治疗或应用人工心脏起搏。

在药物预防效果大致相同的情况下，应选择潜在毒副作用较少者。例如，长期应用普鲁卡因胺会引起药物性红斑狼疮。已有左心室功能不全者，避免应用氟卡尼与丙吡胺。心肌梗死后患者不宜用氟卡尼、恩卡尼和莫雷西嗪（moracizine，乙吗噻嗪）。普罗帕酮增加心脏停搏存活者的死亡率。Q—T 间期延长的患者优先选用 I B 类药物如美西律（慢心律），β 受体阻滞剂也可考虑。β 受体阻滞剂能降低心肌梗死后猝死发生率，其作用可能主要通过降低交感神经活性与改善心肌缺血实现。荟萃分析结果表明，胺碘酮显著减少心肌梗死后或充血性心衰患者的心律失常或猝死的发生率。药物长期治疗应密切注意各种不良反应。维拉帕米对大多数室速的预防无效，但可应用于"维拉帕米敏感性室速"患者，此类患者通常无器质性心脏病基础，QRS 波群呈右束支传导阻滞伴有电轴左偏。

单一药物治疗无效时，可联合应用作用机制不同的药物，各自药量均可减少。不应使用单一药物大剂量治疗，以免增加药物的不良反应。

抗心律失常药物亦可与埋藏式心室起搏装置合用，治疗复发性室速。植入型心律转复除颤器、外科手术亦已成功应用于选择性病例。对于无器质性心脏病的特发性单源性室速，导管射频消融根除发作疗效甚佳。对某些冠心病合并室速的患者，单独的冠状动脉旁路移植手术不能保证达到根除室速发作的目的。

【特殊类型的室性心动过速】

（一）加速性心室自主节律

加速性心室自主节律（accelerated idioventricular rhythm）亦称缓慢型室速，其发生机制与自律性增加有关。心电图通常表现为连续发生 3～10 个起源于心室的 QRS 波群，心率常为 60～110 次/分。心动过速的开始与终止呈渐进性，跟随于一个室性期前收缩之后，或当心室起搏点加速至超过窦性频率时发生。由于心室与窦房结两个起搏点轮流控制心室节律，融合波常出现于心律失常的开始与终止时，心室夺获亦很常见。

本型室速常发生于心脏病患者，特别是急性心肌梗死再灌注期间、心脏手术、心肌病、风湿热与洋地黄中毒。发作短暂或间歇。患者一般无症状，亦不影响预后。通常无须抗心律失常治疗。

（二）尖端扭转型室速

尖端扭转型室速（torsade de pointes）是多形性室速的一个特殊类型，因发作时 QRS 波群的振幅与波峰呈周期性改变，宛如围绕等电位线连续扭转得名。频率 200～250 次/分。其他特征包括，Q—T 间期通常超过 0.5s，U 波显著。当室性期前收缩发生在舒张晚期、落在前面 T 波的终末部可诱发室速。此外，在长-短周期序列之后亦易引发尖端扭转型室速。尖端扭转型室速亦可进展为心室颤动和猝死。临床上，无 Q—T 间期延长的多形性室速亦有类似尖端扭转的形态变化，但并非真的尖端扭转，两者的治疗原则完全不同。

本型室速的病因可为先天性、电解质紊乱（如低钾血症、低镁血症）、抗心律失常药物（如 I A 类或Ⅲ类）、吩噻嗪和三环类抗抑郁药、颅内病变、心动过缓（特别是三度房室传导阻滞）等。

应努力寻找和去除导致 Q—T 间期延长的病因和停用有关药物。首先给予静脉注射镁盐（硫酸镁 2g，稀释至 40ml 缓慢静脉注射，然后 8mg/min 静脉滴注），I A 类或Ⅲ类药物可使 Q—T 间期更加延长，故不宜应用。亦可使用临时心房或心室起搏。起搏前可先试用异丙肾上腺素或阿托品。利多卡因、美西律或苯妥英钠等常无效。先天性长 Q—T 间期综合征治疗应选用 β 受体阻滞剂。对于基础心室率明显缓慢者，可起搏治疗，联合应用 β 受体阻滞剂。药物治疗无效者，可考虑左颈胸交感神经切断术，或用植入型心律转复除颤器。对于 QRS 波群酷似尖端扭转，但 Q—T 间期正常的多形性室速，可按单形性室速处理，给予抗心律失常药物治疗。

三、心室扑动与心室颤动

心室扑动与心室颤动（ventricular flutter and ventricular fibrillation）常见于缺血性心脏病。此外，抗心律失常药物，特别是引起 Q—T 间期延长与尖端扭转的药物，严重缺氧、缺血、预激综合征合并房颤与极快的心室率、电击伤等亦可引起。心室扑动与颤动为致命性心律失常。

【心电图检查】

心室扑动呈正弦图形，波幅大而规则，频率 150～300 次/分（通常在 200 次/分以上），有时难与室速鉴别。心室颤动（以下简称室颤）的波形、振幅与频率均极不规则，无法辨认 QRS 波群、ST 段与 T 波。急性心肌梗死的原发性室颤，可由于舒张早期的室性期前收缩落在 T 波上触发室速，然后演变为室颤。

【临床表现】

临床症状包括意识丧失、抽搐、呼吸停顿甚至死亡、听诊心音消失、脉搏触不到、血压亦无法测到。

伴随急性心肌梗死发生而不伴有泵衰竭或心源性休克的原发性室颤，预后较佳，抢救存活率较高，复发率很低。相反，非伴随急性心肌梗死的室颤，一年内复发率高达 20%～30%。

心室扑动与颤动的治疗参阅第四章"心脏停搏与心脏性猝死"相关内容。

第六节　心脏传导阻滞

冲动在心脏传导系统的任何部位的传导均可发生减慢或阻滞。如发生在窦房结与心房之间，称为窦房传导阻滞。在心房与心室之间，称为房室传导阻滞。位于心房内，称为房内阻滞。位于心室内，称为室内阻滞。

按照传导阻滞的严重程度，通常可将其分为三度。一度传导阻滞的传导时间延长，全部冲动仍能传导。二度传导阻滞，分为两型：莫氏（Mobitz）Ⅰ型和Ⅱ型。Ⅰ型阻滞表现为传导时间进行性延长，直至一次冲动不能传导；Ⅱ型阻滞表现为间歇出现的传导阻滞。三度又称完全性传导阻滞，此时全部冲动不能被传导。

窦房阻滞已在本章第二节内叙述。

一、房室传导阻滞

房室传导阻滞（atrioventricular block）又称房室阻滞，是指房室交界区脱离了生理不应期后，心房冲动传导延迟或不能传导至心室。房室阻滞可以发生在房室结、房室束以及束支等不同的部位。

【病因】

正常人或运动员可发生文氏型房室阻滞（莫氏Ⅰ型），与迷走神经张力增高有关，常发生于夜间。其他导致房室阻滞的病变有急性心肌梗死、冠状动脉痉挛、病毒性心肌炎、心内膜炎、心肌病、急性风湿热、钙化性主动脉瓣狭窄、心脏肿瘤（特别是心包间皮瘤）、先天性心血管病、原发性高血压、心脏手术、电解质紊乱、药物中毒、Lyme 病（螺旋体感染可致心肌炎）、Chagas病（原虫感染可致心肌炎）、黏液性水肿等。Lev 病（心脏纤维支架的钙化与硬化）与 Lenegre病（传导系统本身的原发性硬化变性疾病）可能是成人孤立性慢性心脏传导阻滞最常见的病因。

【临床表现】

一度房室阻滞患者通常无症状。二度房室阻滞可引起心搏脱漏，可有心悸症状，也可无症状。三度房室阻滞的症状取决于心室率的快慢与伴随病变，症状包括疲倦、乏力、头晕、晕厥、心绞痛、心衰。如合并室性心律失常，患者可感到心悸不适。当一、二度房室阻滞突然进展为完全性房室阻滞，因心室率过慢导致脑缺血，患者可出现暂时性意识丧失，甚至抽搐，称为阿-斯综合征，严重者可致猝死。

一度房室阻滞听诊时，因 P—R 间期延长，第一心音强度减弱。二度Ⅰ型房室阻滞的第一心音强度逐渐减弱并有心搏脱漏。二度Ⅱ型房室阻滞亦有间歇性心搏脱漏，但第一心音强度恒定。三度房室阻滞的第一心音强度经常变化。第二心音可呈正常或反常分裂。间或听到响亮亢进的第一心音。凡遇心房与心室收缩同时发生，颈静脉出现巨大的 α 波（大炮波）。

【心电图表现】

（一）一度房室阻滞

每个心房冲动都能传导至心室，但 P—R 间期超过 0.20s。房室传导束的任何部位发生传导缓慢，均可导致 P—R 间期延长。如 QRS 波群形态与时限均正常，房室传导延缓部位几乎都在房室结，极少数在房室束本身；QRS 波群呈现束支传导阻滞图形者，传导延缓可能位于房室结和（或）房室束-浦肯野纤维系统。房室束心电图记录可协助确定部位。如传导延缓发生在房室结，A—H 间期延长；位于房室束-浦肯野纤维系统，H—V 间期延长。传导延缓亦可能同时在两处发生。偶尔房内传导延缓亦可发生 P—R 间期延长。

（二）二度房室阻滞

通常将二度房室阻滞分为Ⅰ型和Ⅱ型。

1. 二度Ⅰ型房室传导阻滞 是最常见的二度房室阻滞类型。表现为：①P—R 间期进行性延长，直至一个 P 波受阻不能下传心室。②相邻 R—R 间期进行性缩短，直至一个 P 波不能下传心室。③包含受阻 P 波在内的 R—R 间期小于正常窦性 P—P 间期的 2 倍。最常见的房室传导比率为 3：2 和 5：4。在大多数情况下，阻滞位于房室结，QRS 波群正常，极少数可位于房室束下部，QRS 波群呈束支传导阻滞图形。二度Ⅰ型房室阻滞很少发展为三度房室阻滞。

2. 二度Ⅱ型房室传导阻滞 心房冲动传导突然阻滞，但 P—R 间期恒定不变。下传搏动的 P—R 间期大多正常。当 QRS 波群增宽，形态异常时，阻滞位于房室束-浦肯野纤维系统。若 QRS 波群正常，阻滞可能位于房室结内。

2：1 房室阻滞可能属Ⅰ型或Ⅱ型房室阻滞。QRS 波群正常者，可能为Ⅰ型；若同时记录到 3：2 阻滞，第二个心动周期之 P—R 间期延长者，便可确诊为Ⅰ型阻滞。当 QRS 波群呈束支传导阻滞图形，需作心电生理检查，始能确定阻滞部位。

（三）三度（完全性）房室传导阻滞

此时全部心房冲动均不能传导至心室。其特征为：①心房与心室活动各自独立、互不相关；②心房率快于心室率，心房冲动来自窦房结或异位心房节律（房性心动过速、扑动或颤动）；③心室起搏点通常在阻滞部位稍下方。如位于房室束及其近邻，心室率为 40～60 次/分，QRS 波群正常，心律亦较稳定；如位于室内传导系统的远端，心室率可低至 40 次/分以下，QRS 波群增宽，心室律亦常不稳定。心腔内电生理检查如能记录到房室束波，有助于确定阻滞部位。如阻滞发生在房室结，心房波后无房室束波，但每一个心室波前均有一个房室束波。如阻滞位于房室束远端，每一个心房波后均有房室束波，心室波前则无房室束波。

【治疗】

应针对不同的病因进行治疗。一度房室阻滞与二度Ⅰ型房室阻滞心室率不太慢者，无须特殊治疗。二度Ⅱ型与三度房室阻滞如心室率显著缓慢，伴有明显症状或血流动力学障碍，甚至阿-斯综合征发作者，应给予起搏治疗。

阿托品（0.5～2.0mg，静脉注射）可提高房室阻滞的心率，适用于阻滞位于房室结的患者。异丙肾上腺素（1～4μg/min 静脉滴注）适用于任何部位的房室传导阻滞，但应用于急性心肌梗死时应十分慎重，因可能导致严重室性心律失常。以上药物使用超过数天，往往效果不佳且易发生严重的不良反应，仅适用于无心脏起搏条件的应急情况。因此，对于症状明显、心室率缓慢者，应及早给予临时性或永久性心脏起搏治疗。

二、室内传导阻滞

室内传导阻滞（intraventricular block）又称室内阻滞，是指房室束分叉以下部位的传导阻滞。室内传导系统由三个部分组成：右束支、左前分支和左后分支，室内传导系统的病变可波及单支、双支或三支。

右束支传导阻滞较为常见，常发生于风湿性心脏病、高血压性心脏病、冠心病、心肌病与先天性心血管病，亦可见于大面积肺梗死、急性心肌梗死后。此外，正常人亦可发生右束支传导阻滞。

左束支传导阻滞常发生于充血性心衰、急性心肌梗死、急性感染、奎尼丁与普鲁卡因胺中毒、高血压性心脏病、风湿性心脏病、冠心病与梅毒性心脏病。左前分支阻滞较为常见，左后分支阻滞则较为少见。

单支、双支传导阻滞通常无临床症状。间可听到第一、二心音分裂。完全性三分支传导阻滞的临床表现与完全性房室传导阻滞相同。由于替代起搏点在分支以下，起搏频率更慢且不稳定，预后差。

【心电图检查】

1. 右束支传导阻滞（right bundle-branch block，RBBB） QRS 波群时限≥0.12s。V_1、V_2 导联呈 rsR'，R'波粗钝；V_5、V_6 导联呈 qRS，S 波宽阔。T 波与 QRS 波群主波方向相反。不完全性右束支传导阻滞的图形与上述相似，但 QRS 波群时限<0.12s。

2. 左束支传导阻滞（left bundle-branch block，LBBB） QRS 波群时限≥0.12s。V_5、V_6 导联 R 波宽大，顶部有切迹或粗钝，其前方无 q 波。V_1、V_2 导联呈宽阔的 QS 波或 rS 波形。V_5、V_6 T 波与 QRS 波群主波方向相反。不完全性左束支传导阻滞图形与上述相似，但 QRS 时限<0.12s。

3. 左前分支阻滞（left anterior hemiblock） 额面平均 QRS 电轴左偏达-45°～-90°。Ⅰ、aVL 导联呈 qR 波，Ⅱ、Ⅲ、aVF 导联呈 rS 图形，QRS 时限<0.12s。

4. 左后分支阻滞（left posterior hemiblock） 额面平均 QRS 电轴右偏达+90°～+120°（或+80°～+140°）。Ⅰ 导联呈 rS 波，Ⅱ、Ⅲ、aVF 导联呈 qR 波，且 RⅢ>RⅡ，QRS 时限<0.12s。确立诊断前应首先排除常见引起电轴右偏的病变，如右心室肥厚、肺气肿、侧壁心肌梗死与正常变异等。

5. 双分支阻滞与三分支阻滞（bifascicular block and trifascicular block） 前者是指室内传导系统三分支中的任何两分支同时发生阻滞。后者是指三分支同时发生阻滞。如三分支均阻滞，则表现为完全性房室阻滞。由于阻滞分支的数量、程度、是否间歇发生等不同情况组合，可出现不同的心电图表现。最常见为右束支合并左前分支阻滞。右束支合并左后分支阻滞较罕见。当右束支传导阻滞与左束支传导阻滞两者交替出现时，双侧束支传导阻滞的诊断便可成立。

【治疗】

慢性单侧束支传导阻滞的患者如无症状，无须接受治疗。双分支与不完全性三分支阻滞有可能进展为完全性房室传导阻滞，但是否一定发生以及何时发生均难以预料，不必常规预防性起搏器治疗。急性前壁心肌梗死发生双分支、三分支阻滞，或慢性双分支、三分支阻滞，伴有晕厥或阿-斯综合征发作者，则应及早考虑心脏起搏器治疗。

第七节 抗心律失常药物的合理应用

给予心律失常患者长期药物治疗之前，应先了解心律失常发生的原因、基础心脏病变及其严重程度和有无可纠正的诱因，如心肌缺血、电解质紊乱、甲状腺功能异常或抗心律失常药物的致心律失常作用。目前应用的抗心律失常药物中，有些能迅速终止心律失常的发作；有些显著减少心动过速的复发，从而减轻患者的症状；有些药物则通过减少心律失常而改善患者的预后。

正确合理使用抗心律失常药物的原则包括：①首先注意基础心脏病的治疗以及病因和诱因的纠正。②注意掌握抗心律失常药物的适应证，并非所有的心律失常均需应用抗心律失常药物，只有直接导致明显的症状或血流动力学障碍或具有引起致命危险的恶性心律失常时才需要针对心律失常的治疗，包括选择抗心律失常的药物。众多无明显症状、无明显预后意义的心律失常，如期前收缩，短阵的非持续性心动过速，心室率不快的房颤，Ⅰ度或Ⅱ度文氏阻滞，一般不需要抗心律失常药物治疗。③注意抗心律失常药物的不良反应，包括对心功能的影响，致心律失常作用和对全身其他脏器与系统的不良作用。

现今临床常用的抗心律失常药物分类是 Vaughan Williams 分类法，该法将药物抗心律失常作用的电生理效应作为分类依据，药物被分为四大类，其中Ⅰ类再分为三个亚类。

Ⅰ类药阻断快速钠通道。

ⅠA 类药物减慢动作电位 0 相上升速度（$V_{\max}$），延长动作电位时程，奎尼丁、普鲁卡因胺、丙吡胺等属此类。

ⅠB 类药物不减慢 $V_{\max}$，缩短动作电位时程，美西律、苯妥英钠与利多卡因属此类。

ⅠC 类药减慢 $V_{\max}$，减慢传导与轻微延长动作电位时程，氟卡尼、恩卡尼、普罗帕酮及莫雷西嗪均属此类。

Ⅱ类药阻断 β 肾上腺素能受体，美托洛尔、阿替洛尔、比索洛尔等均属此类。

Ⅲ类药阻断钾通道与延长复极，包括胺碘酮和索他洛尔。

Ⅳ类药阻断慢钙通道，维拉帕米、地尔硫䓬等属此类。

应当指出，某类药物可兼备其他类别药物的电生理特性；同类药物之间又有显著不同的特性；不同类别的药物亦可呈现相似的作用。此外，在体内因药物作用于不同的组织，或因病程、心率、膜电位、细胞外环境离子成分等的不同而药物发挥的作用也有差异。近年来，有学者提出新的药物分类法（西西里策略，Sicilian gambit），按照药物作用于细胞膜通道、受体与泵的不同加以区分，临床医师可根据患者特定的心律失常（如房室结内折返性心动过速）的发生机制（钙通道依赖性折返活动）及其薄弱环节（传导性与兴奋性），选用治疗药物（钙通道阻滞剂）。

抗心律失常药物治疗导致新的心律失常或使原有心律失常加重，称为致心律失常作用（proarrhymia）。发生率为 5%～10%。各种抗心律失常药的发生机制不同，分别与复极延长、早期后除极导致尖端扭转型室速或减慢心室内传导、易化折返等有关。充血性心衰、已应用洋地黄与利尿剂、Q—T 间期延长者在使用抗心律失常药物时更易发生致心律失常作用。大多数致心律失常现象发生在开始治疗后数天或改变剂量时，较多表现为持续性室速、长 Q—T 间期与尖端扭转型室速。氟卡尼和恩卡尼致心律失常现象并不局限于治疗的开始，可均匀分布于整个治疗期间。

第八节 心律失常的介入治疗和手术治疗

一、心脏电复律

1947 年，Beck 首次报告应用交流电对一例心脏外科手术患者成功进行了体内除颤。1961 年，Lown 报告应用直流电成功转复室速。目前，直流电除颤和电复律已在世界各地广泛应用，除颤仪器设备也越来越自动化。除了直流电同步和非同步体外电复律外，还相继开展了经静脉导管电极心脏内低能量电复律，以及植入型心律转复除颤器等技术。目前多数医院都配备了电除颤仪器，成功挽救了成千上万的濒死患者。

【电除颤与电复律的机制】

电除颤和电复律的机制是将一定强度的电流通过心脏，使全部或大部分心肌在瞬间除极，然后心脏自律性最高的起搏点重新主导心脏节律，通常是窦房结。

室颤时已无心动周期可在任何时间放电。电复律不同于电除颤，任何异位快速心律只要有心动周期，心电图上有 R 波，放电时需要和心电图 R 波同步，以避开心室的易损期。如果电复律时在心室的易损期放电可能导致室颤。心室易损期位于 T 波顶峰前 20～30ms（约相当于心室的相对不应期）。

【电复律与电除颤的种类】

（一）交流电和直流电除颤

20 世纪 60 年代早期曾应用交流电进行电除颤，但交流电放电时电流量大，放电时间长达 20ms，不易避开心室易损期，易引起心肌损伤和严重心律失常，尤其体内交流电除颤可直接导致心功能恶化，很快便废弃不用。直流电容器充电后可在非常短的时间（2.5～4.0ms）释放很高的电能，可以设置与 R 波同步放电，反复电击对心肌损伤较轻，适于进行电转复和电除颤。

（二）体外与体内电复律和电除颤

体内电复律和电除颤常用于心脏手术或急症开胸抢救的患者。一个电极板置于右室面，另一个电极板置于心尖部。由于电极板直接紧贴心室壁，故所需电能较小，并可反复应用，电能常为 20～30J，一般不超过 70J。若一次电击无效，先继续按压心脏并准备行再次电除颤，必要时提高电能。非手术情况下，大多采用经胸壁除颤、复律。

（三）同步电复律与非同步电除颤

①直流电同步电复律：除颤器一般设有同步装置，使放电时电流正好与 R 波同步，即电流刺激落在心室肌的绝对不应期，从而避免在心室的易损期放电导致室速或室颤。同步电复律主要用于除心颤以外的快速型心律失常。电复律前一定要核查仪器上的"同步"功能处于开启状态。②直流电非同步电除颤：临床上用于室颤。此时已无心动周期，也无 QRS 波，更无从避开心室易损期，应即刻于任何时间放电。有时快速的室性心动过速或预激综合征合并快速房颤均有宽大的 QRS 波群和 T 波，除颤仪在同步工作方式下无法识别 QRS 波群，而不放电。此时也可用低电能非同步电除颤，以免延误病情。

（四）经食管内低能量电复律

近年来，国内外学者尝试经食管低能量同步直流电复律房颤，取得成功。这种直流电同步电复律技术同常规体外电复律相比，由于避开了阻抗较大的胸壁和心外阻抗，故所需电能较小（20～60J），患者不需要麻醉即可耐受，同时皮肤烧伤亦可避免。但仍需对食管电极导管的设计和安置进行不断改进，将来有望成为一种有前途的处理快速型心律失常的新方法。

（五）经静脉电极导管心脏内电复律

通常采用四极电极导管，在 X 线透视下将导管电极通过肘前或颈静脉插入右心，该导管可兼作起搏、程序刺激和电复律之用。

经静脉心内房颤电复律所需电能通常较小，一般为 2～6J，患者多能耐受，因而不必全麻，但患者可略感不适。初始电击从低能量开始，然后逐渐增加电能。主要适用于心腔内电生理检查中发生的房颤。目前亦有报告经静脉心内电复律用于室速、室颤者，但尚无成熟的经验。

（六）植入型心律转复除颤器

近年来，经静脉置放心内膜除颤电极已取代了早期开胸置放心外膜除颤电极。植入型心律转复除颤器的体积也明显减小，已可埋藏于胸大肌和胸小肌之间，甚至像起搏器一样可埋藏于皮下囊袋中。但功能却日益强大，同时具备抗心动过缓起搏（anti-bradycardia pacing）、抗心动过速起搏（anti-tachycardia pacing，ATP）和低能电转复（cardioversion）以及高能电除颤（electrical defibrillation）多种功能。

【电复律与电除颤的适应证和禁忌证】

电转复和电除颤的适应证主要包括两大类：各种严重的或甚至危及生命的恶性心律失常，以及各种持续时间较长的快速型心律失常。总的原则是对于任何快速型的心律失常，如导致血流动力学障碍或心绞痛发作加重，药物治疗无效者，均应考虑电复律或电除颤。但是对于异位兴奋灶（自律性增强）性快速型心律失常，如伴有或不伴有房室传导阻滞的房性心动过速、非阵发性交界区心动过速和加速性室性自主心律，电复律的效果较差，并有可能增加自律性和触发激动，所以一般不主张电转复。

（一）恶性室性心律失常

患者发生室性心动过速后，如果经药物治疗后不能很快纠正，或一开始血流动力学即受到严重影响，如室速伴意识障碍、严重低血压或急性肺水肿，应立即采用同步电复律，不要因反复选用药物延误抢救。

如果室速不能成功转复，或转复后反复发作，应注意有无缺氧，水、电解质紊乱或酸碱不平衡的因素，有时静脉注射利多卡因、胺碘酮可提高转复成功率和减少转复后的复发。

室颤患者抢救成功的关键在于及时发现和果断处理。导致电除颤成功率降低的主要因素是时间延误，其他还包括缺氧和酸中毒等。医务人员应熟悉心电监测和除颤仪器，在室颤发生 1～3 分钟内有效电除颤，间隔时间越短，除颤成功率越高。对于顽固性室颤患者，必要时可静脉注射利多卡因或胺碘酮等药；若室颤波较纤细，可静脉注射肾上腺素，使颤动波变大，易于转复。

（二）房颤

近期发生的室率较快的房颤转复成功后，血流动力学得以改善，患者临床症状减轻、心悸感消失、运动耐量提高、生活质量改善。由于房颤的病因各异，病程长短不一，对药物反应差异较大，故在选择电转复时应多方面权衡。

符合下列条件者可考虑电转复：①房颤病史<1 年者，既往窦性心律，心率不低于 60 次/分；②房颤后心衰或心绞痛恶化和不易控制者；③房颤伴心室率较快，且药物控制不佳者；④原发病（如甲状腺功能亢进）已得到控制，房颤仍持续存在者；⑤风心病瓣膜置换或修复后 3～6 个月或以上，先心病修补术后 2～3 个月或以上仍有房颤者；⑥预激综合征伴发的心室率快的房颤应首选电复律。

下列情况不适于或需延期电转复：①病情危急且不稳定，如严重心功能不全或风湿活动，严重电解质紊乱和酸碱失衡；②房颤发生前心室率缓慢，疑诊病窦综合征或心室率可用药物控制，尤其是老年患者；③洋地黄中毒引起的房颤；④不能耐受预防复发的药物，如胺碘酮、普罗帕酮等。

以上所列适应证和禁忌证都是相对的，在临床上需全面评估患者的情况，权衡利弊。

（三）心房扑动

心房扑动是一种药物难以控制的快速型心律失常。当心房扑动以 1：1 比例下传时，心室率快，可导致血流动力学迅速恶化，甚至危及生命，这时若进行电复律往往会取得成功，因而心房扑动是同步电复律的最佳适应证，成功率几乎 100%，且所需电能较小。

（四）室上性心动过速

绝大多数室上性心动过速不需要首选电复律，应当根据当时的具体情况选用其他非电转复方法纠正室上性心动过速。如果以上处理不能使室上性心动过速纠正，且因发作持续时间长使血流动力学受到影响，如出现低血压时，应立即电复律。

【体外电复律与电除颤的操作方法】

（一）患者准备

对室颤或伴严重血流动力学障碍的快速室性心动过速患者，因需紧急心肺复苏，应立即电除颤。

择期电转复前，应进行全面的体格检查及有关实验室检查，包括电解质、肝功能、肾功能，正在抗凝治疗者，应测定凝血酶原时间和活动度。复律前应禁食 6 小时，以避免复律过程中发生恶心和呕吐。如果患者正在服用洋地黄类药物，应在复律前停服 24~48 小时。

（二）设施

施行电复律的房间应较宽敞，除了除颤器外，还应配备各种复苏设施，如氧气、吸引器、急救箱、血压和心电监护设备。

（三）麻醉

除患者已处于麻醉状态或室颤时意识已经丧失，而无须麻醉外，一般均需要快速、安全和有效的麻醉，以保证电复律和电除颤时患者没有不适感和疼痛感。这对于可能需要反复电击者尤为重要。

目前最常使用的是丙泊酚或咪达唑仑直接静脉注射。

（四）操作技术要点

患者仰卧于硬木板床上，连接除颤器和心电图监测仪，选择一个 R 波高耸的导联进行示波观察。患者一旦进入理想的麻醉状态后，则充分暴露其前胸，并将两个涂有导电糊或裹有湿盐水纱布的电极板分别置于一定位置。导电糊涂抹时不应太多或太少，只要能使电极板和皮肤达到紧密接触，没有空隙即可。

电极板的安放：常用的位置是将一电极板置于胸骨右缘第 2、3 肋间（心底部），另一个电极板置于心尖部。两个电极板之间距离不小于 10cm，电极板放置要贴紧皮肤，并有一定压力。准备放电时，操作人员及其他人员不应再接触患者、病床以及同患者相连接的仪器，以免发生触电。

电复律后应立即进行心电监测，并严密观察患者的心率、心律、血压、呼吸和神志。监测应持续 24 小时。

【电复律与电除颤的能量选择】

电复律和电除颤的能量通常用焦耳来表示，即能量（J）=功率（W）×时间（s）。电能高低的选择主要根据心律失常的类型和病情。

【电复律与电除颤的并发症】

虽然电复律和电除颤对快速型心律失常是一种快速、安全和有效的治疗措施，但仍可伴发许多并发症，主要包括诱发各种心律失常，出现急性肺水肿、低血压、体循环栓塞和肺动脉栓塞，血清心肌酶增高以及皮肤烧伤等。

二、植入型心律转复除颤器

1980 年，一例心脏性猝死幸存者埋置了第一台植入型心律转复除颤器（implantable cardioverter defibrillator，ICD），此后技术有了明显的改进，应用日益广泛。现今，ICD 已具备除颤（defibrillation）、复律（cardioversion）、抗心动过速起搏（anti-tachycardia pacing，ATP）及抗心动过缓起搏（anti-bradycardia pacing）等功能。

ICD 的明确适应证包括：①非一过性或可逆性原因引起的室速或室颤所致的心脏停搏，自发的持续性室速。②原因不明的晕厥，在电生理检查时能诱发有血流动力学显著临床表现的持续性室速或室颤，药物治疗无效、不能耐受或不可取。③伴发于冠心病、陈旧性心肌梗死和左心室功能不良的非持续性室速，在电生理检查时可诱发持续性室速或室颤，不能被Ⅰ类抗心律失常药物所抑制。

ICD 的随访：植入 ICD 的患者必须经常随诊，术后第一年每 2～3 个月随诊一次，此后可半年随诊一次。随诊时，有关 ICD 的工作状态的测试及有关功能及参数的设置，技术性要求很高，应由相关的专科医生接诊。

大量临床试验均证明了 ICD 可有效降低猝死高危患者的病死率。与常用的抗心律失常药物比较可明显降低总病死率。但是有部分患者会出现恐惧、焦虑、抑郁等精神心理问题。这些心理反应使患者情绪紧张，对电击恐惧，反而使心律失常更易发生。因此患者对 ICD 的治疗尚需要一段心理适应的过程。临床医师在随访时应对 ICD 植入者予以精神卫生教育及心理治疗。

三、心脏起搏治疗

【概述】

心脏起搏器是一种医用电子仪器，它通过发放一定形式的电脉冲，刺激心脏，使之激动和收缩，即模拟正常心脏的冲动形成和传导，以治疗由于某些心律失常所致的心脏功能障碍。心脏起搏技术是心律失常介入性治疗的重要方法之一，并可用于临床心脏电生理研究及射频消融治疗。

目前全世界已有几百万人接受了起搏治疗。近几年我国每年约有 1 万名患者植入了人工心脏起搏器，且植入起搏器的种类由原来以植入单腔 VVI 起搏器为主而逐渐向生理性起搏过渡，尤其在一些大的医疗中心，生理性起搏已接近半数。随着电子计算机技术和生物医学工程技术日新月异的发展，起搏器的功能逐渐完善，新型起搏器不断问世，使临床缓慢型心律失常治疗效果已近治愈目标。心脏起搏已从单纯治疗缓慢型心律失常，扩展到治疗快速型心律失常、心衰等领域，对减少病死率，改善患者的生存质量起到了积极的作用。尤其是近年来起搏器的储存功能和分析诊断功能的完善，对心律失常的诊断和心脏电生理的研究起到积极作用。

【起搏治疗的目的】

正常的心脏节律是维持人体功能活动的最基本因素。如果心率过缓，可导致以脑缺血为首发症状的各主要脏器的供血不足的临床综合征。过缓的心律失常也可并发或引发快速型心律失常，如慢-快综合征的房颤及严重过缓心律，Q—T 间期延长导致多形性室速、室颤等，可危及患者的生命。部分患者可能由于反复交替发生窦性停搏和快速房性或室性心律失常（慢-快综合征），给药物治疗带来困难。

起搏治疗的主要目的就是通过不同的起搏方式纠正心率和心律的异常，以及左右心室的协调收缩，提高患者的生存质量，减少病死率。

【起搏治疗的适应证】

植入永久性心脏起搏器的适应证为：①伴有临床症状的任何水平的完全或高度房室传导阻滞；②束支-分支水平阻滞，间歇发生二度Ⅱ型房室阻滞，有症状者；在观察过程中阻滞程度进展、H—V 间期＞100ms 者，虽无症状，也是植入起搏器的适应证；③病窦综合征或房室传导阻滞，心室率经常低于 50 次/分，有明确的临床症状，或间歇发生心室率＜40 次/分；或有长达 3s 的 R—R 间期，虽无症状，也应考虑植入起搏器；④由于颈动脉窦过敏引起的心率减慢，心率或 R—R 间期达到上述标准，伴有明确症状者，起搏器治疗有效；但血管反应所致的血压降低，起搏器不能防治；⑤有窦房结功能障碍和（或）房室传导阻滞的患者，因其他情况必须采用具有减慢心率的药物治疗时，为了保证适当的心室率，应植入起搏器。

近年来，随着起搏新技术的不断研究和开发，起搏器治疗的应用探索从单纯治疗缓慢型心律失常扩展到多种疾病的治疗，如预防房颤，预防和治疗长 Q—T 间期综合征的恶性室性心律失常。除此，起搏器还用于辅助治疗肥厚梗阻型心肌病、扩张型心肌病、顽固性心衰和神经介导性晕厥。

有些患者如急性心肌梗死合并房室传导阻滞、某些室速的转复、心肺复苏的抢救可能需要临时心脏起搏。

【起搏器的功能及类型】

随着起搏器工作方式或类型的不断增加，其各种功能日趋复杂。为便于医生、技术人员或患者间的各种交流，目前通用 1985 年由北美心脏起搏与电生理学会和英国心脏起搏与电生理学组专家委员会制定的 NASPE/BPEG 起搏器代码，即 NBG 代码。

了解和记忆起搏器代码的含义十分重要，例如，VVI 起搏器代表该起搏器起搏的是心室，感知的是自身心室信号，自身心室信号被感知后抑制起搏器发放一次脉冲。DDD 起搏器起搏的是心房及心室，感知的是自身心房及心室信号，自身心房及心室信号被感知后抑制或触发起搏器在不应期内发放一次脉冲。AAIR 起搏器起搏的是心房，感知的是自身心房信号，自身心房信号被感知后抑制起搏器发放一次脉冲，并且起搏频率可根据患者的需要进行调整，即频率适应性起搏功能（第四位 R 表示）。另外还有 VAT、VDD、DDI 等起搏方式。

临床工作中常根据电极导线植入的部位分为：①单腔起搏器，常见的有 VVI 起搏器（电极导线放置在右心室心尖部）和 AAI 起搏器（电极导线放置在右心耳）。根据室率或房率的需要进行心室或心房适时的起搏。②双腔起搏器，植入的两支电极导线常分别放置在右心耳（心房）和右心室心尖部（心室），进行房室顺序起搏。③三腔起搏器，是近年来开始使用的起搏器，目前主要分为双房+右心室三腔起搏器和右心房+双室三腔心脏起搏。前者应用于存在房间传导阻滞合并阵发房颤的患者，以预防和治疗房颤，后者主要适用于某些扩张型心肌病、顽固性心衰协调房室和（或）室间的活动，改善心功能。

【起搏方式的选择】

（一）VVI 方式

VVI 方式是最基本的心脏起搏方式，优点是简单、方便、经济、可靠。适用于：①一般性的心室率缓慢，无器质性心脏病，心功能良好者；②间歇性发生的心室率缓慢及长 R—R 间隔。

但有下列情况者不适宜应用：①VVI 起搏时血压下降 20mmHg 以上；②心功能代偿不良；③已知有起搏器综合征，因 VVI 起搏干扰了房室顺序收缩及室房逆传导致心排血量下降等出现的相关症状群。

（二）AAI 方式

AAI 方式简单、方便、经济、可靠等优点可与 VVI 方式比拟，且能保持房室顺序收缩，属生理性起搏，适合我国国情，适用于房室传导功能正常的病窦综合征。

不适宜应用者：①有房室传导障碍，包括有潜在发生可能者（用心房调搏检验）；②慢性房颤。

（三）DDD 方式

DDD 方式是双腔起搏器中对心房和心室的起搏和感知功能最完整者，故称为房室全能型。但不如单腔起搏器方便、经济，适用于房室传导阻滞伴或不伴窦房结功能障碍者。不适宜应用于慢性房颤、房扑。

（四）频率自适应（R）方式

频率自适应（R）方式起搏器可通过感知体动、血 pH 判断机体对心排血量的需要而自动调节起搏频率，以提高机体运动耐量，适用于需要从事中至重度体力活动者。可根据具体情况选用 VVIR、AAIR、DDDR 方式。但心率加快后心悸等症状加重，或诱发心衰、心绞痛症状加重者，不宜应用频率自适应起搏器。

总之，最佳起搏方式选用原则为：①窦房结功能障碍而房室传导功能正常者，以 AAI 方式最好；②完全性房室传导阻滞而窦房结功能正常者，以 VDD 方式最好；③窦房结功能和房室传导功能都有障碍者，DDD 方式最好；④需要从事中至重度体力活动者，考虑加用频率自适应功能。

埋藏在体内的起搏器，可以在体外用程序控制器改变其工作方式及工作参数。埋植起搏器后，可以根据机体的具体情况，制定一套最适合的工作方式和工作参数，使起搏器发挥最好的效能，节省资金且能保持最长的使用寿限，有些情况下还可无创性地排除一些故障。程控功能的扩展，可使起搏器具有储存资料、监测心律、施行电生理检查的功能。

四、射频导管消融治疗快速型心律失常

射频电能（radiofrequency energy）是一种低电压高频（30kHz 至 1.5MHz）电能。射频消融仪通过导管头端的电极释放射频电能，在导管头端与局部心肌内膜之间电能转化为热能，达到一定温度（46～90℃）后，使特定的局部心肌细胞脱水、变性、坏死（损伤直径 7～8mm，深度 3～5mm），自律性和传导性能均发生改变，从而使心律失常得以根治。操作过程不需全身麻醉。

自 1989 年射频导管消融（radiofrequency catheter ablation，RFCA）技术正式应用于人体；1991年引入我国，并迅速普及至全国，迄今数以万计的快速型心律失常患者由此得以根治，病例数很快接近并超过欧美发达国家，极大地推动了我国医疗事业的进步，成为我国引进新技术并与国际接轨的范例。

【适应证】

根据我国 RFCA 治疗快速型心律失常指南，RFCA 的明确适应证为：①预激综合征合并阵发性房颤和快速心室率；②房室折返性心动过速、房室结折返性心动过速、房速和无器质性心脏病证据的室速（特发性室速）呈反复发作性，或合并有心动过速心肌病，或者血流动力学不稳定者；③发作频繁、心室率不易控制的典型房扑；④发作频繁、心室率不易控制的非典型房扑；⑤发作频繁，症状明显的房颤；⑥不适当窦速合并心动过速心肌病；⑦发作频繁和（或）症状重、药物预防发作效果差的心肌梗死后室速。

【方法】

1. 必须首先明确心律失常的诊断。
2. 经心腔内电生理检查在进一步明确心律失常的基础上确定准确的消融靶点。
3. 根据不同的靶点位置，经股静脉或股动脉置入消融导管，并使之到达靶点。
4. 依消融部位及心律失常类型不同放电消融，能量 5～30W，时间持续或间断 10～60s。
5. 检测是否已达到消融成功标准，如旁路逆传是否已不存在，原有心律失常用各种方法不再能诱发等。

【并发症】

RFCA 可能出现的并发症为误伤房室束，造成二度或三度房室传导阻滞；心脏穿孔致心脏压塞等，但发生率极低。

五、快速型心律失常的外科治疗

外科治疗快速型心律失常的目的在于切除、隔置、离断参与心动过速生成、维持与传播的组织，保存或改善心脏功能。外科治疗方法包括直接针对心律失常本身以及各种间接的手术方法，后者包括室壁瘤切除术、冠状动脉旁路移植术和矫正瓣膜关闭不全或狭窄的手术，左颈胸交感神经切断术等。

（一）室上性快速型心律失常

1. 房室结内折返性心动过速　近年来，由于射频消融技术获得迅速发展并取得显著的成功，绝大多数患者可选择导管消融术获得治愈，手术治疗已不再应用。

2. 房室旁路参与的房室折返性心动过速　目前，绝大多数已可经射频消融治愈，仅有极少数

旁路所处位置深藏，心导管消融失败，方考虑手术治疗。房颤的外科治疗近年来有了长足发展，胸腔镜技术的使用明显减少了手术创伤。

（二）室速

室速的主要病因为冠心病，主要见于心肌梗死后，无论体表心电图的表现如何，室速的起源点大多位于左心室或室间隔的左心室面。间接手术方式，如胸交感神经切断术、冠状动脉旁路移植术、室壁瘤切除术等，可获 60% 成功率。直接手术方式包括病灶切除与消融两种。手术成功的关键在于能否准确定位。术前与术中应作心电生理检查，发作室速时记录到最早电活动的部位，通常认为是心动过速的起源点，借助标测引导施行心内膜切除（包括心内膜冷冻或激光技术），尽量保留心肌收缩功能，提高手术治疗的成功率。

非冠心病引起的室速的起源点可位于左心室或右心室，取决于原有心脏病变。例如，致心律失常型右心室心肌病（arrhy-thmogenic right ventricular cardio-myopathy）可引起右心室起源的室速。手术治疗方式包括单纯病灶切除或将右心室游离壁与心脏的其余部分隔离。

长 Q—T 间期综合征患者可行左侧星状神经节切除术。某些二尖瓣脱垂患者合并室速，施行瓣膜置换术后可消除发作。

第四章　心脏停搏与心脏性猝死

心脏停搏（cardiac arrest）是指心脏射血功能的突然终止。导致心脏停搏的病理生理机制最常见为快速型室性心律失常（室颤和室速），其次为缓慢型心律失常或心室停顿，较少见的为无脉性电活动（pulseless electrical activity，PEA）。心脏停搏发生后，由于脑血流突然中断，10s 左右患者即可出现意识丧失，经及时救治可获存活，否则将发生生物学死亡，罕见自发逆转者。心脏停搏常是心脏性猝死的直接原因。

心脏性猝死（sudden cardiac death）是指急性症状发作后 1 小时内发生的以意识突然丧失为特征的、由心脏原因引起的自然死亡。无论是否有心脏病，死亡的时间和形式未能预料。美国每年约有 30 万人发生心脏性猝死，占全部心血管病死亡人数的 50%以上，而且是 20～60 岁男性的首位死因。男性较女性多见，北京市的流行病学资料显示，心脏性猝死的男性年平均发病率为 10.5/10万，女性为 3.6/10 万。减少心脏性猝死对降低心血管病死亡率有重要意义。

【病因】

绝大多数心脏性猝死发生于有器质性心脏病的患者。在西方国家，心脏性猝死中约 80%由冠心病及其并发症引起，而这些冠心病患者中约 75%有心肌梗死病史。心肌梗死后左心室射血分数降低是心脏性猝死的主要预测因素；频发性与复杂性室性期前收缩的存在，亦可预示心肌梗死存活者发生猝死的危险。各种心肌病引起的心脏性猝死占 5%～15%，是冠心病易患年龄前（＜35岁）心脏性猝死的主要原因，如梗阻性肥厚型心肌病、致心律失常型右心室心肌病。此外还有离子通道病，如长 Q—T 间期综合征、Brugada 综合征等。

【病理】

冠状动脉粥样硬化是最常见的病理表现。病理研究显示心脏性猝死患者急性冠状动脉内血栓形成的发生率为 15%～64%，但有急性心肌梗死表现者仅为 20%左右。

陈旧性心肌梗死亦是常见的病理表现，心脏性猝死患者也可见左心室肥厚，左心室肥厚可与急性或慢性心肌缺血同时存在。

【病理生理】

心脏性猝死主要为致命性快速心律失常所致，它们的发生是冠状动脉血管事件、心肌损伤、心肌代谢异常和（或）自主神经张力改变等因素相互作用引起的一系列病理生理异常的结果。但这些因素相互作用产生致死性心律失常的最终机制尚无定论。

严重缓慢型心律失常和心室停顿是心脏性猝死的另一重要原因。其电生理机制是当窦房结和（或）房室结功能异常时，次级自律细胞不能承担起心脏的起搏功能，常见于病变弥漫累及心内膜下浦肯野纤维的严重心脏疾病。

非心律失常性心脏性猝死所占比例较少，常由心脏破裂、心脏流入和流出道的急性阻塞、急性心脏压塞等导致。

无脉性电活动，过去称电机械分离（electrical mechanical dissociation，EMD）是引起心脏性猝死的相对少见的原因，其定义为心脏有持续的电活动，但没有有效的机械收缩功能，常规方法不能测出血压和脉搏。可见于急性心肌梗死时心室破裂、大面积肺梗死时。

【临床表现】

心脏性猝死的临床经过可分为 4 个时期，即前驱期、终末事件期、心脏停搏与生物学死亡。不同患者各期表现有明显差异。

前驱期：在猝死前数天至数月，有些患者可出现胸痛、气促、疲乏、心悸等非特异性症状。但亦可无前驱表现，瞬即发生心脏停搏。

终末事件期：是指心血管状态出现急剧变化到心脏停搏发生前的一段时间，自瞬间至持续 1 小时不等。心脏性猝死所定义的 1 小时，实质上是指终末事件期的时间在 1 小时内。由于猝死原因不同，终末事件期的临床表现也各异。典型的表现包括严重胸痛，急性呼吸困难，突发心悸或眩晕等。若心脏停搏瞬间发生，事先无预兆，则绝大部分是心源性。在猝死前数小时或数分钟内常有心电活动的改变，其中以心率加快及室性异位搏动增加为最常见。因室颤猝死的患者，常先有室速。另有少部分患者以循环衰竭发病。

心脏停搏：心脏停搏后脑血流量急剧减少，可导致意识突然丧失，伴有局部或全身性抽搐。心脏停搏刚发生时脑中尚存少量含氧的血液，可短暂刺激呼吸中枢，出现呼吸断续，呈叹息样或短促痉挛性呼吸，随后呼吸停止。皮肤苍白或发绀，瞳孔散大，由于尿道括约肌和肛门括约肌松弛，可出现二便失禁。

生物学死亡：从心脏停搏至发生生物学死亡时间的长短取决于原发病的性质，以及心脏停搏至复苏开始的时间。心脏停搏发生后，大部分患者将在 4～6 分钟内开始发生不可逆脑损害，随后经数分钟过渡到生物学死亡。心脏停搏发生后立即实施心肺复苏和尽早除颤，是避免发生生物学死亡的关键。心脏复苏成功后死亡的最常见的原因是中枢神经系统的损伤，其他常见原因有继发感染、低心排血量及心律失常复发等。

【心脏停搏的处理】

心脏停搏的生存率很低，根据不同的情况，其生存率在 5%～60%。抢救成功的关键是尽早进行心肺复苏（cardiopulmonary resuscitation，CPR）和尽早进行复律治疗。CPR 又分初级心肺复苏和高级心肺复苏，可按照以下顺序进行。

（一）识别心脏停搏

当患者意外发生意识丧失时，首先需要判断患者的反应，观察皮肤颜色，有无呼吸运动，可以拍打或摇动患者，并大声问"你还好吗？"。如判断患者无反应时，应立即开始初级心肺复苏，并以最短时间判断有无脉搏（10s 内完成）。确立心脏停搏的诊断。

（二）呼救

在不延缓实施 CPR 的同时，应设法（打电话或呼叫他人打电话）通知急诊医疗体系。

（三）初级心肺复苏

初级心肺复苏即基础生命活动的支持（basic life support，BLS），一旦确立心脏停搏的诊断，应立即进行。其主要措施包括人工胸外按压、开通气道和人工呼吸，被简称为 CAB（circulation，airway，breathing）三部曲。首先患者应该保持正确的体位，仰卧在坚固的平面上，在患者的一侧进行复苏。

1. 胸外按压 是建立人工循环的主要方法，胸外按压时，血流产生的原理比较复杂，主要是基于胸泵机制和心泵机制。通过胸外按压可以使胸膜腔内压升高和直接按压心脏而维持一定的血液流动，配合人工呼吸可为心脏和脑等重要器官提供一定含氧的血流，为进一步复苏创造条件。

人工胸外按压时，患者应仰卧平躺于硬质平面，救助者跪在其旁。若胸外按压在床上进行，应在患者背部垫以硬板。胸外按压的部位是胸骨下半部，双乳头之间。用一只手掌根部放在胸部正中双乳头之间的胸骨上，另一手平行重叠压在手背上，保证手掌根部横轴与胸骨长轴方向一致，保证手掌用力在胸骨上，避免发生肋骨骨折，不要按压剑突。按压时肘关节伸直，依靠肩部和背部的力量垂直向下按压，按压胸骨的幅度为 3～5cm，按压后使胸廓恢复原来位置，按压和放松的时间大致相等。放松时双手不要离开胸壁，按压频率为 100 次/分。在胸外按压中应努力减少中断，尽量不超过 10s，除外一些特殊操作，如建立人工气道或者进行除颤。

胸外按压的并发症主要包括肋骨骨折，心包积血或心脏压塞，气胸，血胸，肺挫伤，肝、脾撕裂伤和脂肪栓塞。应遵循正确的操作方法，尽量避免并发症发生。

不推荐进行胸前叩击，否则有可能使心律恶化，如使 VT 加快，VT 转为 VF，或转为完全性心脏阻滞，或引起心脏停搏。

2. 开通气道　保持呼吸道通畅是成功复苏的重要一步，可采用仰头抬颏法开放气道。方法是术者将一手置于患者前额用力加压，使头后仰，另一手的示、中两指抬起下颏，使下颌尖、耳垂的连线与地面呈垂直状态，以通畅气道。应清除患者口中的异物和呕吐物，患者义齿松动应取下。

3. 人工呼吸　开放气道后，先将耳朵贴近患者的口鼻附近，感觉有无气息，再观察胸部有无起伏动作，最后仔细听有无气流呼出的声音。若无上述体征可确定无呼吸，应立即实施人工通气，判断及评价时间不应超过 10s。

首先进行两次人工呼吸，每次持续吹气时间 1s 以上，保证足够的潮气量使胸廓起伏。无论是否有胸廓起伏，两次人工通气后应该立即胸外按压。

气管内插管是建立人工通气的最好方法。当时间或条件不允许时，可以采用口对口、口对鼻或口对通气防护装置呼吸。口对口呼吸是一种快捷有效的通气方法，施救者呼出气体中的氧气足以满足患者需求，但首先要确保气道通畅。术者用置于患者前额的手拇指与示指捏住患者鼻孔，吸一口气，用口唇把患者的口全罩住，然后缓慢吹气，每次吹气应持续 1s 以上，确保呼吸时有胸廓起伏。施救者实施人工呼吸前，正常吸气即可，无须深吸气。无论是单人还是双人进行 CPR 时，按压和通气的比例为 30∶2，交替进行。上述通气方式只是临时性抢救措施，应争取马上气管内插管，以人工气囊挤压或人工呼吸机进行辅助呼吸与输氧，纠正低氧血症。

4. 除颤　心脏体外电除颤是利用除颤仪在瞬间释放高压电流经胸壁到心脏，使得心肌细胞在瞬间同时除极，终止导致心律失常的异常折返或异位兴奋灶，从而恢复窦性心律。由于室颤是非创伤心搏骤停者中最常见的心律失常，可以在急诊医疗体系到达之前，进行一段时间 CPR（如 5 个循环或者大约 2 分钟）后，如果具备自动体外除颤器（automated external defibrillator，AED），应该联合应用 CPR 和 AED。由于 AED 便于携带、容易操作，能自动识别心电图并提示进行除颤，非专业人员也可以操作。

（四）高级心肺复苏

高级心肺复苏即高级生命支持（advanced life support，ALS），是在基础生命支持的基础上，应用辅助设备、特殊技术等建立更为有效的通气和血运循环，主要措施包括气管插管建立通气、除颤转复心律成为血流动力学稳定的心律、建立静脉通路并应用必要的药物维持已恢复的循环。心电图、血压、脉搏血氧饱和度、呼气末二氧化碳分压测定等必须持续监测，必要时还需要进行有创血流动力学监测，如动脉血气分析、动脉压、中心动脉压、肺动脉压等。

1. 通气与氧供　如果患者自主呼吸没有恢复应尽早行气管插管，充分通气的目的是纠正低氧血症，予吸入氧浓度 100%。院外患者通常用面罩、简易球囊维持通气，医院内的患者常用呼吸机，潮气量为 6～7ml/kg 或 500～600ml，然后根据血气分析结果进行调整。

2. 电除颤、复律与起搏治疗　心脏停搏时最常见的心律失常是室颤。及时的胸外按压和人工呼吸虽可部分维持心脑功能，但极少能将室颤转为正常心律，而迅速恢复有效的心律是复苏成功至关重要的一步。终止室颤最有效的方法是电除颤，时间是治疗室颤的关键，每延迟除颤 1 分钟，复苏成功率下降 7%～10%。

心脏停搏与无脑电活动电除颤均无益。

除颤电极的位置：放在患者裸胸的胸骨外缘前外侧部。右侧电极板放在患者右锁骨下方，左电极板放在与左乳头齐平的左胸下外侧部。其他位置还有左右外侧旁线处的下胸壁，或者左电极放在标准位置，其他电极放在左右背部上方。

如采用双向波电除颤可以选择 150～200J，如使用单项波电除颤应选择 360J。一次电击无效应继续胸外按压和人工通气，5 个周期的 CRP 后（约 2 分钟）再次分析心律，必要时再次除颤。

心脏停搏后电除颤的时间是 CPR 成功最重要的决定因素。电除颤虽然列为高级复苏的手段，但如有条件应越早进行越好，并不拘泥于复苏的阶段，提倡在初级心肺复苏中即行电复律治疗。

起搏治疗：对心搏停止患者不推荐使用起搏治疗，而对有症状心动过缓患者则考虑起搏治疗。如果患者出现严重症状，尤其是当高度房室传导阻滞发生在房室束以下时，则应该立即施行起搏治疗。如果患者对经皮起搏没有反应，则需要进行经静脉起搏治疗。

3. 药物治疗 心脏停搏患者在进行 CPR 时应尽早开通静脉通道。周围静脉通常选用肘前静脉或颈外静脉，手部或下肢静脉效果较差尽量不用。中心静脉可选用颈内静脉、锁骨下静脉和股静脉。如果静脉穿刺无法完成，某些复苏药物可经气管给予。

肾上腺素是 CPR 的首选药物。可用于电击无效的室颤及无脉室速、心脏停搏或无脉性电生理活动。常规给药方法是静脉注射 1mg，每 3～5 分钟重复 1 次，可逐渐增加剂量至 5mg。血管升压素与肾上腺素作用相同，也可以作为一线药物，只推荐使用一次 40U 静脉注射。严重低血压可以给予去甲肾上腺素、多巴胺、多巴酚丁胺。

复苏过程中产生的代谢性酸中毒通过改善通气常可得到改善，不应过分积极补充碳酸氢盐纠正。心脏停搏或复苏时间过长者，或早已存在代谢性酸中毒、高钾血症患者可适当补充碳酸氢钠，初始剂量 1mmol/kg，在持续 CPR 过程中每 15 分钟重复 1/2 量，最好根据动脉血气分析结果调整补给量，防止产生碱中毒。

给予 2～3 次除颤加 CPR 及肾上腺素之后仍然是室颤/无脉室速，考虑给予抗心律失常药。常用药物胺碘酮，可考虑用利多卡因。利多卡因，给予 1～1.5mg/kg 静脉注射，如无效可每 3～5 分钟重复 1 次，如果总剂量达到 3mg/kg 仍不能成功除颤，下一步可给予胺碘酮或溴苄胺治疗。胺碘酮首次 150mg 缓慢静脉注射（大于 10 分钟），如无效，可重复给药总量达 500mg，随后 10mg/（kg·d）维持静脉滴注；或者先按 1mg/min 持续静脉滴注 6 小时，然后可 0.5mg/min 持续静脉滴注，每日总量可达 2g，根据需要可维持数天。

对于一些难治性多形性室速、尖端扭转型室速、快速单形性室速或室扑（频率＞260 次/分）及难治性室颤，可试用静脉 β 受体阻滞剂。美托洛尔每隔 5 分钟，每次 5mg 静脉注射，直至总剂量 15mg；艾司洛尔 0.5mg/kg 静脉注射（1 分钟），继以 50～300μg/min 静脉维持。由急性高钾血症触发的难治性室颤的患者可给予 10% 的葡萄糖酸钙 5～20ml，注射速率为 2～4ml/min。异丙肾上腺素或心室起搏可能有效终止心动过缓和药物诱导的尖端扭转型室速（TDP）。当 VF/无脉 VT 心脏停搏与长 Q—T 间期的 TDP 相关时，可以 1～2g 硫酸镁，稀释推注 5～20 分钟，或 1～2g 硫酸镁加入 50～100ml 液体中滴注。

缓慢型心律失常、心室停顿的处理不同于室颤。给予基础生命支持后，应尽力设法稳定自主心律，或设法起搏心脏。常用药物为肾上腺素每隔 3～5 分钟静脉注射 1mg 及阿托品 1～2mg 静脉注射。在未建立静脉通道时，可选择气管内给药，2mg 溶于 10ml 氯化钠溶液中。心脏停搏或慢性无脉性电活动患者，考虑阿托品，用量为 1mg 静脉注射，可每 3～5 分钟重复使用（最大总量为 3 次或 3mg）。若有条件，缓慢型心律失常施行临时性人工心脏起搏，如体外心脏起搏或床旁经静脉心内膜起搏等。上述治疗的同时应积极寻找可能存在的可逆性病因，如低血容量、低氧血症、心脏压塞、张力性气胸、药物过量、低体温及高钾血症等，并给予相应治疗。

经过 CPR 使心脏节律恢复后，应着重维持稳定的心电与血流动力学状态。儿茶酚胺不仅能较好地稳定心脏电活动，而且具有良好的正性肌力和外周血管作用。其中，肾上腺素为首选药，升压时最初剂量 1μg/min，根据血流动力学调整，剂量范围 1～10μg/min。去甲肾上腺素明显减少肾和肠系膜血流，现已较少应用。当不需要肾上腺素的变时效应时，可考虑使用多巴胺或多巴酚丁胺，多巴胺建议剂量范围 5～20μg/（kg•min），剂量大于 10μg/（kg•min）时可出现体循环及腹腔脏器血管收缩；多巴酚丁胺是一较强的增强心肌收缩力的药物，无明显血管收缩作用，剂量范围 5～20μg/（kg•min）。心脏停搏时纤溶治疗的作用不确定，但怀疑肺栓塞的患者可考虑使用。

【复苏后处理】

CPR 后的处理原则和措施包括维持有效的循环和呼吸功能，特别是脑灌注，预防再次心脏停搏，维持水、电解质和酸碱平衡，防治脑水肿、急性肾衰竭和继发感染等，其中重点是脑复苏，开始有关提高长期生存和神经功能恢复治疗。

（一）维持有效循环

应进行全面的心血管系统及相关因素的评价，仔细寻找引起心脏停搏的原因，尤其是否有急性心肌梗死发生及电解质紊乱存在，并作及时处理。如果患者血流动力学状态不稳定，则需要评估全身循环血容量状况和心室功能。对危重患者常需放置肺动脉漂浮导管进行有创血流动力学监测。为保证血压、CI 和全身灌注，输液，并使用血管活性药（如去甲肾上腺素）、正性肌力药（多巴酚丁胺）和增强心肌收缩力（米力农）等。

（二）维持呼吸

自主循环恢复后，患者可有不同程度的呼吸系统功能障碍，一些患者可能仍然需要机械通气和吸氧治疗。呼气末正压通气（PEEP）对肺功能不全合并左心衰的患者可能很有帮助，但需注意此时血流动力学是否稳定。临床上可以依据动脉血气结果和（或）无创监测来调节吸氧浓度、PEEP 值和每分通气量。持续性低碳酸血症（低 PCO_2）可加重脑缺血，因此应避免常规使用高通气治疗。

（三）防治脑缺氧和脑水肿

防治脑缺氧和脑水肿亦称脑复苏。脑复苏是 CPR 最后成功的关键。在缺氧状态下，脑血流的自主调节功能丧失，脑血流的维持主要依赖脑灌注压，任何导致颅内压升高或体循环平均动脉压降低的因素均可减低脑灌注压。从而进一步减少脑血流。对昏迷患者应维持正常的或轻微增高的平均动脉压，降低增高的颅内压，以保证良好的脑灌注。

主要措施包括：①降温，复苏后的高代谢状态或其他原因引起的体温增高可导致脑组织氧供需关系的明显失衡，从而加重脑损伤。所以心搏骤停复苏后，应密切观察体温变化，积极采取降温退热措施。体温以 33～34℃为宜。②脱水，应用渗透性利尿剂配合降温处理，以减轻脑组织水肿和降低颅压，有助于大脑功能恢复。通常选用 20%甘露醇（1～2g）、25%山梨醇（1～2g）或30%尿素（0.5～1g）快速静脉滴注（2～4 次/日）。联合使用呋塞米（首次 20～40mg，必要时增加至 100～200mg 静脉注射）、25%白蛋白（20～40ml 静脉滴注）或地塞米松（5～10mg，每 6～12 小时静脉注射）有助于避免或减轻渗透性利尿导致的"反跳现象"。在脱水治疗时，应注意防止过度脱水，以免造成血容量不足，难以维持血压的稳定。③防治抽搐，通过应用冬眠药物控制缺氧性脑损害引起的四肢抽搐以及降温过程的寒战反应。但无须预防性应用抗惊厥药物。可选用双氢麦角碱 0.6mg、异丙嗪 50mg 稀释于 5%葡萄糖 100ml 内静脉滴注；亦可应用地西泮 10mg 静脉注射。④高压氧治疗，通过增加血氧含量及弥散，提高脑组织氧分压，改善脑缺氧，降低颅内压。有条件者应早期应用。⑤促进早期脑血流灌注，抗凝以疏通微循环，用钙通道拮抗剂解除脑血管痉挛。

（四）防治急性肾衰竭

如果心脏停搏时间较长或复苏后持续低血压，则易发生急性肾衰竭。原有肾脏病变的老年患者尤为多见。CPR 早期出现的肾衰竭多为急性肾缺血所致，其恢复时间较肾毒性者长。由于通常已使用大剂量脱水剂和利尿剂,临床可表现为尿量正常甚至增多,但血肌酐升高(非少尿型急性肾衰竭)。

防治急性肾衰竭时应注意维持有效的心脏和循环功能,避免使用对肾脏有损害的药物。若注射呋塞米后仍然无尿或少尿,则提示急性肾衰竭。此时应按急性肾衰竭处理,详见第十章。

(五)其他

及时发现和纠正水电解质紊乱与酸碱失衡,防治继发感染。对于肠鸣音消失和机械通气伴有意识障碍患者,应该留置胃管,并尽早地应用胃肠道营养。

【心脏停搏的预后】

心脏停搏复苏成功的患者,及时地评估左心室的功能非常重要。和左心室功能正常的患者相比,左心室功能减退的患者心脏停搏复发的可能性较大,对抗心律失常药物的反应较差,死亡率较高。

急性心肌梗死早期的原发性室颤,为非血流动力学异常引起者,经及时除颤易获复律成功。急性下壁心肌梗死并发的缓慢型心律失常或心室停顿所致的心脏停搏,预后良好。相反,急性广泛前壁心肌梗死合并房室或室内阻滞引起的心脏停搏,预后往往不良。

继发于急性大面积心肌梗死及血流动力学异常的心脏停搏,即时死亡率高达 59%~89%,心脏复苏往往不易成功。即使复苏成功,亦难以维持稳定的血流动力学状态。

【心脏性猝死的预防】

心脏性猝死的预防,很关键的一步是识别出高危人群。鉴于大多数心脏性猝死发生于冠心病患者,减轻心肌缺血、预防心肌梗死或缩小梗死范围等措施应能减少心脏性猝死的发生率。β 受体阻滞剂能明显减少急性心肌梗死、心梗后及充血性心衰患者心脏性猝死的发生。对扩张型心肌病、长 Q—T 间期综合征、儿茶酚胺依赖性多形性室速及心肌桥患者,β 受体阻滞剂亦有预防心脏性猝死的作用。血管紧张素转换酶抑制药对减少充血性心衰猝死的发生可能有作用。

抗心律失常药物治疗主要基于两个假设:频繁的室性期前收缩作为触发机制,可引发致命性心律失常;药物通过改善心电不稳定性而预防心律失常的发生。胺碘酮没有明显的负性肌力作用,对心肌梗死后合并左心室功能不全或心律失常的患者能显著减少心律失常导致的死亡,但对总死亡率无明显影响。胺碘酮在心脏性猝死的二级预防中优于传统的 I 类抗心律失常药物。

抗心律失常的外科手术治疗通常包括电生理标测下的室壁瘤切除术、心室心内膜切除术及冷冻消融技术,在预防心脏性猝死方面的作用有限。长 Q—T 间期综合征者,经 β 受体阻滞剂足量治疗后仍有晕厥发作或不能依从药物治疗的患者,可行左侧颈胸交感神经切断术,对预防心脏性猝死的发生有一定作用。导管射频消融术对有器质性心脏病的心脏性猝死高危患者或心脏停搏存活者,其预防心脏性猝死的作用有待进一步研究。

近年的研究已证明,ICD 能改善一些有高度猝死危险患者的预后。伴无症状性非持续性室速的陈旧性心肌梗死患者,及非一过性或可逆性原因引起的室颤或室速所致心脏停搏的存活者、持续性室速及明确为快速型心律失常引起的晕厥患者,ICD 较其他方法能更好地预防心脏性猝死的发生。

第五章　先天性心血管病

第一节　成人常见先天性心血管病

先天性心脏病（congenital cardiovascular disease）是由于胎儿的心脏在母体内发育有缺陷或部分发育停顿所造成的畸形（malformation）。患儿出生后可发现有心血管病变，为儿科常见病。先天性心血管畸形种类很多，所造成的血流动力学影响差别很大。有些出生后即不能成活，或短时间内不经过手术治疗也不能存活，这类患儿均在儿科就诊，属儿科的范畴；另有一些先天性心血管畸形其血流动力学障碍可自我调节和代偿而可自然存活至成年。这一部分患者在成人心血管病中也占一定的比例。本章仅对常见的可自然存活至成人的先天性心血管病做简要介绍。

有关先天性心血管病的病因发病情况及分类等，请参考儿科学相关章节。

一、房间隔缺损

房间隔缺损（atrial septal defect，ASD）是最常见的成人先天性心脏病，女性多于男性，男女之比为 1∶2，且有家族遗传倾向。

【病理解剖】

ASD 一般分为原发孔缺损（ostium primum defect）和继发孔缺损（ostium secundum defect），前者实际上属于部分心内膜垫缺损，常同时合并二尖瓣和三尖瓣发育不良。后者为单纯 ASD（包括卵圆窝型、卵圆窝上型、卵圆窝后下型以及单心房）。ASD 的大小有很大的差别。很小的缺损可以毫无症状不影响患者的寿命，但缺损很大者如单心房患者往往很早出现症状，如不及时手术难以活到成年。

【病理生理】

ASD 对血流动力学的影响主要取决于分流量的多少，由于左心房压力高于右心房，所以形成左向右的分流，分流量的多少除缺损口大小之外更重要的是取决于左、右心室的顺应性。如果左心室顺应性降低，其充盈阻力增大而使左心房压力增高，而导致左向右分流量增加。

左向右分流必然使肺循环血流量（Qp）超过体循环血流量（Qs），一般以 Qp/Qs 值来判定 ASD 的大小，Qp/Qs<2∶1 者为小 ASD，而 Qp/Qs≥2∶1 者为大 ASD。

持续的肺血流量增加导致肺淤血，使右心容量负荷增加，肺血管顺应性下降，从功能性肺动脉高压发展为器质性肺动脉高压，右心系统压力随之持续增高直至超过左心系统的压力，使原来的左向右分流逆转为右向左分流而出现青紫。

【临床表现】

单纯 ASD 在儿童期大多无症状，随年龄增长症状逐渐显现，劳力性呼吸困难为主要表现，继之可发生室上性心律失常，特别是房扑、房颤而使症状加重。有些患者可因右心室慢性容量负荷过重而发生右心衰。晚期约有 15%患者因重度肺动脉高压出现右向左分流而有青紫，形成艾森门格综合征（Eisenmenger 综合征）。

体格检查最典型的体征为肺动脉瓣区第二心音亢进呈固定性分裂，并可闻及Ⅱ～Ⅲ级收缩期喷射性杂音，此系肺动脉血流量增加，肺动脉瓣关闭延迟并相对狭窄所致。

【特殊检查】

1. 心电图　典型病例所见为右心前导联 QRS 波呈 rSr'或 rSR'或 R 波伴倒置，电轴右偏，有时可有 P—R 间期延长。

2. X线检查 可见右心房、右心室增大，肺动脉段突出及肺血管影增加。

3. 超声心动图 除可见肺动脉增宽，右心房、右心室增大外，剑突下心脏四腔图可显示 ASD 的部位及大小。彩色多普勒可显示分流方向，并可测定左、右心室排血量，从而计算出 Qp/Qs 值。

4. 心导管检查 典型病例不需要进行心导管检查。当疑有其他合并畸形，或需测定肺血管阻力以判断手术治疗预后时，应进行右心导管检查。根据房、室水平压力及血氧含量的测定并计算分流量以判断病情。

【诊断及鉴别诊断】

典型的心脏听诊、心电图、X线表现可提示 ASD 存在，超声心动图可以确诊。应与肺静脉畸形引流、肺动脉瓣狭窄及小型室间隔缺损等鉴别。

【治疗】

1. 非手术介入治疗 参见本章第二节相关内容。

2. 手术治疗 在开展非手术介入治疗以前，所有单纯 ASD 已引起血流动力学改变，即已有肺血增多征象、房室增大及心电图相应表现者均应手术治疗。患者年龄太大已有严重肺动脉高压者手术治疗应慎重。

【预后】

一般随年龄增长而病情逐渐恶化，死亡原因常为心衰，其次为肺部感染，肺动脉血栓形成或栓塞。

二、室间隔缺损

室间隔缺损（ventricular septal defect，VSD），在左、右心室之间存在一直接开口。按国内统计，在成人先天性心脏病中，本病仅次于 ASD，占第二位，近年来国内儿科先天性心脏病手术治疗开展较普遍，成人 VSD 患者相应减少。

【病理解剖】

室间隔解剖上由流入道、肌小梁部、流出道三部分构成，三者均与位于主动脉瓣下的一小片膜状间隔相连接。根据 VSD 的边界构成，分为三型：Ⅰ型肌型缺损，指缺损周边均为肌肉结构，可位于以上三个部分中的任何一部分；Ⅱ型膜周部缺损，指缺损周边除肌肉结构外，有一部分由房室瓣或动脉瓣间延伸的纤维组织构成，亦可见于以上三部分中的任何一部分；Ⅲ型为动脉瓣下缺损，缺损周边主要由主、肺动脉瓣延伸的结缔组织构成，仅见于流出道，此型在亚洲人群中多见。

【病理生理】

VSD 必然导致心室水平的左向右分流，其血流动力学效应为：①肺循环血量增多；②左心室容量负荷增大；③体循环血量下降。由于肺循环血量增加，肺动脉压力增高，早期肺血管阻力呈功能性增高，随着时间推移，肺血管发生组织学改变，形成肺血管梗阻性病变，可使右心压力逐步升高超过左心压力，而转变为右向左分流，形成艾森门格综合征。

【临床表现】

一般根据血流动力学受影响的程度，症状轻重等，临床上分为大、中、小型 VSD。

（一）小型 VSD

在收缩期左右心室之间存在明显压力阶差，但左向右分流量不大，Qp/Qs<1.5，右心室压及肺动脉压力正常。缺损面积一般<0.5cm²/m²（体表面积），又称为 Roger 病。此类患者通常无症状，沿胸骨左缘第3~4肋间可闻及Ⅳ~Ⅵ级全收缩期杂音伴震颤，P_2 可有轻度分裂，无明显亢进。

（二）中型 VSD

左、右心室之间分流量较大，Qp/Qs 为 1.5～2.0，但右心室收缩期压力仍低于左心室，缺损面积一般为 0.5～1.0cm^2/m^2（体表面积）。听诊除在胸骨左缘可闻及全收缩期杂音伴震颤外，并可在心尖区闻及舒张中期反流性杂音，P$_2$ 可轻度亢进。部分患者有劳力性呼吸困难。

（三）大型 VSD

左、右心室之间收缩期已不存在压力差，左向右分流量大，Qp/Qs＞2.0。因血流动力学影响严重，存活至成人期者较少见，且常已有继发性肺血管阻塞性病变，导致右向左分流而呈现青紫；并有呼吸困难及负荷能力下降；胸骨左缘收缩期杂音常减弱至Ⅲ级左右，P$_2$ 亢进；有时可闻及因继发性肺动脉瓣关闭不全而致的舒张期杂音。

【特殊检查】

1. 心电图 成人小型 VSD 心电图可以正常或在 V$_1$ 导联出现 rSr 图形；中等大型 VSD 可有左心室肥厚，V$_5$ 导联 R 波增高、q 波深而窄、T 波高尖等左心室容量负荷过重的表现，也可同时在 V$_1$ 导联呈现右心室肥厚图形；大型 VSD 时常以右心室肥厚图形为主。

2. X 线检查 成人小型 VSD X 线片上可无异常征象；中等大型 VSD 可见肺血容量增加，心影略向左增大；大型 VSD 主要表现为肺动脉及其主要分支明显扩张，但在肺野外 1/3 血管影突然减少，心影大小不一，表现为左心房、左心室增大，或左心房、左心室、右心室增大或以右心室增大为主，心尖向上抬举提示右心室肥厚。

3. 超声心动图 用以确定诊断同时可以测定缺损大小及部位，判断心室肥厚及心腔大小。运用多普勒技术还可测算跨隔及跨（肺动脉）瓣压差，并可推算 Qp/Qs 值，是本病最重要的检查手段。

4. 心导管检查 典型的 VSD 一般不需要进行心导管检查及心血管造影。如疑有多孔缺损（室间隔上不止一个缺损口）或合并有其他先天畸形时应进行导管介入检查，对大的缺损已有继发性肺动脉病变，决定是否可行手术治疗时应行心导管检查，并进行肺动脉扩张的药物试验。

【诊断及鉴别诊断】

典型 VSD 根据临床表现及超声心动图即可确诊。轻度肺动脉瓣狭窄、肥厚型心肌病等心前区亦可闻及收缩期杂音，应注意鉴别；大型 VSD 合并肺动脉高压者应与原发性肺动脉高压及法洛四联症鉴别。

【治疗】

1. 非手术介入治疗 参见本章第二节相关内容。

2. 手术治疗 在开展非手术介入治疗以前，成人小型 VSD Qp/Qs＜1.3 者一般不考虑手术，但应随访观察；中型 VSD Qp/Qs 为 1.6～2.0 者应考虑手术，此类患者在成人中少见；Qp/Qs 为 1.3～1.5 者可根据患者总体情况决定是否手术，除非年龄过大或有其他严重疾病不能耐受手术者，其余患者仍应考虑手术治疗；大型 VSD 伴明显肺动脉压增高，肺血管阻力＞7Wood 单位者不宜手术。

【预后】

成人 VSD 自然闭合者为数极少，存活至成人的 VSD 一般为两种情况，一种是缺损面积较小，对血流动力学影响不大，属于较小型 VSD 预后较好；另一种为较大的缺损，儿童期未做手术至成人已发展为严重肺动脉高压导致右向左分流预后极差。

三、动脉导管未闭

动脉导管未闭（patent ductus arteriosus，PDA）在国外的病例统计中成年人此种畸形已罕见，因大多数儿童期已经手术治疗；首都医科大学附属北京安贞医院 1993 年统计成人先天性心脏病中此病仍占第 3 位，多见于女性，男：女为 1：3。

【病理解剖】

动脉导管连接肺动脉总干与降主动脉是胎儿期血液循环的主要渠道。出生后一般在数月内因废用而闭塞，如 1 岁后仍未闭塞，即为 PDA。未闭动脉导管的长度、直径、形态不同，对血流动力学影响不同，预后亦各异。

【病理生理】

由于在整个心动周期主动脉压总是明显高于肺动脉压，所以通过未闭动脉导管持续有血流从主动脉进入肺动脉，即左向右分流，使肺循环血流量增多，肺动脉及其分支扩张，回流至左心系统的血流量也相应增加，致使左心负荷加重，左心随之增大。由于舒张期主动脉血分流至肺动脉故使周围动脉舒张压下降、脉压增大。

【临床表现】

成人 PDA 者可因分流量大小，有以下几种临床表现形式：

1. 分流量甚小即未闭动脉导管内径较小，临床上可无主观症状，突出的体征为胸骨左缘第 2 肋间及左锁骨下方可闻及连续性机械样杂音，可伴有震颤，脉压可轻度增大。

2. 中等分流量者患者常有乏力、劳累后心悸、气喘胸闷等症状，心脏听诊杂音性质同上，更为响亮伴有震颤，传导范围广泛；有时可在心尖部闻及由于左心室扩大二尖瓣相对关闭不全和（或）狭窄所致的轻度收缩期和（或）舒张期杂音，周围血管征阳性。

3. 分流量大的未闭动脉导管，常伴有继发性严重肺动脉高压者可导致右向左分流。上述典型杂音的舒张期成分减轻或消失，继之收缩期杂音亦可消失而仅可闻及因肺动脉瓣关闭不全的舒张期杂音，此时患者多有下半身青紫，且临床症状严重。

【特殊检查】

1. 心电图 常见的有左心室大、左心房大的改变，有肺动脉高压时，可出现右心房大，右心室肥大。

2. X 线检查 透视下所见肺门舞蹈征是本病的特征性变化。胸片上可见肺动脉凸出；肺血增多，左心房及左心室增大。严重病例晚期出现右向左分流时，心影反可较前减小，并出现右心室增大的表现，肺野外带肺血减少。

3. 超声心动图 二维超声心动图可显示未闭动脉导管，并可见左心室内径增大。彩色多普勒可测得存在于主动脉与肺动脉之间的收缩期与舒张期左向右分流。

4. 心导管检查 为了了解肺血管阻力、分流情况及除外其他复杂畸形，有时需要作右心导管检查及逆行升主动脉造影。

【诊断和鉴别诊断】

根据典型杂音、X 线及超声心动图表现，大部分可以作出正确诊断，右心导管可进一步确定病情。

临床上成人期诊断本病需与主动脉瓣关闭不全合并 VSD、主动脉窦瘤（Valsalva 窦瘤）破裂等可引起连续性杂音的病变鉴别。

【治疗】

因本病易并发感染性心内膜炎，故即使分流量不大亦应及早争取手术或介入治疗。手术安全成功率高，任何年龄均可进行手术治疗，但对已有明显继发性肺动脉梗阻病变，出现右向左分流者则禁忌手术。非手术介入治疗：参见本章第二节相关内容。

【预后】

除少数病例已发展至晚期失去手术介入治疗机会外，总体预后良好。本病容易合并感染性心内膜炎。

四、二叶主动脉瓣

先天性二叶主动脉瓣（congenital bicuspid aortic valve）是成人先天性心脏病中最常见的类型之一，由于超声心动图的发展，其检出率增加。单纯的二叶主动脉瓣出生时瓣膜功能正常，患者无任何症状体征。主动脉缩窄是本病常见的并发畸形。

【病理解剖】

主动脉瓣及其上、下邻近结构的先天性发育异常有较多类型，但在成年人中以二叶主动脉瓣最为常见。由于二叶主动脉瓣在出生时瓣膜功能一般均与正常三叶瓣无差别，因而可无任何症状、体征，可健康存活至成年。随着年龄增长二叶瓣常有渐进性钙化增厚而导致主动脉瓣狭窄，二叶瓣也可由于瓣叶和瓣环发育不匹配而出现主动脉瓣关闭不全。二叶主动脉瓣畸形与主动脉根部病变——中层囊性坏死有着内在的联系，可合并存在。后者可表现为主动脉根部动脉瘤，或突发主动脉夹层。前者多见于老年患者，后者常发生于较年轻的患者。

【病理生理】

当二叶瓣功能正常时无血流动力学异常，一旦出现瓣膜狭窄或关闭不全则可出现相应的血流动力学变化。前者以左心室压力负荷增加及心排血量减少为特征；后者以主动脉瓣反流及左心室容量负荷增加为主要病理生理改变。

【临床表现】

瓣膜功能正常时可无任何症状体征。瓣膜功能障碍出现狭窄或关闭不全时表现相应的症状体征，请参阅瓣膜病的相关章节。

【特殊检查】

1. 超声心动图 是诊断二叶主动脉瓣最直接、最可靠的检查方法，对伴有的瓣膜狭窄或关闭不全的状况，亦可作出明确判断。

2. 心电图及 X 线检查 对二叶主动脉瓣本身并无诊断价值。伴发主动脉瓣狭窄后继发左心室肥厚，或伴发主动脉瓣关闭不全继发左心室扩大，可在心电图及 X 线上表现出相应的变化。心导管检查仅用于拟行介入或手术治疗的患者，测定跨瓣压差、计算瓣口面积、判断反流程度等。

【诊断及鉴别诊断】

对临床上表现为孤立的主动脉瓣狭窄和（或）关闭不全的成年患者应考虑本病的可能，根据超声心动图所见诊断并不困难。

对于已确定为主动脉二叶瓣畸形的患者无论有无瓣膜功能不全，突发剧烈胸痛症状时，应考虑主动脉夹层的可能。

鉴别诊断：主要应与风湿性瓣膜病及梗阻性肥厚型心肌病相鉴别。

【治疗】

1. 非手术介入治疗 参见本章第二节相关内容。

2. 手术治疗 对于有瓣膜狭窄且有相应症状，跨瓣压力阶差≥50mmHg 时，宜行瓣膜切开或换瓣手术；对于瓣膜关闭不全，心脏进行性增大者，应考虑换瓣手术治疗。

【预后】

单纯二叶主动脉瓣畸形的预后取决于并发的功能障碍的程度。此外，本病易患感染性心内膜炎，病情可因此急剧恶化。

五、主动脉缩窄

先天性主动脉缩窄（congenital coarctation of aorta）为局限性主动脉管腔狭窄，因常伴有明显症状及体征多于婴幼儿期即被发现，但大多可存活至成年。在成人先天性心脏病中所占比例较小。

【病理解剖】

根据缩窄部位与动脉导管部位的关系，主动脉缩窄可分为导管前型及导管后型。导管前型缩窄常位于左锁骨下动脉与导管之间，此型多合并其他先天性复杂畸形而难以长期存活。导管后型缩窄位于左锁骨下动脉开口的远端，不常合并复杂的严重畸形，但有 50%以上合并无明显血流动力学障碍的二叶主动脉瓣畸形，活至成人者较多。为此成人主动脉缩窄常为导管后型。

【病理生理】

本病主要病理生理为体循环近端缩窄以上供血范围高血压，包括上肢血压升高而以下肢为代表的缩窄以下的血压降低，腹腔器官及下肢供血减少，肾脏供血减少而刺激肾素活性增高也是使血压升高的原因之一。缩窄上下血管分支之间的大量侧支循环形成可部分缓解缩窄以下的器官的血液供应。

【临床表现】

主动脉缩窄以上供血增多，血压增高，可导致头痛、头晕、面部潮红、鼻出血等；缩窄以下供血不足而有下肢无力、麻木、发凉甚至有间歇性跛行。

上肢血压有不同程度的增高，下肢血压下降。脑动脉血压高于腘动脉血压 20mmHg 以上，致颈动脉、锁骨上动脉等搏动增强，而股动脉搏动微弱，足背动脉甚至无搏动。心尖搏动增强，心界常向左下扩大，沿胸骨左缘到中上腹可闻及收缩中后期喷射性杂音，有时可在左侧背部闻及。

根据侧支循环形成的部位不同可在胸骨上、锁骨上、腋下和（或）上腹部闻及连续性血管杂音。

【特殊检查】

1. 心电图 常有左心室肥大和（或）心肌劳损表现。

2. X 线检查 可见左心室增大、升主动脉增宽，缩窄上下血管扩张而使主动脉弓呈 3 字征。后肋下缘近心端可见肋间动脉侵蚀所形成的"切迹"改变，是侧支循环形成的间接征象。

3. 超声心动图 示左心内径增大；左室壁肥厚；胸骨上窝主动脉长轴可见缩窄环所在部位及其上下扩张。超声多普勒可测定缩窄上下压力阶差。

4. 磁共振检查 可显示整个主动脉的解剖构形及侧支循环情况。

5. 逆行主动脉造影 在介入治疗或手术治疗前进行，可确切显示缩窄部位、程度，测定压力阶差及显示侧支循环状况。

【诊断及鉴别诊断】

典型的上下肢血压的显著差别及胸部杂音可提示本病的诊断，超声心动图检查可确诊。鉴别诊断应考虑主动脉瓣狭窄，PDA 及多发性大动脉炎等。

【治疗】

1. 非手术介入治疗 参见本章第二节相关内容。

2. 手术治疗 效果较好。一般采用缩窄部位切除端端吻合或补片吻合，术后有时可有动脉瘤形成。

【预后】

成年后手术死亡率高于儿童期手术，如不手术大多死于 50 岁以内，其中半数以上死于 30 岁以内。

六、肺动脉瓣狭窄

先天性肺动脉瓣狭窄（congenital pulmonary stenosis）指肺动脉瓣、瓣上或瓣下有狭窄。此种先天性畸形常单独出现，发病率较高，特别在成人先天性心脏病中可达 25%。

【病理解剖】

本病主要病理变化在肺动脉瓣及其上下，可分为三型。瓣膜型表现为瓣膜肥厚，瓣口狭窄，重者瓣叶可融合成圆锥状；瓣下型为右心室流出道漏斗部肌肉肥厚造成梗阻；瓣上型指肺动脉主干或主要分支有单发或多发性狭窄，此型较少见。

【病理生理】

先天性肺动脉瓣狭窄主要的病理生理为右心室的排血受阻，右心室压力增高，右心室代偿性肥厚，最终右心室扩大以致衰竭。一般根据右心室压力高低来判断病情轻重，如右心室收缩压<50mmHg 为轻型；>50mmHg 但未超过左心室收缩压者为中型；超过左心室收缩压者为重型。右心室压力越高表明肺动脉瓣狭窄越重，而狭窄上下压力阶差也必然越大。

【临床表现】

轻症肺动脉瓣狭窄可无症状，重者在活动时有呼吸困难及疲倦，严重狭窄者可因剧烈活动而导致晕厥甚至猝死。

典型的体征为胸骨左缘第二肋有一响亮的收缩期喷射性杂音，传导广泛可传及颈部，整个心前区甚至背部，常伴有震颤；肺动脉区第二心音减弱。

【特殊检查】

1. 心电图　轻度狭窄时可正常；中度以上狭窄可出现电轴右偏、右心室肥大、右心房增大。也可见不完全右束支传导阻滞。

2. X 线检查　可见肺动脉段突出，此为狭窄后扩张所致，肺血管影细小，肺野异常清晰；心尖左移上翘为右心室肥大表现。如已有右心衰则心影可明显增大。

3. 超声心动图　可见肺动脉瓣增厚，可定量测定瓣口面积；瓣下型漏斗状狭窄也可清楚判定其范围；应用多普勒技术可计算出跨瓣或狭窄上下压力阶差。

介入或手术治疗前应行右心导管检查及右心室造影以确定狭窄部位及程度。

【诊断及鉴别诊断】

典型的杂音、X 线表现及超声心动图检查可以确诊。

鉴别诊断应考虑原发性肺动脉扩张，ASD，VSD，法洛四联症及埃勃斯坦综合征（Ebstein anomaly）等。

【治疗】

1. 非手术介入治疗　参见本章第二节相关内容。

2. 手术治疗　球囊扩张不成功或不宜行球囊扩张者，如狭窄上下压力阶差>40mmHg 应采取手术治疗。

【预后】

轻度狭窄一般可不予治疗，随访观察即可。如患者有症状压力阶差>35mmHg 者，介入或手术治疗效果均良好。重症狭窄如不予处理，可致右心衰而死亡。

七、三尖瓣下移畸形

先天性三尖瓣下移畸形又称为 Ebstein 畸形，虽在先天性心脏病中属少见，但因大多可活至成年，故在成人先心病中并不罕见。

【病理解剖】

本病的主要病变为三尖瓣瓣叶及其附着部位的异常，前瓣叶大多附着于瓣环的正常部位，但增大延长，而隔瓣叶和后瓣叶发育不良且附着部位不在瓣环位置而下移至右心室心尖部，伴有三尖瓣关闭不全，且右心室被下移的三尖瓣分隔为较小的功能性右心室（肌部及流出道）及房化的右心室，与原有的右心房共同构成一大心腔。这类畸形几乎均合并卵圆孔未闭或 ASD。部分患者存在右侧房室旁路。

【病理生理】

三尖瓣下移畸形主要为三尖瓣关闭不全的病理生理变化，右心房压增高。如同时有 ASD，可能导致右向左分流而有发绀。

【临床表现】

患者自觉症状轻重不一，根据三尖瓣反流程度不一，右心室负荷能力的差别及有无右至左分流等，可有心悸、气喘、乏力、头晕和右心衰等。约 80%患者有发绀，有 20%患者有阵发性房室折返性心动过速病史。

最突出的体征是心界明显增大，心前区搏动微弱。心脏听诊可闻及四音心律，系各瓣膜关闭不同步形成心音分裂及心房附加音构成。胸骨左缘下端可闻及三尖瓣关闭不全的全收缩期杂音，颈动脉扩张性搏动及肝脏肿大伴扩张性搏动均可出现。

【特殊检查】

1. 心电图　常有一度房室传导阻滞、P 波高尖、右束支传导阻滞，约 25%患者有预激综合征（右侧房室旁路）图形。

2. X 线检查　球形巨大心影为其特征，以右心房增大为主，有发绀的患者肺血管影减少。

3. 超声心动图　具有重大诊断价值，可见到下移的瓣膜、巨大右心房、房化右心室及相对甚小的功能性右心室，缺损的房间隔亦可显现。

拟行手术治疗者宜行右心导管检查以查明分流情况及有无其他合并畸形，检查过程中易发生心律失常，应特别慎重。

【诊断及鉴别诊断】

临床表现及超声检查可确诊。有发绀者应与其他发绀型先天性心脏病及三尖瓣闭锁鉴别；无发绀者应与扩张型心肌病和心包积液鉴别。

【治疗】

症状轻微者可暂不手术，随访观察，心脏明显增大，症状较重者应行手术治疗，包括三尖瓣成形或置换、房化的心室折叠、关闭 ASD 及切断房室旁路。

八、主动脉窦动脉瘤

先天性主动脉窦瘤（congenital aneurysm of aortic sinus），简称窦瘤，是一种少见的先天性心脏病变。在瘤体未破裂时可无任何症状，而瘤体大多在 20 岁以后破裂，而出现严重症状，故此类病变大多在成年时被发现，男性多于女性。

【病理解剖】

本病主要在主动脉窦部，包括左、右冠状动脉开口的窦，及无冠状动脉开口的窦形成动脉瘤，其大小部位因人而异。随着年龄增长瘤体常逐渐增大并突入心腔中，当瘤体增大至一定程度，瘤壁变薄而导致破裂，可破入右心房、右心室、肺动脉、左心室或心包腔。部分患者合并有 VSD。

【病理生理】

根据窦瘤的部位及破入的腔室不同而有不同的病理生理变化，如破入心包则可因急骤发生的心脏压塞而迅速死亡。临床上以主动脉右冠窦瘤破入右心室更为常见，并具有典型的类似心室水平急性左向右分流的病理生理特征。

【临床表现】

在瘤体未破裂前一般无临床症状或体征。

瘤体破裂多发生在 20 岁以后，多在运动或劳力负荷时发生。当窦瘤破入右心室时，患者突感心悸、胸痛、呼吸困难、咳嗽等急性左心功能不全症状，随后逐渐出现右心衰的症状、体征，以胸骨左缘第 3、4 肋间闻及连续性响亮的机器样杂音，伴有震颤为特征。肺动脉瓣第二心音亢进，心界增大。周围动脉收缩压增高，舒张压降低，脉压增大，有水冲脉及毛细血管搏动等周围血管征。继之可出现肝脏肿大、下肢水肿等右心衰表现。

【特殊检查】

1. 心电图 可正常，窦瘤破裂后可出现左心室肥大或左、右心室肥大表现。

2. X 线检查 窦瘤破裂后，可见继发性肺淤血，左、右心室增大。

3. 超声心动图 窦瘤未破裂前即可见到相应的窦体增大，有囊状物膨出。瘤体破裂后可见裂口；超声多普勒可显示经裂口的血液分流。

4. 磁共振显像 可更清晰显示窦瘤部位大小及与周围心血管腔室的关系。

5. 心导管检查 未破裂的窦瘤经升主动脉造影可清楚显示与窦瘤相关的解剖学变化，破裂后，根据造影剂的流向，结合心导管检查，可准确判断破入的部位及分流量。

【诊断与鉴别诊断】

由于影像检查技术的发展及普及，临床上发现未破裂主动脉窦瘤的机遇增加，此时虽无症状体征，但仍应定期作超声和（或）磁共振显像随访，一旦破裂出现症状可立刻得以明确诊断。

事先未发现主动脉瘤者，出现急性症状体征时应与急性心肌梗死、PDA、VSD 伴有主动脉关闭不全等相鉴别。

【治疗】

窦瘤未破裂者不予处理，随访观察。一旦破裂可在体外循环条件下，施行手术修补效果较好。

【预后】

窦瘤一旦破裂预后不佳，如不能手术治疗，多在数周或数月内死于心衰。

九、法洛四联症

先天性法洛四联症（congenital tetralogy of Fallot）是联合的先天性心血管畸形，包括肺动脉口狭窄、VSD、主动脉右位（主动脉骑跨于缺损的室间隔上）、右心室肥大四种异常，是最常见的发绀型先天性心脏病，在成人先天性心脏病中所占比例接近 10%。

【病理解剖】

本病主要畸形为 VSD，均为大缺损，多为膜周部，左、右心室压力相等；肺动脉口狭窄可为瓣膜型，或瓣上、瓣下型以右心室流出道漏斗部狭窄为最多；主动脉骑跨右心室所占比例可为 15%～95%；右心室肥厚为血流动力学影响的继发改变，本症常可伴发其他畸形，如同时有 ASD 则称为法洛五联症。

【病理生理】

由于室间隔大缺损，左、右心室压力相等，相当于一个心室向体循环及肺循环排血，右心室压力增高，但由于肺动脉口狭窄，肺动脉压力不高甚至降低，右心室血流大量经骑跨的主动脉进入体循环，使动脉血氧饱和度明显降低，出现发绀并继发红细胞增多症。

【临床表现】

本病主要是自幼出现的进行性发绀和呼吸困难，易疲乏，劳累后常取蹲踞位休息。严重缺氧时可引起晕厥，长期右心压力增高及缺氧可发生心功能不全。患者除明显发绀外，常伴有杵状指（趾），心脏听诊肺动脉瓣第二心音减弱以致消失，胸骨左缘常可闻及收缩期喷射性杂音。

脑血管意外（如脑梗死）、感染性心内膜炎、肺部感染为本病常见并发症。

【特殊检查】

1. 血常规检查 可显示红细胞、血红蛋白及血细胞比容均显著增高。

2. 心电图 可见电轴右偏、右心室肥厚。

3. X线检查 主要为右心室肥厚表现，肺动脉段凹陷，形成木靴状外形，肺血管纹理减少。

4. 超声心动图 可显示右心室肥厚、VSD及主动脉骑跨。右心室流出道狭窄及肺动脉瓣的情况也可以显示。

5. 磁共振检查 对于各种解剖结构异常可进一步清晰显示。

6. 心导管检查 对拟行手术治疗的患者应行心导管检查，根据血流动力学改变、血氧饱和度变化及分流情况进一步确定畸形的性质和程度，以及有无其他合并畸形，为制定手术方案提供依据。

【诊断和鉴别诊断】

根据临床表现、X线及心电图检查可提示本病，超声心动图检查基本上可确定诊断。鉴别诊断应考虑与大动脉错位合并肺动脉瓣狭窄、右心室双出口及艾森门格综合征相鉴别。

【治疗】

未经缓症手术而存活至成年的本病患者，唯一可选择的治疗方法为手术纠正畸形，手术危险性较儿童期手术为大，但仍应争取手术治疗。

【预后】

儿童期未经手术治疗者预后不佳，多于20岁以前死于心功能不全或脑血管意外、感染性心内膜炎等并发症。

十、艾森门格综合征

艾森门格综合征（Eisenmenger syndrome）严格的意义上并不能称为先天性心脏病，而是一组先天性心脏病发展的后果。如先天性VSD持续存在，可由原来的左向右分流，由于进行性肺动脉高压发展至器质性肺动脉阻塞性病变，出现右向左分流，从无发绀发展至有发绀时，即称为艾森门格综合征。其他如ASD、PDA等也可有类似的情况。因此，本征也可称为肺动脉高压性右向左分流综合征。在先天性心脏病手术尚未普及时临床上本征较多见，近年来已逐渐减少。

【病理解剖】

除原发的VSD、ASD或PDA等原有畸形外，可见右心房、右心室均明显增大；肺动脉总干和主要分支扩大，而肺小动脉壁增厚，内腔狭小甚至闭塞。

【病理生理】

本征原有的左向右分流流量一般均较大，导致肺动脉增高，开始为功能肺血管收缩，持续存在的血流动力学变化，使右心室和右心房压力增高；肺动脉也逐渐发生器质性狭窄或闭塞病变，使原来的左向右分流逆转为右向左分流而出现青紫，均有继发性、相对性肺动脉瓣及三尖瓣关闭不全，此种情况多见于VSD者，发生时间多在20岁以后。

【临床表现】

轻至中度发绀，于劳累后加重，逐渐出现杵状指（趾），常伴有气急、乏力、头晕等症状，以后可出现右心衰的相关症状。

体征示心浊音界明显增大，心前区胸骨左缘第 3～4 肋间有明显搏动，原有的左向右分流的杂音减弱或消失（PDA 的连续性杂音中，舒张期部分可消失），肺动脉瓣第二心音亢进、分裂，以后可出现舒张期杂音，胸骨下段偏左部位可闻及收缩期反流性杂音。

【特殊检查】

1. 心电图　右心室肥大劳损、右心房肥大。

2. X 线检查　右心室、右心房增大，肺动脉干及左、右肺动脉均扩大，肺野轻度淤血或不淤血，血管纹理变细，左心情况因原发性畸形而定。

3. 超声心动图　除原有畸形表现外，肺动脉扩张及相对性肺动脉瓣及三尖瓣关闭不全支持本征诊断。

4. 心导管检查　除可见原有畸形外，可确定双向分流或右向左分流。导管检查对本征有一定危险，因已无手术指征，一般不行此项检查。

【诊断与鉴别诊断】

根据病史及临床上晚发青紫结合 X 线及超声心动图检查诊断一般无困难。本征主要与先天性青紫型心脏畸形鉴别，一般亦无困难。

【治疗】

本征已无手术矫治可能，有条件者可行心肺联合移植。

【预后】

本征为先天性心脏病后期，已失去手术治疗机会，预后不良。

第二节　先天性心脏病的介入治疗

先天性心脏病属于先天性发育畸形，心脏或大血管存在解剖学的缺损或狭窄。为此，手术纠治为其主要的治疗手段。近年来影像学、各种导管技术以及使用的介入器材的不断改进与发展，使得非手术的介入治疗在一定范围内取代了手术治疗，主要是针对狭窄或缺损型的病变，采用球囊扩张、支架植入技术和缺损或异常通道的封堵技术。

（一）经皮腔内球囊肺动脉瓣成形术

经皮腔内球囊肺动脉瓣成形术（percutaneous transluminal balloon pulmonary valvuloplasty, PBPV）是较早应用的非手术介入性先天性心脏病的治疗措施，首例成功报告为 1982 年。国内也于 20 世纪 80 年代后期起步，目前已累积了较为成熟的经验，成为单纯肺动脉瓣狭窄的首选治疗方法。

适应证：

1. 以单纯肺动脉瓣狭窄伴有狭窄后扩张者效果最佳。

2. 狭窄的程度以跨瓣压差为标准，过去以≥50mmHg 为介入指征，由于技术的进展，手术安全性提高，目前已趋向于将介入指征降为≥30mmHg。

3. 肺动脉瓣狭窄，经手术治疗后出现再狭窄者亦可进行 PBPV。

4. 作为复杂性先天性心脏病的姑息，如室间隔完整型肺动脉闭锁等。

5. 肺动脉瓣狭窄并其他可介入治疗的先心病如 ASD、PDA 等。

禁忌证：

1. 肺动脉瓣下狭窄即右心室流出道漏斗部狭窄者。

2. 肺动脉瓣上型狭窄瓣膜发育不良，无肺动脉狭窄后扩张者。

并发症：主要并发症为穿刺部位血管并发症，术中心律失常，三尖瓣受损及继发性肺动脉瓣关闭不全。此类并发症多与术者的经验，操作技术水平有关。

疗效及预后：PBPV 治疗如适应证选择适当，近期及远期疗效与手术治疗相同，术后压力阶差明显下降者达 75%，但并发症及死亡率明显低于手术治疗，并发症<6%，总死亡率<0.5%。

（二）经皮腔内球囊主动脉瓣成形术

经皮腔内球囊主动脉瓣成形术（percutaneous balloon aortic valvuloplasty，PBAV）用于治疗儿童与青少年主动脉瓣狭窄始于 1983 年。目前虽已成功应用于初生婴儿的主动脉瓣狭窄，但总的来说由于球囊导管须由股动脉逆行通过狭窄的主动脉瓣口，操作上难度较大，且术中并发症较多，远期疗效也不十分理想，总的推广应用和疗效评价低于 PBPV。

适应证（主要指先天性者）：

1. 先天性主动脉瓣膜型狭窄有症状者。

2. 狭窄程度，跨主动脉压力阶差≥50mmHg 为介入指标。

3. 新生儿或婴幼儿严重瓣膜型狭窄，伴充血性心衰者，可作为缓症治疗手段，推迟外科手术时间。

4. 外科瓣膜切开术后再狭窄。

禁忌证：

1. 先天性主动脉瓣狭窄伴有主动脉及瓣膜发育不良者。

2. 合并中度或重度主动脉瓣反流者。

并发症：

1. 术中球囊扩张阻断主动脉引起血流动力学障碍和（或）心律失常，特别在婴幼儿期死亡率较高。

2. 股动脉损伤。

3. 主动脉瓣关闭不全或残余狭窄。

疗效及预后：球囊扩张术后，即刻压力阶差可明显下降。但术后发生关闭不全者比例较高，约有 45%，有 14%的患者在两年内需行瓣膜置换术。

（三）未闭动脉导管封堵术

先天性 PDA 由于开胸手术结扎死亡率低，疗效确切，自 1938 年以后成为本病的标准治疗方法。尽管如此，开胸手术本身创伤大，并发症在所难免。1969 年首次报告经股动脉置入泡沫海绵塞封堵未闭动脉导管成功，开创了非手术介入治疗的先河，此后封堵器械等不断改进，目前非开胸手术介入治疗已成为 PDA 的常规治疗。

适应证：绝大多数的 PDA 均可经介入封堵，可根据不同年龄，不同未闭导管的类型选择不同的封堵器械。

禁忌证：极少数晚期已形成右向左分流（艾森门格综合征）者不宜行此治疗。

并发症：并发症发生率为 3%～5%，未见死亡报道，主要并发症为封堵器械的脱落及异位栓塞；机械性溶血，为封堵后残留细小通道致血流高速通过，大量红细胞破坏所致；血管并发症；心律失常。

疗效及预后：总体来说疗效确切，并发症的发生与所用封堵器械不同有关，如用海绵栓无溶血并发症，但有海绵栓易脱落的并发症；双伞面封堵系统操作简便不易脱落，但可有溶血并发症，少数严重者需手术取出封堵伞并结扎处理。弹簧圈封堵法简便易行，并发症少，最具有应用前景。

（四）房间隔缺损封闭术

ASD 是较常见的先天性心脏病，外科开胸手术修补安全、有效，但手术仍有一定的并发症及遗留手术瘢痕等问题。1976 年有学者报道应用双伞状堵塞器封闭 ASD 成功。此后，几经改进至 20 世纪 90 年代以后，研制出纽扣式补片装置（Amplatzer 封堵器），简化了操作，手术更为安全有效。

适应证：

1. 有手术指征的 ASD 患者符合以下条件者可经导管行介入封闭术：①ASD 缺损最大伸展直径＜36mm（包括多发性缺损）；②缺损上下房间隔边缘不少于 5mm；③房间隔的整体直径应大于拟使用的补片直径。

2. 外科修补术后残留缺损。

禁忌证：已有右向左分流者；合并有其他先天性心血管畸形。

并发症：残余分流，即补片未能完全覆盖缺损口；异位栓塞，为补片部分或全部脱落进入肺循环或体循环，为严重并发症；血管并发症及感染；机械性溶血少见。

疗效及预后：经导管介入 ASD 封闭术，目前属于较成熟的技术，但其适应证仍有限。术后残余分流等问题尚有待进一步研究，但总的发展前景乐观。

（五）室间隔缺损封闭术

VSD 非手术封闭治疗，其封闭处理原则虽与 ASD 相似，但因在心室水平操作难度更大，手术也易引起严重并发症。为此，在较长一段时间内临床开展较少。2000 年以后，由于封堵器的改进，简化了操作，提高了疗效，室间隔缺损封闭术已在国内外迅速推广应用。

适应证：有手术指征的 VSD 符合以下条件，对血流动力学有影响的膜周部 VSD，缺损口上缘距主动脉右冠瓣的距离≥2mm。肌部缺损型 VSD。外科手术后，残余分流。

禁忌证：相对禁忌证为不符合上述条件的单纯 VSD；绝对禁忌证为已有右向左分流。

并发症：与 ASD 介入封闭术相同。

疗效及预后：封闭成功病例即刻效果与手术修补相同，但远期疗效及与外科手术对比的评价，尚有待继续累积观察时间和病例数。

（六）先天性心脏病的其他介入治疗术

对于某些先天性心脏病不能手术纠正或暂时不宜手术者，有些介入手段可作为缓症处理，争取今后手术时机或姑息治疗以减轻症状。

1. 经皮球囊动脉扩张及支架植入术 可用于：①先天性主动脉缩窄；②肺动脉瓣远端单纯肺动脉主干或分支狭窄；③法洛四联症，外科手术无法纠治的肺动脉分支狭窄。

2. 人工房间隔造口术 可用于：①新生儿或婴儿严重发绀型先天性心脏病，室间隔完整者；②先天性二尖瓣严重狭窄或闭锁；③完全性肺静脉异位引流。

3. 异常血管弹簧圈堵闭术 用于：①先天性肺动静脉瘘；②先天性冠状动静脉瘘；③先天性心脏病姑息手术后的血管间异常通道。

第六章 高 血 压

第一节 原发性高血压

原发性高血压（essential hypertension）是以血压升高为主要临床表现伴或不伴有多种心血管危险因素的综合征，通常简称为高血压。高血压是多种心、脑血管疾病的重要病因和危险因素，影响重要脏器，如心、脑、肾的结构与功能，最终导致这些器官的功能衰竭，迄今仍是心血管病死亡的主要原因之一。

【血压分类和定义】

人群中血压水平呈连续性正态分布，正常血压和血压升高的划分并无明确界限。高血压的标准是根据临床及流行病学资料界定的。高血压定义为收缩压≥140mmHg 和（或）舒张压≥90mmHg，根据血压升高水平，又进一步将高血压分为 1～3 级。

当收缩压和舒张压分属于不同分级时，以较高的级别作为标准。

以上标准适用于男、女性任何年龄段的成人。

【流行病学】

高血压患病率和发病率在不同国家、地区或种族之间有差别，工业化国家较发展中国家高，美国黑种人约为白种人的 2 倍。高血压患病率、发病率及血压水平随年龄增加而升高。高血压在老年人较为常见，尤以单纯收缩期高血压为多。

我国自 20 世纪 50 年代以来进行了 3 次（1959 年、1979 年、1991 年）较大规模的成人血压普查，高血压患病率分别为 5.11%、7.73%与 13.58%，总体呈明显上升趋势。从 1980 年到 1991 年的 10 年间，我国人群高血压患病率增长了 54%。2002 年卫生部组织的全国 27 万人群营养与健康状况调查显示，我国 18 岁以上成人高血压患病率已经达到 18.8%，估计全国患病人群约 1.6 亿。与 1991 年资料相比较，患病率又上升 31%。然而，我国人群高血压知晓率、治疗率、控制率仅为 30.2%、24.7%、6.1%，依然很低。

流行病学调查显示，我国高血压患病率和流行存在地区、城乡和民族差别，北方高于南方，华北和东北属于高发区；沿海高于内地；城市高于农村；高原少数民族地区患病率较高。男、女性高血压患病率差别不大，青年期男性略高于女性，中年后女性稍高于男性。

【病因】

原发性高血压的病因为多因素，可分为遗传和环境因素两个方面。高血压是遗传易感性和环境因素相互作用的结果。一般认为在比例上，遗传因素约占 40%，环境因素约占 60%。

（一）遗传因素

高血压具有明显的家族聚集性，父母均有高血压，子女的发病概率高达 46%，约 60%高血压患者可询问到有高血压家族史。高血压的遗传可能存在主要基因显性遗传和多基因关联遗传两种方式。在遗传表型上，不仅血压升高发生率体现遗传性，而且在血压高度、并发症发生以及其他有关因素方面，如肥胖，也有遗传性。

（二）环境因素

1. 饮食　不同地区人群血压水平和高血压患病率与钠盐平均摄入量显著有关，摄盐越多，血压水平和患病率越高，但是同一地区人群中个体间血压水平与摄盐量并不相关，摄盐过多导致血压升高主要见于对盐敏感的人群中。钾摄入量与血压呈负相关。饮食中钙摄入对血压的影响尚有争议，多数人认为饮食低钙与高血压发生有关。高蛋白质摄入属于升压因素，动物和植物蛋白质均能升压。饮食中饱和脂肪酸或饱和脂肪酸/不饱和脂肪酸值较高也属于升压因素。饮酒量与血压水平线性相关,尤其与收缩压相关性更强,每天饮酒量超过 50g 者高血压发病率明显增高。

2. 精神应激 城市脑力劳动者高血压患病率超过体力劳动者,从事精神紧张度高的职业者发生高血压的可能性较大,长期生活在噪声环境中听力敏感性减退者患高血压也较多。高血压患者经休息后往往症状和血压可获得一定改善。

(三)其他因素

1. 体重 超重或肥胖是血压升高的重要危险因素。体重常是衡量肥胖程度的指标,一般采用体重指数(BMI,$20\sim24kg/m^2$ 为正常范围)。腰围反映向心性肥胖程度。高血压患者约 1/3 有不同程度肥胖。血压与 BMI 呈显著正相关。肥胖的类型与高血压发生关系密切,腹型肥胖者容易发生高血压。

2. 避孕药 服避孕药妇女血压升高发生率及程度与服用时间长短有关。35 岁以上妇女容易出现血压升高。口服避孕药引起的高血压一般为轻度,并且可逆转,在停服避孕药后 3~6 个月血压常恢复正常。

3. 睡眠呼吸暂停低通气综合征(sleep apnea hypopnea syndrome,SAHS) 是指睡眠期间反复发作性呼吸暂停。有中枢性和阻塞性之分,后者主要是上呼吸道特别是鼻咽部有狭窄的病理基础,如扁桃体组织增生、软腭松弛、腭垂过长、舌根部脂肪浸润后垂以及下腭畸形等。50%SAHS 患者有高血压,血压升高高度与 SAHS 病程有关。

【发病机制】

高血压的发病机制,即遗传与环境因素通过什么途径和环节升高血压,至今还没有一个完整统一的认识。其原因如下:第一,高血压不是一种均匀同质性疾病,不同个体之间病因和发病机制不尽相同;第二,高血压的病程较长,进展一般较缓慢,不同阶段有不同机制参与;第三,参与血压正常生理调节的机制不等于高血压发病机制,某一种机制的异常或缺陷常被其他各种机制代偿;第四,高血压的发病机制与高血压引起的病理生理变化很难截然分开,血压的波动性和高血压定义的人为性以及发病时间的模糊性也使始动机制很难确定。

从血流动力学角度,血压主要取决于心排出量和体循环周围血管阻力,平均动脉血压(MBP)=心排血量(CO)×总外周血管阻力(PR)。高血压的血流动力学特征主要是总外周血管阻力相对或绝对增高。从总外周血管阻力增高出发,目前高血压的发病机制较集中在以下几个环节。

(一)交感神经系统活性亢进

各种病因因素使大脑皮质下神经中枢功能发生变化,各种神经递质浓度与活性异常,包括去甲肾上腺素、肾上腺素、多巴胺、神经肽 Y、5-羟色胺、血管升压素、脑啡肽、脑钠肽和中枢肾素-血管紧张素系统,导致交感神经系统活性亢进,血浆儿茶酚胺浓度升高,阻力小动脉收缩增强。

(二)肾性水钠潴留

各种原因引起肾性水钠潴留,通过全身血流自身调节使外周血管阻力和血压升高,压力-利尿钠(pressure-natriuresis)机制再将潴留的水钠排泄出去。也可能通过排钠激素分泌释放增加,如内源性类洋地黄物质,在排泄水钠同时使外周血管阻力增高。这个学说的理论意义在于将血压升高作为维持体内水钠平衡的一种代偿方式。

有较多因素可引起肾性水钠潴留,如亢进的交感活性使肾血管阻力增加;肾小球有微小结构病变;肾脏排钠激素(前列腺素、激肽酶、肾髓质素)分泌减少,或者肾外排钠激素(内源性类洋地黄物质、心房肽)分泌异常,或者潴钠激素(18-羟去氧皮质酮、醛固酮)释放增多。

(三)RAAS 激活

经典的 RAAS 包括:肾小球入球动脉的球旁细胞分泌肾素,激活从肝脏产生的血管紧张素原（AGT），生成血管紧张素 I（AT I），然后经肺循环的转换酶（ACE）生成血管紧张素 II（AT II）。AT II 是 RAAS 的主要效应物质，作用于血管紧张素 II 受体 1（AT_1），使小动脉平滑肌收缩，刺激肾上腺皮质球状带分泌醛固酮，通过交感神经末梢突触前膜的正反馈使去甲肾上腺素分泌增加。这些作用均可使血压升高，参与高血压发病并维持。近年来发现很多组织，如血管壁、心脏、中枢神经、肾脏及肾上腺，也有 RAAS 各种组成成分。组织 RAAS 对心脏、血管的功能和结构的作用，可能在高血压发生和维持中有更大影响。

（四）细胞膜离子转运异常

血管平滑肌细胞有许多特异性的离子通道、载体和酶，组成细胞膜离子转运系统，维持细胞内外 Na^+、K^+、Ca^{2+} 浓度的动态平衡。遗传性或获得性细胞膜离子转运异常，包括钠泵活性降低，Na^+-K^+ 协同转运缺陷，细胞膜通透性增强，钙泵活性降低，可导致细胞内 Na^+、Ca^{2+} 浓度升高，膜电位降低，激活平滑肌细胞兴奋收缩偶联，使血管收缩反应性增强和平滑肌细胞增生与肥大，血管阻力增高。

（五）胰岛素抵抗

胰岛素抵抗（insulin resistance，IR）是指必须以高于正常的血胰岛素释放水平来维持正常的糖耐量，表示机体组织对胰岛素处理葡萄糖的能力减退。约 50% 原发性高血压患者存在不同程度的 IR，在肥胖、血三酰甘油升高、高血压与糖耐量减退同时并存的四联症患者中最为明显。近年来认为 IR 是 2 型糖尿病和高血压发生的共同病理生理基础，但是 IR 如何导致血压升高，尚未获得肯定解释。多数认为是 IR 造成继发性高胰岛素血症引起的，因为 IR 主要影响胰岛素对葡萄糖的利用效应，胰岛素的其他生物学效应仍然保留，继发性高胰岛素血症使肾脏水钠重吸收增强，交感神经系统活性亢进，动脉弹性减退，从而血压升高。在一定意义上，IR 所致交感活性亢进使机体产热增加，是对肥胖的一种负反馈调节，这种调节以血压升高和血脂代谢障碍为代价。

然而，上述从总外周血管阻力增高出发的机制尚不能解释单纯收缩期性高血压和脉压明显增大。通常情况下，大动脉弹性和外周血管的压力反射波是收缩压与脉压的主要决定因素，所以近年来重视动脉弹性功能在高血压发病中的作用。现在已知，覆盖血管内膜面的内皮细胞能生成、激活和释放各种血管活性物质，如 NO、前列环素（PGI_2）、ET-1、内皮依赖性血管收缩因子（EDCF）等，调节心血管功能。随着年龄增长以及各种心血管危险因素，如血脂异常、血糖升高、吸烟、高同型半胱氨酸血症等，氧自由基产生增加，NO 灭活增强，氧化应激反应等均影响动脉弹性功能和结构。由于大动脉弹性减退，脉搏波传导速度增快，反射波抵达中心大动脉的时相从舒张期提前到收缩期，出现收缩期延迟压力波峰，可以导致收缩压升高，舒张压降低，脉压增大。阻力小动脉结构（血管数目稀少或壁/腔比值增加）和功能（弹性减退和阻力增大）改变，影响外周压力反射点的位置或反射波强度，也对脉压增大起重要作用。

【病理】

高血压早期无明显病理改变。心脏和血管是高血压病理生理作用的主要靶器官。长期高血压引起的心脏改变主要是左心室肥厚和扩大。长期高血压引起的全身小动脉病变，主要是壁/腔值增加和管腔内径缩小，导致重要靶器官如心、脑、肾组织缺血。长期高血压及伴随的危险因素可促进动脉粥样硬化的形成及发展，该病变主要累及体循环大、中动脉。高血压时还可出现微循环毛细血管稀疏、扭曲变形，静脉顺应性减退。现在认为血管内皮功能障碍是高血压最早期和最重要的血管损害。

（一）心脏

长期压力负荷增高，儿茶酚胺与 AT II 等生长因子都可刺激心肌细胞肥大和间质纤维化。高血压主要使左心室肥厚和扩大，根据左心室肥厚和扩张的程度，可以分为对称性肥厚、不对称性室间隔肥厚和扩张性肥厚。长期高血压发生心脏肥厚或扩大时，称为高血压心脏病。高血压心脏病常合并冠状动脉粥样硬化和微血管病变，最终可导致心衰或严重心律失常，甚至猝死。

（二）脑

长期高血压对脑组织的影响，无论是脑卒中还是慢性脑缺血，都是脑血管病变的后果。长期高血压使脑血管发生缺血与变性，形成微动脉瘤，从而发生脑出血。高血压促使脑动脉粥样硬化，粥样斑块破裂可并发脑血栓形成。大脑小动脉闭塞性病变，引起针尖样小范围梗死病灶，称为腔隙性脑梗死。高血压的脑血管病变部位，特别容易发生在大脑中动脉的豆纹动脉、基底动脉的旁正中动脉和小脑齿状核动脉。这些血管直接来自压力较高的大动脉，血管细长而且垂直穿透，容易形成微动脉瘤或闭塞性病变。因此脑卒中通常累及壳核、丘脑、尾状核、内囊等部位。

（三）肾脏

肾单位数目随年龄增长而减少。长期持续高血压使肾小球内囊压力升高，肾小球纤维化、萎缩，以及肾动脉硬化，进一步导致肾实质缺血和肾单位不断减少。慢性肾衰竭是长期高血压的严重后果之一，尤其在合并糖尿病时。恶性高血压时，入球小动脉及小叶间动脉发生增殖性内膜炎及纤维素样坏死，可在短期内出现肾衰竭。

（四）视网膜

视网膜小动脉早期发生痉挛，随着病程进展出现硬化改变。血压急骤升高可引起视网膜渗出和出血。

【临床表现及并发症】

（一）症状

大多数起病缓慢、渐进，一般缺乏特殊的临床表现。约 1/5 患者无症状，仅在测量血压时或发生心、脑、肾等并发症时才被发现。一般常见症状有头晕、头痛、颈项板紧、疲劳、心悸等，呈轻度持续性，多数症状可自行缓解，在紧张或劳累后加重。也可出现视物模糊、鼻出血等较重症状。症状与血压水平有一定的关联，因高血压性血管痉挛或扩张所致。典型的高血压头痛在血压下降后即可消失。高血压患者可以同时合并其他原因的头痛，往往与血压高度无关，如精神焦虑性头痛、偏头痛、青光眼等。如果突然发生严重头晕与眩晕，要注意可能是短暂性脑缺血发作或者过度降压、直立性低血压，这在高血压合并动脉粥样硬化、心功能减退者容易发生。高血压患者还可以出现受累器官的症状，如胸闷、气短、心绞痛、多尿等。另外，有些症状可能是降压药的不良反应所致。

（二）体征

血压随季节、昼夜、情绪等因素有较大波动。冬季血压较高，夏季较低；血压有明显昼夜波动，一般夜间血压较低，清晨起床活动后血压迅速升高，形成清晨血压高峰。患者在家中的自测血压值往往低于诊所血压值。

高血压时体征一般较少。周围血管搏动、血管杂音、心脏杂音等是重点检查的项目。常见的并应重视的是颈部、背部两侧肋脊角、上腹部脐两侧、腰部肋脊处的血管杂音。血管杂音往往表示管腔内血流紊乱，与管腔大小、血流速度、血液黏度等因素有关，提示存在血管狭窄、不完全性阻塞或者代偿性血流量增多、加快，如肾血管性高血压、大动脉炎、主动脉狭窄、粥样斑块阻塞等。肾动脉狭窄的血管杂音，常向腹两侧传导，大多具有舒张期成分。心脏听诊可有主动脉瓣区第二心音亢进、收缩期杂音或收缩早期喀喇音。

有些体征常提示继发性高血压可能，如腰部肿块提示多囊肾或嗜铬细胞瘤；股动脉搏动延迟出现或缺如，并且下肢血压明显低于上肢，提示主动脉缩窄；向心性肥胖、紫纹与多毛，提示皮质醇增多症。

（三）恶性或急进型高血压

少数患者病情急骤发展，舒张压持续≥130mmHg，并有头痛、视物模糊、眼底出血、渗出和视盘水肿，肾脏损害突出，持续蛋白尿、血尿与管型尿。病情进展迅速，如不及时有效降压治疗，预后很差，常死于肾衰竭、脑卒中或心衰。病理上以肾小动脉纤维样坏死为特征。发病机制尚不清楚，部分患者继发于严重肾动脉狭窄。

（四）并发症

1. 高血压危象 因紧张、疲劳、寒冷、嗜铬细胞瘤发作、突然停服降压药等诱因，小动脉发生强烈痉挛，血压急剧上升，影响重要脏器血液供应而产生危急症状。在高血压早期与晚期均可发生。危象发生时，出现头痛、烦躁、眩晕、恶心、呕吐、心悸、气急及视物模糊等严重症状，以及伴有痉挛动脉（椎-基底动脉、颈内动脉、视网膜动脉、冠状动脉等）累及相应的靶器官缺血症状。

2. 高血压脑病 发生在重症高血压患者，由于过高的血压突破了脑血流自动调节范围，脑组织血流灌注过多引起脑水肿。临床表现以脑病的症状与体征为特点，表现为弥漫性严重头痛、呕吐、意识障碍、精神错乱，甚至昏迷、局灶性或全身抽搐。

3. 脑血管病 包括脑出血、脑血栓形成、腔隙性脑梗死、短暂性脑缺血发作，参阅神经科教材。

4. 心衰 参阅第二章相关内容。

5. 慢性肾衰竭 参阅相关内容。

6. 主动脉夹层 参阅第十二章相关内容。

【实验室检查】

（一）常规项目

常规检查的项目是尿常规、血糖、血胆固醇、血三酰甘油、肾功能、血尿酸和心电图。这些检查有助于发现相关的危险因素和靶器官损害。部分患者根据需要和条件可以进一步检查眼底、超声心动图、血电解质、低密度脂蛋白胆固醇与高密度脂蛋白胆固醇。

（二）特殊检查

如果为了更进一步了解高血压患者病理生理状况和靶器官结构与功能变化，可以有目的地选择一些特殊检查，如24小时动态血压监测，踝臂血压指数，心率变异，颈动脉内膜中层厚度（IMT），动脉弹性功能测定，血浆肾素活性（PRA）等。24小时动态血压监测有助于判断血压升高严重程度，了解血压昼夜节律，指导降压治疗以及评价降压药物疗效。

【诊断和鉴别诊断】

高血压诊断主要根据诊所测量的血压值，采用经核准的水银柱或电子血压计，测量安静休息坐位时上臂肱动脉部位血压。一般来说，左、右上臂的血压相差1.33～2.66kPa（10～20mmHg），右侧＞左侧。如果左、右上臂血压相差较大，要考虑一侧锁骨下动脉及远端有阻塞性病变，如大动脉炎、粥样斑块。必要时，如疑似直立性低血压的患者还应测量平卧位和站立位（1s和5s后）血压。是否血压升高，不能仅凭1次或2次诊所血压测量值来确定，需要一段时间的随访，观察血压变化和总体水平。

一旦诊断高血压，必须鉴别是原发性还是继发性。继发性高血压的诊断与治疗参见本章第二节相关内容。原发性高血压患者需做有关实验室检查，评估靶器官损害和相关危险因素。

【预后】

高血压的预后不仅与血压升高水平有关，而且与其他心血管危险因素存在以及靶器官损害程度有关。因此，从指导治疗和判断预后的角度，现在主张对高血压患者进行心血管危险分层，将高血压患者分为低危、中危、高危和极高危。具体根据血压升高水平（1、2、3 级），其他心血管危险因素，如糖尿病、靶器官损害以及并发症情况进行分层。用于分层的其他心血管危险因素：男性＞55 岁，女性＞65 岁；吸烟；血总胆固醇＞5.7mmol/L（220mg/dl），或低密度脂蛋白胆固醇＞3.3mmol/L（130mg/dl），或高密度脂蛋白胆固醇＜1.0mmol/L（40mg/dl）；早发心血管病家族史（一级亲属发病年龄男性＜55 岁，女性＜65 岁）；腹型肥胖（腹围：男性≥90cm，女性≥85cm），或 BMI＞28kg/m^2；高敏 C 反应蛋白（hCRP）≥1mg/dl；缺乏体力活动。用于分层的靶器官损害：左心室肥厚（心电图或超声心动图）；颈动脉超声证实有动脉粥样斑块或内膜中层厚度≥0.9mm；血肌酐轻度升高：男性 115～133μmol/L（1.3～1.5mg/dl），女性 107～124μmol/L（1.2～1.4mg/dl）；尿微量白蛋白（30～300）mg/24h，或白蛋白/肌酐值：男性≥22mg/g，女性≥31mg/g。用于分层的并发症：心脏疾病（心绞痛，心肌梗死，冠状动脉血运重建，心衰）；脑血管疾病（脑出血，缺血性脑卒中，短暂性脑缺血发作）；肾脏疾病（糖尿病肾病，血肌酐升高男性超过 133μmol/L或女性超过 124μmol/L，临床蛋白尿＞300mg/24h）；血管疾病（主动脉夹层，外周血管病）；高血压性视网膜病变（视网膜出血或渗出，视盘水肿）。

在影响预后的因素中，除危险因素外，是否存在靶器官损害至关重要。靶器官损害发生后不仅独立于始动的危险因素，加速心、脑血管病发生，而且成为预测心、脑血管病的危险标记。左心室肥厚、颈动脉内膜中层厚度增加或粥样斑块、动脉弹性功能减退和微量白蛋白尿等靶器官损害，目前被公认为是心血管危险的重要标记。

【治疗】

（一）目的与原则

原发性高血压目前尚无根治方法，但大规模临床试验证明，收缩压下降 10～20mmHg 或舒张压下降 5～6mmHg，3～5 年内脑卒中、心脑血管病死亡率与冠心病事件分别减少 38%、20% 与 16%，心衰减少 50% 以上。降压治疗在高危患者能获得更大益处，如老年单纯收缩期性高血压、糖尿病和脑卒中史患者。虽然降压治疗不是治本，但也不仅仅是对症的，降压治疗的最终目的是减少高血压患者心、脑血管病的发生率和死亡率。

高血压患者发生心、脑血管并发症往往与血压高度有密切关系，因此降压治疗应该确立血压控制目标值。此外，高血压常常与其他心、脑血管病的危险因素合并存在，如肥胖、高胆固醇血症、糖尿病等，协同加重心血管危险，决定了治疗措施必须是综合性的。

高血压治疗原则如下：

1. 改善生活行为 适用于所有高血压患者，包括使用降压药物治疗的患者。①减轻体重：尽量将 BMI 控制在＜25kg/m^2。体重降低对改善 IR、糖尿病、高脂血症和左心室肥厚均有益。②减少钠盐摄入：膳食中约 80% 钠盐来自烹调用盐和各种腌制品，所以应减少烹调用盐，每人每日食盐量以不超过 6g 为宜。③补充钙和钾盐：每人每日吃新鲜蔬菜 400～500g，喝牛奶 500ml，可以补充钾 1000mg 和钙 400mg。④减少脂肪摄入：膳食中脂肪量应控制在总热量的 25% 以下。⑤戒烟、限制饮酒：饮酒量每日不可超过相当于 50g 乙醇的量。⑥增加运动：运动有利于减轻体重和改善 IR，提高心血管适应调节能力，稳定血压水平。较好的运动方式是低或中等强度的等张运动，可根据年龄及身体状况选择慢跑或步行，一般每周 3～5 次，每次 20～60 分钟。

2. 降压药治疗对象 ①高血压 2 级（＞160/100mmHg）或以上患者；②高血压合并糖尿病，或者已经有心、脑、肾靶器官损害和并发症患者；③凡血压持续升高，改善生活行为后血压仍未获得有效控制患者。从心血管危险分层的角度，高危和极高危患者必须使用降压药物强化治疗。

3. 血压控制目标值 原则上应将血压降到患者能最大耐受的水平，目前一般主张血压控制目标值至少＜140/90mmHg。糖尿病或慢性肾脏病合并高血压患者，血压控制目标值＜130/80mmHg。根据临床试验已获得的证据，老年收缩期性高血压的降压目标水平，收缩压 140～150mmHg，舒张压＜90mmHg 但不低于 65mmHg，舒张压降得过低可能抵消收缩压下降得到的益处。

4. 多重心血管危险因素协同控制 各种心血管危险因素相互之间有关联，80%～90%高血压患者有血压升高以外的危险因素。降压治疗后尽管血压控制在正常范围，血压升高以外的多种危险因素依然对预后产生重要影响。在血压升高以外的诸多因素中，性别、年龄、吸烟、血胆固醇水平、血肌酐水平、糖尿病和冠心病对心血管危险影响最明显。因此，必须在心血管危险控制新概念指导下实施抗高血压治疗，控制某一种危险因素时应注意尽可能改善或至少不加重其他心血管危险因素。降压治疗方案除了必须有效控制血压和依从治疗外，还应顾及可能对糖代谢、脂代谢、尿酸代谢等的影响。

（二）降压药物治疗

1. 降压药物种类 目前常用降压药物可归纳为五大类，即利尿剂、β 受体阻滞剂、钙通道阻滞剂（calcium channel blocker，CCB）、ACEI 和 ARB。

2. 降压药物作用特点

（1）利尿剂：有噻嗪类、袢利尿剂和保钾利尿剂三类。各种利尿剂的降压疗效相仿，噻嗪类使用最多，常用的有氢氯噻嗪和氯噻酮。降压作用机制主要包括排钠，减少细胞外容量，降低外周血管阻力。降压起效较平稳、缓慢，持续时间相对较长，作用持久，服药 2～3 周后作用达高峰。适用于轻、中度高血压，在盐敏感性高血压、合并肥胖或糖尿病、更年期女性和老年人高血压有较强降压效应。利尿剂能增强其他降压药的疗效。利尿剂的主要不利作用是低钾血症和影响血脂、血糖、血尿酸代谢，往往发生在大剂量时，因此现在推荐使用小剂量，以氢氯噻嗪为例，每天剂量不超过 25mg。不良反应主要是乏力、尿量增多。痛风患者禁用。保钾利尿剂可引起高血钾，不宜与 ACEI、ARB 合用，肾功能不全者禁用。袢利尿剂主要用于肾功能不全时。

（2）β 受体阻滞剂：有选择性（β_1）、非选择性（β_1 与 β_2）和兼有 α 受体阻滞三类。常用的有美托洛尔、阿替洛尔、比索洛尔、卡维洛尔、拉贝洛尔。降压作用可能通过抑制中枢和周围的RAAS，以及血流动力学自动调节机制实现。降压起效较迅速、强力，各种 β 受体阻滞剂持续时间有差异。适用于各种不同严重程度高血压，尤其是心率较快的中、青年患者或合并心绞痛患者，对老年人高血压疗效相对较差。各种 β 受体阻滞剂的药理学和药代动力学情况相差较大，临床上治疗高血压宜使用选择性 β_1 受体阻滞剂或者兼有 α 受体阻滞作用的 β 受体阻滞剂，使用能有效减慢心率的相对较高剂量。β 受体阻滞剂不仅降低静息血压，而且能抑制体力应激和运动状态下血压急剧升高。β 受体阻滞剂治疗的主要障碍是心动过缓和一些影响生活质量的不良反应，较高剂量 β 受体阻滞剂治疗时突然停药可导致撤药综合征。虽然糖尿病不是使用 β 受体阻滞剂的禁忌证，但它增加 IR，还可能掩盖和延长降糖治疗过程中的低血糖症，使用时应加以注意，如果必须使用，应使用高度选择性 β_1 受体阻滞剂。不良反应主要有心动过缓、乏力、四肢发冷。β 受体阻滞剂对心肌收缩力、房室传导及窦性心律均有抑制，并可增加气道阻力。急性心衰、支气管哮喘、病态窦房结综合征、房室传导阻滞和外周血管病患者禁用。

（3）钙通道阻滞剂：根据药物核心分子结构和作用于 L 型钙通道不同的亚单位，钙通道拮抗剂分为二氢吡啶类和非二氢吡啶类，前者以硝苯地平为代表，后者有维拉帕米和地尔硫草。根据药物作用持续时间，钙通道阻滞剂又可分为短效和长效。长效钙通道阻滞剂包括长半衰期药物，如氨氯地平；脂溶性膜控型药物，如拉西地平和乐卡地平；缓释或控释制剂，如非洛地平缓释片、硝苯地平控释片。降压作用主要通过阻滞细胞外 Ca^{2+} 经电压依赖 L 型钙通道进入血管平滑肌细胞内，减弱兴奋收缩偶联，降低阻力血管的收缩反应性。钙通道阻滞剂还能减轻 AT Ⅱ 和 α_1 肾上腺素能受体的缩血管效应，减少肾小管钠重吸收。钙通道阻滞剂降压起效迅速，降压疗效和降压幅度相对较强，短期治疗一般能降低血压 10%～15%，剂量与疗效呈正相关关系，疗效的个体差异性较小，与其他类型降压药物联合治疗能明显增强降压作用。除心衰外钙通道阻滞剂较少有治疗禁忌证，对血脂、血糖等代谢无明显影响，长期控制血压的能力和服药依从性较好。相对于其他种类降压药物，钙通道阻滞剂还具有以下优势：对老年患者有较好的降压疗效；高钠摄入不影响降压疗效；非甾体类抗炎药物不干扰降压作用；对嗜酒的患者也有显著降压作用；可用于合并糖尿病、冠心病或外周血管病患者；长期治疗时还具有抗动脉粥样硬化作用。主要缺点是开始治疗阶段有反射性交感活性增强，引起心率增快、面部潮红、头痛、下肢水肿等，尤其使用短效制剂时。非二氢吡啶类抑制心肌收缩及自律性和传导性，不宜在心衰、窦房结功能低下或心脏传导阻滞患者中应用。

（4）血管紧张素转换酶抑制药：根据化学结构分为巯基、羧酸基和磷酰基三类。常用的有卡托普利、依那普利、贝那普利、赖诺普利、西拉普利、培哚普利、雷米普利和福辛普利。降压作用主要通过抑制周围和组织的 ACEI，使 AT_{II} 生成减少，同时抑制激肽酶使缓激肽降解减少。降压起效缓慢，逐渐增强，在 3~4 周时达最大作用，限制钠盐摄入或联合使用利尿剂可使起效迅速和作用增强。ACEI 具有改善 IR 和减少尿蛋白作用，在肥胖、糖尿病和心脏、肾脏靶器官受损的高血压患者具有相对较好的疗效，特别适用于伴有心衰、心肌梗死后、糖耐量减退或糖尿病肾病的高血压患者。不良反应主要是刺激性干咳和血管性水肿。干咳发生率为 10%~20%，可能与体内缓激肽增多有关，停用后可消失。高钾血症、妊娠妇女和双侧肾动脉狭窄患者禁用。血肌酐超过 3mg/dl 的患者使用时需谨慎。

（5）AT_{II} 受体阻滞剂：常用的有氯沙坦、缬沙坦、伊贝沙坦、替米沙坦、坎地沙坦和奥美沙坦。降压作用主要通过阻滞组织的 AT_{II} 受体亚型 AT_1，更充分有效地阻断 AT_{II} 的水钠潴留、血管收缩与重构作用。近年来，注意到阻滞 AT_1 负反馈引起的 AT_{II} 增加，可激活另一受体亚型 AT_2，能进一步拮抗 AT_1 的生物学效应。降压作用起效缓慢，但持久而平稳，一般在 6~8 周时才达最大作用，作用持续时间能达到 24 小时以上。各种不同 AT_{II} 受体阻滞剂之间在降压强度上存在差异。低盐饮食或与利尿剂联合使用能明显增强疗效。多数 ARB 随剂量增大降压作用增强，治疗剂量窗较宽。最大的特点是直接与药物有关的不良反应很少，不引起刺激性干咳，持续治疗的依从性高。虽然在治疗对象和禁忌证方面与 ACEI 相同，但 ARB 具有自身疗效特点，在高血压治疗领域内，与 ACEI 并列作为目前推荐的常用的五大类降压药中的一类。

除了上述五大类主要的降压药物外，在降压药发展历史中还有一些药物，包括交感神经抑制剂，如利血平（reserpine）、可乐定（clonidine）；直接血管扩张药，如肼屈嗪（hydrazine）；α_1 受体阻滞剂，如哌唑嗪（prazosin）、特拉唑嗪（terazosin）、多沙唑嗪（doxazosin），曾多年用于临床并有一定的降压疗效，但因副作用较多，目前不主张单独使用，但是在复方制剂或联合治疗时还仍在使用。

3. 降压治疗方案 大多数无并发症或合并症患者可以单独或者联合使用噻嗪类利尿剂、β受体阻滞剂、CCB、ACEI 和 ARB，治疗应从小剂量开始，逐步递增剂量。临床实际使用时，患者心血管危险因素状况、靶器官损害、并发症、合并症、降压疗效、不良反应以及药物费用等，都可能影响降压药的具体选择。现在认为，2 级高血压（>160/100mmHg）患者在开始时就可以采用两种降压药物联合治疗，处方联合或者固定剂量联合，联合治疗有利于血压在相对较短的时间内达到目标值，也有利于减少不良反应。

联合治疗应采用不同降压机制的药物。比较合理的两种降压药联合治疗方案是：利尿剂与 β受体阻滞剂；利尿剂与 ACEI 或 ARB；二氢吡啶类钙通道阻滞剂与 β受体阻滞剂；钙通道阻滞剂与 ACEI 或 ARB。三种降压药合理的联合治疗方案除有禁忌证外必须包含利尿剂。采用合理的治疗方案和良好的治疗依从，一般可使患者在治疗后 3~6 个月达到血压控制目标值。对于有并发症或合并症患者，降压药和治疗方案选择应该个体化，具体内容见下文。

因为降压治疗的益处是通过长期控制血压达到的，所以高血压患者需要长期降压治疗，尤其是高危和极高危患者。在每个患者确立有效治疗方案并获得血压控制后，仍应继续治疗，不要随意停止治疗或频繁改变治疗方案，停服降压药后多数患者在半年内又回复到原来的高血压水平。在血压平稳控制 1～2 年后，可以根据需要逐渐减少降压药品种与剂量。由于高血压治疗的长期性，患者的治疗依从性十分重要。采取以下措施可以提高患者治疗依从性：医师与患者之间保持经常性的良好沟通；让患者和家属参与制订治疗计划；鼓励患者家中自测血压。

（三）有并发症和合并症的降压治疗

1. 脑血管病　在已发生过脑卒中的患者，降压治疗的目的是减少再次发生脑卒中。高血压合并脑血管病患者不能耐受血压下降过快，压力感受器敏感性减退，容易发生直立性低血压，因此降压过程应该缓慢、平稳，最好不减少脑血流量。可选择 ARB、长效钙通道阻滞剂、ACEI 或利尿剂。注意从单种药物小剂量开始，再缓慢递增剂量或联合治疗。

2. 冠心病　高血压合并稳定型心绞痛的降压治疗，应选择 β 受体阻滞剂、转换酶抑制剂和长效钙通道阻滞剂；发生过心肌梗死者应选择 ACEI 和 β 受体阻滞剂，预防心室重构。尽可能选用长效制剂，较少血压波动，控制 24 小时血压，尤其清晨血压高峰。

3. 心衰　高血压合并无症状左心室功能不全的降压治疗，应选择 ACEI 和 β 受体阻滞剂，注意从小剂量开始；有心衰症状的患者，应采用利尿剂、ACEI 或 ARB 和 β 受体阻滞剂联合治疗。

4. 慢性肾衰竭　终末期肾脏病时常有高血压，两者病情呈恶性循环。降压治疗的目的主要是延缓肾功能恶化，预防心、脑血管病发生。应该实施积极降压治疗策略，通常需要 3 种或 3 种以上降压药方能达到目标水平。ACEI 或 ARB 在早、中期能延缓肾功能恶化，但要注意在低血容量或病情晚期（肌酐清除率 <30ml/min 或血肌酐超过 265μmol/L，即 3.0mg/dl）有可能反而使肾功能恶化。血液透析患者仍需降压治疗。

5. 糖尿病　糖尿病与高血压常常合并存在，并发肾脏损害时高血压患病率达 70%～80%。1 型糖尿病在出现蛋白尿或肾功能减退前通常血压正常，高血压是肾病的一种表现；2 型糖尿病往往较早就与高血压并存。高血压患者约 10% 有糖尿病和糖耐量异常。多数糖尿病合并高血压患者往往同时有肥胖、血脂代谢紊乱和较严重的靶器官损害，属于心血管病的高危群体，约 80% 患者死于心、脑血管病。应该实施积极降压治疗策略，为了达到目标水平，通常在改善生活行为基础上需要 2 种以上降压药物联合治疗。ARB 或 ACEI、长效钙通道阻滞剂和小剂量利尿剂是较合理的选择。ACEI 或 ARB 能有效减轻和延缓糖尿病肾病的进展，改善血糖控制。

（四）顽固性高血压治疗

约 10% 高血压患者，尽管使用了三种以上合适剂量降压药联合治疗，血压仍未能达到目标水平，称为顽固性高血压或难治性高血压。对顽固性高血压的处理，首先要寻找原因，然后针对具体原因进行治疗，常见有以下一些原因。

1. 血压测量错误　袖带大小不合适，上臂围粗大者使用了普通袖带；袖带置于有弹性阻力的衣服（毛线衣）外面；放气速度过快；听诊器置于袖带内；在听诊器上向下用力较大。有些是间接测量血压方法引起的假性顽固。假性高血压可发生在广泛动脉粥样硬化和钙化的老年人，测量肱动脉血压时需要比硬化的动脉腔更高的袖带压力方能阻断血流。在以下情况时应怀疑假性高血压：血压明显升高而无靶器官损害；降压治疗后在无过多血压下降时产生明显的头晕、乏力等低血压症状；肱动脉处有钙化证据；肱动脉血压高于下肢动脉血压；重度单纯性收缩期高血压。

2. 降压治疗方案不合理　采用不合理的联合治疗不能显著增强降压效应；采用了对某些患者有明显不良反应的降压药，导致无法增加剂量提高疗效和不依从治疗；在三种降压药的联合治疗方案中无利尿剂。

3. 药物干扰降压作用　同时服用干扰降压作用的药物是血压难以控制的一个较隐蔽的原因。非甾体抗炎药引起水钠潴留，增强对升压激素的血管收缩反应，能抵消除钙通道阻滞剂外各种降压药的作用。拟交感胺类药物具有激动 α 肾上腺素能活性作用，如某些滴鼻液、抑制食欲的减肥药，长期使用可升高血压或干扰降压作用。三环类抗抑郁剂阻止交感神经末梢摄取利血平、可乐定等降压药。用于器官移植抗自身免疫的药物环孢素刺激内皮素释放，增加肾血管阻力，减少水钠排泄。治疗晚期肾脏疾病贫血的重组人促红细胞生成素能直接作用于血管，升高周围血管阻力。口服避孕药和糖皮质激素也有拮抗降压药的作用。

4. 容量超负荷 饮食钠摄入过多抵消降压药作用。肥胖、糖尿病、肾脏损害和慢性肾功能不全时通常有容量超负荷。在一些联合治疗依然未能控制血压的患者中，常发现未使用利尿剂，或者利尿剂的选择和剂量不合理。可以采用短期强化利尿治疗试验来判断，联合服用长作用的噻嗪类利尿剂和短作用的袢利尿剂观察治疗效应。

5. IR 是肥胖和糖尿病患者发生顽固性高血压的主要原因。在降压药治疗基础上联合使用胰岛素增敏剂，可以明显改善血压控制。肥胖者减轻体重 5kg 就能显著降低血压或减少所使用的降压药数量。

6. 继发性高血压 见本章第二节，其中肾动脉狭窄和原发性醛固酮增多症是最常见的原因，尤其在老年患者。约 1/3 原发性醛固酮增多症患者表现为顽固性高血压，而且有些患者无低钾血症。在老年高血压患者中隐性甲状腺功能减退者不少见。

另外，睡眠呼吸暂停低通气综合征、过多饮酒和重度吸烟也是造成顽固性高血压的原因。

顽固性高血压的处理应该建立在上述可能原因评估的基础上，大多数患者可以找到原因并加以纠正。如果依然不能控制血压，应该进一步进行血流动力学和神经激素检查。如果所有的方法都失败了，宜短时期停止药物治疗，严密监测血压，重新开始新的治疗方案，可能有助于打破血压升高的恶性循环。

【高血压急症】

在高血压发展过程的任何阶段和其他疾病急症时，可以出现严重危及生命的血压升高，需要做紧急处理。高血压急症是指短时期内（数小时或数天）血压重度升高，舒张压＞130mmHg 和（或）收缩压＞200mmHg，伴有重要器官组织如心脏、脑、肾脏、眼底、大动脉的严重功能障碍或不可逆性损害。

高血压急症可以发生在高血压患者，表现为高血压危象或高血压脑病；也可发生在其他许多疾病过程中，主要在心、脑血管病急性阶段，如脑出血、蛛网膜下腔出血、缺血性脑梗死、急性左心室衰竭、心绞痛、急性主动脉夹层、急性肾衰竭和慢性肾衰竭等情况时。

及时正确处理高血压急症十分重要，可在短时间内使病情缓解，预防进行性或不可逆性靶器官损害，降低死亡率。根据降压治疗的紧迫程度，可分为紧急和次急两类。前者需要在几分钟到 1 小时内迅速降低血压，采用静脉途径给药；后者需要在几小时至 24 小时降低血压，可使用快速起效的口服降压药。

（一）治疗原则

1. 迅速降低血压 选择适宜有效的降压药物，放置静脉输液管，静脉滴注给药，同时应经常不断测量血压或无创性血压监测。静脉滴注给药的优点是便于调整给药的剂量。如果情况允许，及早开始口服降压药治疗。

2. 控制性降压 高血压急症时短时间内血压急剧下降，有可能使重要器官的血流灌注明显减少，应采取逐步控制性降压，一般情况下，初始阶段（数分钟到 1 小时）血压控制的目标为平均动脉压的降低幅度不超过治疗前水平的 25%；在随后的 2～6 小时将血压降至较安全水平，一般为 160/100mmHg 左右；如果可耐受，临床情况稳定，在随后 24～48 小时逐步降至正常水平。在随后的 1～2 周，再将血压逐步降到正常水平。

3. 合理选择降压药 高血压急症处理对降压药的选择，要求起效迅速，短时间内达到最大作用；作用持续时间短，停药后作用消失较快；不良反应较小。另外，最好在降压过程中不明显影响心率、心输出量和脑血流量。硝普钠、硝酸甘油、尼卡地平和地尔硫革注射液相对比较理想。在大多数情况下，硝普钠往往是首选的药物。

4. 避免使用的药物 应注意有些降压药不适宜用于高血压急症，甚至有害。利血平肌内注射的降压作用起始较慢，如果短时间内反复注射又导致难以预测的蓄积效应，发生严重低血压；引起明显嗜睡反应，干扰对神志状态的判断。因此，不主张用利血平治疗高血压急症。治疗开始时也不宜使用强力的利尿药，除非有心衰或明显的体液容量负荷过度，因为多数高血压急症时交感神经系统和 RAAS 过度激活，外周血管阻力明显升高，患者体内循环血容量减少，强力利尿是危险的。

（二）降压药选择与应用

1. 硝普钠（sodium nitroprusside） 能同时直接扩张动脉和静脉，降低前、后负荷。开始时以 50mg/500ml 浓度每分钟 10～25μg 速率静脉滴注，立即发挥降压作用。使用硝普钠必须密切观察血压，根据血压水平仔细调节滴注速率，稍有改变就可引起血压较大波动。停止滴注后，作用仅维持 3～5 分钟。硝普钠可用于各种高血压急症。在通常剂量下不良反应轻微，有恶心、呕吐、肌肉颤动。滴注部位如药物外渗可引起局部皮肤和组织反应。硝普钠在体内红细胞中代谢产生氰化物，长期或大剂量使用应注意可能发生硫氰酸中毒，尤其在肾功能损害者。

2. 硝酸甘油（nitroglycerin） 扩张静脉和选择性扩张冠状动脉与大动脉。开始时以每分钟 5～10μg 速率静脉滴注，然后每 5～10 分钟增加滴注速率至每分钟 20～50μg。降压起效迅速，停药后数分钟作用消失。硝酸甘油主要用于急性心衰或急性冠脉综合征时高血压急症，不良反应有心动过速、面部潮红、头痛和呕吐等。

3. 尼卡地平（nicardipine） 是二氢吡啶类钙通道阻滞剂，作用迅速，持续时间较短，降压同时改善脑血流量。开始时从每分钟 0.5μg/kg 静脉滴注，逐步增加剂量到每分钟 6μg/kg。尼卡地平主要用于高血压危象或急性脑血管病时高血压急症，不良反应有心动过速、面部潮红等。

4. 地尔硫革（diltiazem） 是非二氢吡啶类钙通道阻滞剂，降压同时具有改善冠状动脉血流量和控制快速性室上性心律失常作用。配制成 50mg/500ml 浓度，以每小时 5～15mg 速率静脉滴注，根据血压变化调整速率。地尔硫革主要用于高血压危象或急性冠脉综合征，不良反应有头痛、面部潮红等。

5. 拉贝洛尔（labetalol） 是兼有 α 受体阻滞作用的 β 受体阻滞剂，起效较迅速（5～10 分钟），但持续时间较长（3～6 小时）。开始时缓慢静脉注射 50mg，以后可以每隔 15 分钟重复注射，总剂量不超过 300mg，也可以每分钟 0.5～2mg 速率静脉滴注。拉贝洛尔主要用于妊娠或肾衰竭时高血压急症，不良反应有头晕、直立性低血压、心脏传导阻滞等。

6. 三甲噻方（trimetaphan） 是神经节阻滞剂，已经不用于通常的降压治疗，但在主动脉夹层的高血压急症处理中却是最佳的可选择药物，降压的同时降低主动脉剪切力，阻止夹层扩展。以 1g/L 浓度每分钟 0.5～5mg 速度静脉滴注。三甲噻方同时阻断交感和副交感神经，不良反应较多，主要有直立性低血压、排便和解尿困难。

（三）几种常见高血压急症的处理原则

1. 脑出血 脑出血急性期时血压明显升高多数是由于应激反应和颅内压增高，原则上实施血压监控与管理，不实施降压治疗，因为降压治疗有可能进一步减少脑组织的血流灌注，加重脑缺血和脑水肿。只有在血压极度升高情况时，即 >200/130mmHg，才考虑严密血压监测下进行降压治疗。血压控制目标不能低于 160/100mmHg。

2. 脑梗死 脑梗死患者在数天内血压常自行下降，而且波动较大，一般不需要做高血压急症处理。

3. 急性冠脉综合征 部分患者在起病数小时内血压升高，大多见于前壁心肌梗死，主要是舒张压升高，可能与疼痛和心肌缺血的应激反应有关。血压升高增加心肌耗氧量，加重心肌缺血和扩大梗死面积；有可能增加溶栓治疗过程中脑出血发生率。可选择硝酸甘油或地尔硫草静脉滴注，也可选择口服 β 受体阻滞剂和 ACEI 治疗。血压控制目标是疼痛消失，舒张压＜100mmHg。

4. 急性左心室衰竭　降压治疗对伴有高血压的急性左心室衰竭有较明显的独特疗效，降压治疗后症状和体征能较快缓解。应该选择能有效减轻心脏前、后负荷又不加重心脏工作的降压药物，硝普钠或硝酸甘油是较佳的选择。需要时还应静脉注射袢利尿剂。

第二节　继发性高血压

继发性高血压是指由某些确定的疾病或病因引起的血压升高，约占所有高血压的 5%。继发性高血压尽管所占比例并不高，但绝对人数仍相当多，而且不少继发性高血压，如原发性醛固酮增多症、嗜铬细胞瘤、肾血管性高血压、肾素分泌瘤等，可通过手术得到根治或改善。因此，及早明确诊断能明显提高治愈率或阻止病情进展。

临床上凡遇到以下情况时，要进行全面详尽的筛选检查：①中、重度血压升高的年轻患者；②症状、体征或实验室检查有怀疑线索，如肢体脉搏搏动不对称性减弱或缺失，腹部听到粗糙的血管杂音，近期有明显怕热、多汗、消瘦，血尿或明显蛋白尿等；③降压药联合治疗效果很差，或者治疗过程中血压曾经控制良好但近期内又明显升高；④急进性和恶性高血压患者。

（一）肾实质性高血压

肾实质性高血压包括急、慢性肾小球肾炎，糖尿病性肾病，慢性肾盂肾炎，多囊肾和肾移植后等多种肾脏病变引起的高血压，是最常见的继发性高血压。所有肾脏疾病在终末期肾病阶段 80%～90%有高血压。肾实质性高血压的发生主要是由于肾单位大量丢失，导致水钠潴留和细胞外容量增加，以及肾脏 RAAS 激活与排钠减少。高血压又进一步升高肾小球内囊压力，形成恶性循环，加重肾脏病变。

各种肾脏疾病的检查和诊断可参阅有关章节。临床上有时难以将肾实质性高血压与原发性高血压伴肾脏损害区别开来。一般而言，除了恶性高血压，原发性高血压很少出现明显蛋白尿，血尿罕见，肾功能减退首先从肾小管浓缩功能开始，肾小球滤过功能仍可长期保持正常或增强，直到最后阶段才有肾小球滤过降低，血肌酐上升；肾实质性高血压往往在发现血压升高时已经有蛋白尿、血尿和贫血，肾小球滤过功能减退，肌酐清除率下降。如果条件允许，肾穿刺组织学检查有助于确立诊断。

肾实质性高血压必须严格限制钠盐摄入，每天＜3g；使用降压药物联合治疗，通常需要 3 种或 3 种以上，将血压控制在 130/80mmHg 以下；联合治疗方案中应包括 ACEI 或 ARB，有利于减少尿蛋白，延缓肾功能恶化。

（二）肾血管性高血压

肾血管性高血压是单侧或双侧肾动脉主干或分支狭窄引起的高血压。常见病因有多发性大动脉炎，肾动脉纤维肌性发育不良和动脉粥样硬化，前两者主要见于青少年，后者见于老年人。肾血管性高血压的发生是由于肾血管狭窄，导致肾脏缺血，激活 RAAS。早期解除狭窄，可使血压恢复正常；后期解除狭窄，因为已经有高血压维持机制参与或肾功能减退，血压也不能恢复正常。

凡进展迅速或突然加重的高血压，均应怀疑本病。本病大多有舒张压中、重度升高，体检时在上腹部或背部肋脊角处可闻及血管杂音。大剂量快速静脉肾盂造影、多普勒超声、放射性核素肾图有助于诊断，肾动脉造影可明确诊断并提供具体狭窄部位。分侧肾静脉肾素活性测定可预测手术治疗效果。

治疗方法可根据病情和条件选择经皮肾动脉成形术，手术和药物治疗。治疗的目的不仅在于降低血压，还在于保护肾功能。经皮肾动脉成形术较简便，对单侧非开口处局限性狭窄效果较好。

手术治疗包括血运重建术，肾移植术和肾切除术，适用于不宜经皮肾动脉成形术患者。不适宜上述治疗的患者，可采用降压药物联合治疗。需要注意，双侧肾动脉狭窄、肾功能已受损或非狭窄侧肾功能较差患者禁忌使用 ACEI 或 ARB，因为这类药物解除了缺血肾脏出球小动脉的收缩作用，使肾小球内囊压力下降，肾功能恶化。

（三）原发性醛固酮增多症

本病是肾上腺皮质增生或肿瘤分泌过多醛固酮所致。临床上以长期高血压伴低血钾为特征，少数患者血钾正常，临床上因此常忽视了对本病的进一步检查。由于电解质代谢障碍，本病可有肌无力、周期性麻痹（即周期性瘫痪）、烦渴、多尿等症状。血压大多为轻、中度升高，约 1/3 患者表现为顽固性高血压。实验室检查有低血钾、高血钠、代谢性碱中毒、血浆肾素活性降低、血浆及尿醛固酮增多。血浆醛固酮/血浆肾素活性值增大有较高诊断敏感性和特异性。超声、放射性核素、CT、MRI 可确定病变性质和部位。选择性双侧肾上腺静脉血激素测定，对诊断确有困难的患者，有较高的诊断价值。

如果本病是肾上腺皮质腺瘤或癌肿所致，手术切除是最好的治疗方法。如果是肾上腺皮质增生，也可作肾上腺大部切除术，但效果相对较差，一般仍需使用降压药物治疗，选择醛固酮拮抗剂螺内酯和长效钙通道阻滞剂。

（四）嗜铬细胞瘤

嗜铬细胞瘤起源于肾上腺髓质、交感神经节和体内其他部位嗜铬组织，肿瘤间歇或持续释放过多肾上腺素、去甲肾上腺素与多巴胺。临床表现变化多端，典型的发作表现为阵发性血压升高伴心动过速、头痛、出汗、面色苍白。在发作期间可测定血或尿儿茶酚胺或其代谢产物 3-甲氧基-4-羟基苦杏仁酸（VMA），如有显著增高，提示嗜铬细胞瘤。超声、放射性核素、CT 或磁共振等可作定位诊断。

嗜铬细胞瘤大多为良性，约 10% 嗜铬细胞瘤为恶性，手术切除效果好。手术前或恶性病变已有多处转移无法手术者，选择 α 和 β 受体阻滞剂联合降压治疗。

（五）皮质醇增多症

皮质醇增多症又称库欣综合征，主要是由于促肾上腺皮质激素（ACTH）分泌过多导致肾上腺皮质增生或者肾上腺皮质腺瘤，引起糖皮质激素过多。80% 患者有高血压，同时有向心性肥胖、满月脸、水牛背、皮肤紫纹、毛发增多、血糖增高等表现。24 小时尿中 17-羟类固醇和 17-酮类固醇增多，地塞米松抑制试验和肾上腺皮质激素兴奋试验有助于诊断。颅内蝶鞍 X 线检查，肾上腺CT，放射性核素肾上腺扫描可确定病变部位。治疗主要采用手术、放射和药物方法根治病变本身，降压治疗可采用利尿剂或与其他降压药物联合应用。

（六）主动脉缩窄

主动脉缩窄多数为先天性，少数是多发性大动脉炎所致。临床表现为上臂血压增高，而下肢血压不高或降低。在肩胛间区、胸骨旁、腋部有侧支循环的动脉搏动和杂音，腹部听诊有血管杂音。胸部 X 线检查可见肋骨受侧支动脉侵蚀引起的切迹。主动脉造影可确定诊断。治疗主要采用介入扩张支架植入或血管手术方法。

第七章　动脉粥样硬化和冠状动脉粥样硬化性心脏病

第一节　动脉粥样硬化

动脉粥样硬化（atherosclerosis）是一组称为动脉硬化的血管病中最常见、最重要的一种。各种动脉硬化的共同特点是动脉管壁增厚变硬、失去弹性和管腔缩小。动脉粥样硬化的特点是受累动脉的病变从内膜开始，先后有多种病变合并存在，包括局部有脂质和复合糖类积聚、纤维组织增生和钙质沉着形成斑块，并有动脉中层的逐渐退变，继发性病变尚有斑块内出血、斑块破裂及局部血栓形成（称为动脉粥样硬化-血栓形成，atherosclerosis-thrombosis）。现代细胞和分子生物学技术显示动脉粥样硬化病变具有巨噬细胞游移、平滑肌细胞增生；大量胶原纤维、弹力纤维和蛋白多糖等结缔组织基质形成；以及细胞内、外脂质积聚的特点。由于在动脉内膜积聚的脂质外观呈黄色粥样，因此称为动脉粥样硬化。

其他常见的动脉硬化类型还有小动脉硬化（arteriolosclerosis）和动脉中层硬化（Monckeberg's arteriosclerosis）。前者是小型动脉弥漫性增生性病变，主要发生在高血压患者。后者多累及中型动脉，常见于四肢动脉，尤其是下肢动脉，在管壁中层有广泛钙沉积，除非合并粥样硬化，多不产生明显症状，其临床意义不大。

鉴于动脉粥样硬化虽仅是动脉硬化的一种类型，但因临床上多见且意义重大，因此习惯上简称之"动脉硬化"。

【病因和发病情况】

本病病因尚未完全确定，对常见的冠状动脉粥样硬化所进行的广泛而深入的研究表明，本病是多病因的疾病，即多种因素作用于不同环节所致，这些因素称为危险因素（risk factor）。主要的危险因素有以下几种。

（一）年龄、性别

本病临床上多见于 40 岁以上的中、老年人，49 岁以后进展较快，但在一些青壮年人甚至儿童的尸检中，也曾发现他们的动脉有早期的粥样硬化病变，提示这时病变已开始。近年来，临床发病年龄有年轻化趋势。男性与女性相比，女性发病率较低，但在更年期后发病率增加。年龄和性别属于不可改变的危险因素。

（二）血脂异常

脂质代谢异常是动脉粥样硬化最重要的危险因素。总胆固醇（total cholesterol，TC）、甘油三酯（triglyceride，TG）、低密度脂蛋白（low density lipoprotein，LDL，即 β 脂蛋白，特别是氧化的低密度脂蛋白）或极低密度脂蛋白（very low density lipoprotein，VLDL，即前 β 脂蛋白）增高，相应的载脂蛋白 B（ApoB）增高；高密度脂蛋白（high density lipoprotein，HDL，即 α 脂蛋白）减低，载脂蛋白 A（apoprotein A，ApoA）降低都被认为是危险因素。此外脂蛋白（a）[Lp（a）]增高也可能是独立的危险因素。在临床实践中，以 TC 及 LDL 增高最受关注。

（三）高血压

血压增高与本病关系密切。60%～70%的冠状动脉粥样硬化患者有高血压，高血压患者患本病的概率较血压正常者高 3～4 倍。收缩压和舒张压增高都与本病密切相关。

（四）吸烟

吸烟者与不吸烟者比较，本病的发病率和病死率增高2~6倍，且与每日吸烟的支数成正比。被动吸烟也是危险因素。

（五）糖尿病和糖耐量异常

糖尿病患者中不仅本病发病率较非糖尿病者高出数倍，且病变进展迅速。本病患者糖耐量减低者也十分常见。

其他的危险因素尚有：①肥胖。②从事体力活动少，脑力活动紧张，经常有工作紧迫感者。③西方的饮食方式：常进食较高热量、含较多动物性脂肪、高胆固醇、高糖和盐的食物者。④遗传因素：家族中有在年龄<50岁时患本病者，其近亲得病的机会可5倍于无这种情况的家族。常染色体显性遗传所致的家族性高脂血症是这些家族成员易患本病的因素。此外，近年已克隆出与人类动脉粥样硬化危险因素相关的易感或突变基因200种以上。⑤性情急躁、好胜心和竞争性强、不善于劳逸结合的A型性格者。

近年提出肥胖与血脂异常、高血压、糖尿病和糖耐量异常同时存在时称为"代谢综合征"是本病重要的危险因素。

新近发现的危险因素还有：①血中同型半胱氨酸增高；②IR增强；③血中纤维蛋白原及一些凝血因子增高；④病毒、衣原体感染等。

近年来由于人民卫生事业的发展，许多传染病得到控制，人民平均期望寿命延长，生活水平提高，滋长的不健康的生活方式使本病相对和绝对发生率增高，现已跃居于导致人口死亡的主要原因之列。

【发病机制】

对本病发病机制，曾有多种学说从不同角度来阐述，包括脂质浸润学说、血栓形成学说、平滑肌细胞克隆学说等。近年多数学者支持"内皮损伤-反应学说"，认为本病各种主要危险因素最终都损伤动脉内膜，而粥样硬化病变的形成是动脉对内膜损伤作出的炎症-纤维增生性反应的结果。

动脉内膜受损可为功能紊乱或解剖损伤。在长期高脂血症的情况下，增高的脂蛋白中主要是氧化修饰的低密度脂蛋白（ox LDL）和胆固醇对动脉内膜造成功能性损伤，使内皮细胞和白细胞（单核细胞和淋巴细胞）表面特性发生变化，黏附因子表达增加。单核细胞黏附在内皮细胞上的数量增多，并从内皮细胞之间移入内膜下成为巨噬细胞，通过清道夫受体吞噬ox LDL，转变为泡沫细胞形成最早的粥样硬化病变脂质条纹。巨噬细胞能氧化LDL形成过氧化物和超氧化离子，还能合成和分泌至少6种细胞因子，在这些细胞因子的作用下，促使脂肪条纹演变为纤维脂肪病变，再发展为纤维斑块。

在血流动力学发生变化的情况下，如血压增高、血管局部狭窄所产生的湍流和切应力变化等，使动脉内膜内皮细胞间的连续性中断，内皮细胞回缩，从而暴露内膜下的组织。此时血小板活化因子激活血液中的血小板，使之黏附、聚集于内膜上，形成附壁血栓。血小板可释出许多细胞因子。这些因子进入动脉壁，也对促发粥样硬化病变中平滑肌细胞增生起重要作用。

【病理解剖和病理生理】

动脉粥样硬化的病理变化主要累及体循环系统的大型肌弹力型动脉（如主动脉）和中型肌弹力型动脉（以冠状动脉和脑动脉罹患最多，肢体各动脉、肾动脉和肠系膜动脉次之，下肢多于上肢），而肺循环动脉极少受累。病变分布多为数个组织器官的动脉同时受累。最早出现病变的部位多在主动脉后壁及肋间动脉开口等血管分支处。

正常动脉壁由内膜、中膜和外膜三层构成。动脉粥样硬化时相继出现脂质点和条纹、粥样和纤维粥样斑块、复合病变3类变化。美国心脏病学会根据其病变发展过程将其细分为6型：

Ⅰ型脂质点。动脉内膜出现小黄点，为小范围的巨噬细胞含脂滴形成泡沫细胞积聚。

Ⅱ型脂质条纹。动脉内膜见黄色条纹，为巨噬细胞成层并含脂滴，内膜有平滑肌细胞也含脂滴，有 T 淋巴细胞浸润。

Ⅲ型斑块前期。细胞外出现较多脂滴，在内膜和中膜平滑肌层之间形成脂核，但尚未形成脂质池。

Ⅳ型粥样斑块。脂质积聚多，形成脂质池，内膜结构破坏，动脉壁变形。

Ⅴ型纤维粥样斑块，为动脉粥样硬化最具特征性的病变，呈白色斑块突入动脉腔内引起管腔狭窄。斑块表面内膜被破坏而由增生的纤维膜（纤维帽）覆盖于脂质池之上。病变可向中膜扩展，破坏管壁，并同时可有纤维结缔组织增生、变性坏死等继发病变。

Ⅵ型复合病变，为严重病变，由纤维斑块发生出血、坏死、溃疡、钙化和附壁血栓所形成。粥样斑块可因内膜表面破溃而形成所谓粥样溃疡。破溃后粥样物质进入血流成为栓子。

近年来由于冠状动脉造影的普及和冠状动脉内超声成像技术的进展，对不同的冠心病患者的斑块性状有了更直接和更清晰的认识。从临床的角度来看，动脉粥样硬化的斑块基本上可分为两类：一类是稳定型即纤维帽较厚而脂质池较小的斑块；而另一类是不稳定型（又称为易损型）斑块，其纤维帽较薄，脂质池较大易于破裂。而就是这种斑块的破裂导致了心血管急性事件的发生。导致动脉粥样硬化斑块不稳定的因素包括血流动力学变化、应激、炎症反应等。其中炎症反应在动脉粥样硬化斑块不稳定和斑块破裂中起着重要作用。动脉粥样硬化斑块不稳定反映其纤维帽的机械强度和损伤强度的失平衡。斑块破裂释放组织因子和血小板活化因子，使血小板迅速黏附聚集形成白色血栓，血栓形成使血管急性闭塞而导致严重的持续的心肌缺血。同时斑块破裂导致大量的炎症因子的释放，可以上调促凝物质的表达，并能促进纤溶酶原激活剂抑制物-1 的合成，从而加重血栓形成，并演变为红色血栓。

从动脉粥样硬化的慢性经过来看，受累动脉弹性减弱，脆性增加，其管腔逐渐变窄甚至完全闭塞，也可扩张而形成动脉瘤。视受累的动脉和侧支循环建立情况的不同，可引起整个循环系统或个别器官的功能紊乱：

1. 主动脉因粥样硬化而致管壁弹性降低　当心脏收缩时，它暂时膨胀而保留部分心脏排出血液的作用减弱，使收缩压升高而舒张压降低，脉压增宽。主动脉形成动脉瘤时，管壁为纤维组织所取代，不但失去紧张性而且向外膨隆。这些都足以影响全身血流的调节，加重心脏的负担。

2. 内脏或四肢动脉管腔狭窄或闭塞　在侧支循环不能代偿的情况下使器官和组织的血液供应发生障碍，产生缺血、纤维化或坏死。如冠状动脉粥样硬化可引起心绞痛、心肌梗死或心肌纤维化；脑动脉粥样硬化引起脑梗死或脑萎缩；肾动脉粥样硬化引起高血压或肾脏萎缩；下肢动脉粥样硬化引起间歇性跛行或下肢坏疽等。

本病病理变化进展缓慢，除非有不稳定斑块破裂造成意外，明显的病变多见于壮年以后。现已有不少资料证明，实验动物的动脉粥样硬化病变，在用药物治疗和停止致动脉粥样硬化饲料一段时间后，病变甚至可完全消退。在人体经血管造影或腔内超声检查证实，控制和治疗各危险因素一段时间后，较早期的动脉粥样硬化病变可部分消退。

【分期和分类】

本病发展过程可分为 4 期，但临床上各期并非严格按序出现，各期还可交替或同时出现。

1. 无症状期　或称亚临床期，其过程长短不一，包括从较早的病理变化开始，直到动脉粥样硬化已经形成，但尚无器官或组织受累的临床表现。

2. 缺血期　由于血管狭窄而产生器官缺血的症状。

3. 坏死期　由于血管内急性血栓形成使管腔闭塞而产生器官组织坏死的表现。

4. 纤维化期　长期缺血，器官组织纤维化萎缩而引起症状。

按受累动脉部位的不同，本病有主动脉及其主要分支、冠状动脉、颈动脉、脑动脉、肾动脉、肠系膜动脉和四肢动脉粥样硬化等类别。

【临床表现】

主要是有关器官受累后出现的病象。

1. 一般表现 可能出现脑力与体力衰退。

2. 主动脉粥样硬化 大多数无特异性症状。主动脉广泛粥样硬化病变，可出现主动脉弹性降低的相关表现：如收缩期血压升高、脉压增宽、桡动脉触诊可类似促脉等。X 线检查可见主动脉结向左上方凸出，有时可见片状或弧状钙质沉着阴影。

主动脉粥样硬化最主要的后果是形成主动脉瘤，以发生在肾动脉开口以下的腹主动脉处为最多见，其次在主动脉弓和降主动脉。腹主动脉瘤多在体检时查见腹部有搏动性肿块而发现，腹壁上相应部位可听到杂音，股动脉搏动可减弱。胸主动脉瘤可引起胸痛、气急、吞咽困难、咯血、声带因喉返神经受压而麻痹引起声音嘶哑、气管移位或阻塞、上腔静脉或肺动脉受压等表现。X 线检查可见主动脉的相应部位增大；主动脉造影可显示梭形或囊样的动脉瘤。二维超声、X 线或磁共振显像可显示瘤样主动脉扩张。主动脉瘤一旦破裂，可迅速致命。在动脉粥样硬化的基础上也可发生动脉夹层分离。

3. 冠状动脉粥样硬化 将在下节详述。

4. 颅脑动脉粥样硬化 颅脑动脉粥样硬化最常侵犯颈内动脉、基底动脉和椎动脉，颈内动脉入脑处为特别好发区，病变多集中在血管分叉处。粥样斑块造成血管狭窄、脑供血不足或局部血栓形成或斑块破裂、碎片脱落造成脑栓塞等脑血管意外（缺血性脑卒中）；长期慢性脑缺血造成脑萎缩时，可发展为血管性痴呆。

5. 肾动脉粥样硬化 可引起顽固性高血压，年龄在 55 岁以上而突然发生高血压者，应考虑本病的可能。如发生肾动脉血栓形成，可引起肾区疼痛、尿闭和发热等。长期肾脏缺血可致肾萎缩并发展为肾衰竭。

6. 肠系膜动脉粥样硬化 可能引起消化不良、肠道张力减低、便秘和腹痛等症状。血栓形成时，有剧烈腹痛、腹胀和发热。肠壁坏死时，可引起便血、麻痹性肠梗阻和休克等症状。

7. 四肢动脉粥样硬化 以下肢动脉较多见，由于血供障碍而引起下肢发凉、麻木和典型的间歇性跛行，即行走时发生腓肠肌麻木、疼痛以至痉挛，休息后消失，再走时又出现；严重者可持续性疼痛，下肢动脉尤其是足背动脉搏动减弱或消失。如动脉管腔完全闭塞时可产生坏疽。

【实验室检查】

本病尚缺乏敏感而又特异性的早期实验室诊断方法。部分患者有脂质代谢异常，主要表现为血 TC 增高、LDL-C 增高、HDL-C 降低、甘油三酯增高，ApoA 降低，ApoB 和 Lp（a）增高。X 线检查除前述主动脉粥样硬化的表现外，选择性或数字减影法动脉造影可显示冠状动脉、脑动脉、肾动脉、肠系膜动脉和四肢动脉粥样硬化所造成的管腔狭窄或动脉瘤病变，以及病变的所在部位、范围和程度，有助于确定介入或外科治疗的适应证和选择施行手术的方式。多普勒超声检查有助于判断颈动脉、四肢动脉和肾动脉的血流情况和血管病变。脑电阻抗图、脑电图、X 线、CT 或磁共振显像有助于判断脑动脉的功能情况以及脑组织的病变情况。放射性核素心脏检查、超声心动图检查、心电图检查和它们的负荷试验所示的特征性变化有助于诊断冠状动脉粥样硬化性心脏病，血管造影包括冠状动脉造影在内是诊断动脉粥样硬化最直接的方法。血管内超声显像和血管镜检查是辅助血管内介入治疗的新的检查方法。

【诊断和鉴别诊断】

本病发展到相当程度，尤其是有器官明显病变时，诊断并不困难，但早期诊断很不容易。年长患者如检查发现血脂异常，X 线、超声及动脉造影发现血管狭窄性或扩张性病变，应首先考虑诊断本病。

主动脉粥样硬化引起的主动脉变化和主动脉瘤，需与梅毒性主动脉炎和主动脉瘤以及纵隔肿瘤相鉴别；冠状动脉粥样硬化引起的心绞痛和心肌梗死，需与冠状动脉其他病变所引起者相鉴别；心肌纤维化需与其他心脏病特别是原发性扩张型心肌病相鉴别；脑动脉粥样硬化所引起的脑血管意外，需与其他原因引起的脑血管意外相鉴别；肾动脉粥样硬化所引起的高血压，需与其他原因的高血压相鉴别；肾动脉血栓形成需与肾结石相鉴别；四肢动脉粥样硬化所产生的症状需与其他病因的动脉病变所引起者鉴别。

【预后】

本病预后随病变部位、程度、血管狭窄发展速度、受累器官受损情况和有无并发症而不同。病变涉及心、脑、肾等重要脏器动脉则预后不良。

【防治】

首先应积极预防动脉粥样硬化的发生。如已发生，应积极治疗，防止病变发展并争取逆转。已发生并发症者，及时治疗，防止其恶化，延长患者寿命。

（一）一般防治措施

1. 发挥患者的主观能动性配合治疗　已有客观根据证明：经过合理防治可以延缓和阻止病变进展，甚至可使之逆转消退，患者可维持一定的生活和工作能力。此外，缓慢进展的病变本身又可以促使动脉侧支循环的形成，使病情得到改善。因此说服患者耐心接受长期的防治措施至关重要。

2. 合理的膳食

（1）控制膳食总热量，以维持正常体重为度，40 岁以上者尤应预防发胖。BMI 一般以 20～24kg/m^2 为正常范围，或以腰围为标准，一般以女性≥80cm，男性≥85cm 为超标。

（2）超过正常标准体重者，应减少每日进食的总热量，食用低脂（脂肪摄入量不超过总热量的 30%，其中动物性脂肪不超过 10%）、低胆固醇食物，并限制酒和蔗糖及含糖食物的摄入。提倡饮食清淡，多食富含维生素 C（如新鲜蔬菜、瓜果）和植物蛋白（如豆类及其制品）的食物，尽量以花生油、豆油、菜籽油等植物油为食用油。

（3）年过 40 岁者即使血脂无异常，也应避免经常食用过多的动物性脂肪和含胆固醇较高的食物，如肥肉，或肝、脑、肾、肺等内脏、猪油、蛋黄、蟹黄、鱼子、奶油及其制品、椰子油、可可油等。以食用低胆固醇、低动物性脂肪食物，如鱼、禽肉、各种瘦肉、豆制品等为宜。

（4）已确诊有冠状动脉粥样硬化者，严禁暴饮暴食，以免诱发心绞痛或心肌梗死。合并有高血压或心衰者，应同时限制食盐摄入量。

3. 适当的体力劳动和体育活动　参加一定的体力劳动和体育活动，对预防肥胖、锻炼循环系统的功能和调整血脂代谢均有裨益，是预防本病的一项积极措施。体力活动量应根据原来身体情况、体力活动习惯和心脏功能状态而定，以不过多增加心脏负担和不引起不适感觉为原则。体育活动要循序渐进，不宜勉强做剧烈活动。对老年人提倡散步（每日 1 小时，可分次进行），做保健体操，打太极拳等。

4. 合理安排工作和生活　生活要有规律，保持乐观、愉快的情绪，避免过度劳累和情绪激动，注意劳逸结合，保证充分睡眠。

5. 提倡不吸烟，不饮烈性酒　虽然少量低浓度酒能提高血 HDL，但长期饮用会引起其他问题，因此不宜提倡。

6. 积极控制与本病有关的一些危险因素　包括高血压、糖尿病、高脂血症、肥胖症等。

不少学者认为，本病的预防措施应从儿童期开始，即儿童也不宜进食高胆固醇、高动物性脂肪的饮食，亦宜避免摄食过量，防止发胖。

（二）药物治疗

1. 调整血脂药物　血脂异常的患者，经上述饮食调节和注意进行体力活动 3 个月后，未达到目标水平者，应选用以他汀类降低 TC 和 LDL-C 为主的调脂药，其他如贝特类、烟酸类、不饱和脂肪酸等。

2. 抗血小板药物 抗血小板黏附和聚集的药物，可防止血栓形成，可能有助于防止血管阻塞性病变病情发展，用于预防冠状动脉和脑动脉血栓栓塞。最常用者为阿司匹林，其他尚有氯吡格雷、阿昔单抗、埃替非巴肽、替罗非班等药。

3. 溶血栓和抗凝药物 对动脉内形成血栓导致管腔狭窄或阻塞者，可用溶栓制剂，继而用抗凝药。

4. 针对缺血症状的相应治疗 如心绞痛时应用血管扩张药及 β 受体阻滞剂等。

（三）介入和外科手术治疗

对狭窄或闭塞的血管，特别是冠状动脉、肾动脉和四肢动脉施行再通或重建或旁路移植等外科手术，以恢复动脉的供血。用带球囊的导管进行经皮腔内血管成形术，将突入动脉管腔的粥样物质压向动脉壁而使血管畅通；在此基础上发展了经皮腔内血管旋切术、旋磨术、激光成形术等多种介入治疗，将粥样物质切下、磨碎、气化吸出而使血管再通。目前应用最多的还是经皮腔内血管成形术和支架植入术，包括药物洗脱支架植入术。

第二节　冠状动脉粥样硬化性心脏病

冠状动脉粥样硬化性心脏病（coronary atherosclerotic heart disease）指冠状动脉粥样硬化使血管腔狭窄或阻塞，和（或）因冠状动脉功能性改变（痉挛）导致心肌缺血缺氧或坏死而引起的心脏病，统称冠状动脉性心脏病（coronary heart disease），简称冠心病，亦称缺血性心脏病（ischemic heart disease）。

冠心病是动脉粥样硬化导致器官病变的最常见类型，也是严重危害人类健康的常见病。本病出现症状或致残、致死后果多发生在 40 岁以后，男性发病早于女性。

在欧美发达国家本病常见，美国约有 700 万人患本病，每年约 50 余万人死于本病，占人口死亡数的 1/3～1/2，占心脏病死亡数的 50%～75%。在我国，本病不如欧美多见，但近年来呈增长趋势。20 世纪 70 年代北京、上海、广州本病的人口死亡率分别为 21.7/10 万、15.7/10 万和 4.1/10 万；80 年代分别增至 62.0/10 万、37.4/10 万和 19.8/10 万；90 年代我国城市男性本病死亡率为 49.2/10 万，女性为 32.2/10 万。此外，在住院心脏病患者中本病所占比例也随年代不断增加，以我国上海两所大型综合性医院的资料为例，50 年代为 6.78%，60 年代为 15.71%，70 年代为 26.03%，80 年代为 26.80%，90 年代为 39.18%。

【分型】

由于病理解剖和病理生理变化的不同，本病有不同的临床表型。1979 年世界卫生组织将之分为 5 型。近年临床医学家趋于将本病分为急性冠脉综合征（acute coronary syndrome，ACS）和慢性冠状动脉疾病（chronic coronary artery disease，CAD 或称慢性缺血综合征 chronic ischemic syndrome，CIS）两大类。前者包括不稳定型心绞痛（unstable angina pectoris，UAP）、非 ST 段抬高心肌梗死（non-ST-segment elevation myocardial infarction，NSTEMI）和 ST 段抬高心肌梗死（ST segment elevation myocardial infarction，STEMI），也有将冠心病猝死包括在内；后者包括稳定型心绞痛、冠状动脉正常的心绞痛、无症状性心肌缺血和缺血性心衰。

本章将重点讨论"心绞痛"和"心肌梗死"，其他类型仅作简略介绍。

一、心　绞　痛

稳定型心绞痛

稳定型心绞痛（stable angina pectoris）亦称稳定型劳力性心绞痛，是在冠状动脉固定性严重狭窄的基础上，由于心肌负荷的增加引起心肌急剧的、暂时的缺血与缺氧的临床综合征。其特点为阵发性的前胸压榨性疼痛或憋闷感觉，主要位于胸骨后部，可放射至心前区和左上肢尺侧，常发生于劳力负荷增加时，持续数分钟，休息或用硝酸酯制剂后消失。

本病患者男性多于女性，多数患者年龄在 40 岁以上，劳累、情绪激动、饱食、受寒、急性循环衰竭等为常见的诱因。

【发病机制】

当冠状动脉的供血与心肌的需血之间发生矛盾，冠状动脉血流量不能满足心肌代谢的需要，引起心肌急剧的、暂时的缺血缺氧时，即可发生心绞痛。

心肌氧耗的多少主要由心肌张力、心肌收缩强度和心率所决定，故常用"心率×收缩压"（即二重乘积）作为估计心肌氧耗的指标。心肌能量的产生要求大量的氧供，心肌细胞摄取血液氧含量的 65%～75%，而身体其他组织则仅摄取 10%～25%。因此心肌平时对血液中氧的吸取已接近于最大量，氧供需再增加时已难从血液中更多地摄取氧，只能依靠增加冠状动脉的血流量来提供。在正常情况下，冠状循环有很大的储备力量，其血流量可随身体的生理情况而有显著的变化；在剧烈体力活动时，冠状动脉适当地扩张，血流量可增加到休息时的 6～7 倍。缺氧时，冠状动脉也扩张，能使血流量增加 4～5 倍。动脉粥样硬化而致冠状动脉狭窄或部分分支闭塞时，其扩张性减弱，血流量减少，且对心肌的供血量相对地比较固定。心肌的血液供应如减低到尚能应对心脏平时的需要，则休息时可无症状。一旦心脏负荷突然增加，如劳累、激动、左心衰等，使心肌张力增加、心肌收缩力增加和心率增快等而致心肌氧耗量增加时，心肌对血液的需求增加，而冠状动脉的供血已不能相应增加，即可引起心绞痛。

在多数情况下，劳力诱发的心绞痛常在同一"心率×收缩压"的水平上发生。

产生疼痛感觉的直接因素，可能是在缺血缺氧的情况下，心肌内积聚过多的代谢产物，如乳酸、丙酮酸、磷酸等酸性物质，或类似激肽的多肽类物质，刺激心脏内自主神经的传入纤维末梢，经 1～5 胸交感神经节和相应的脊髓段，传至大脑，产生疼痛感觉。这种痛觉反映在与自主神经进入水平相同脊髓段的脊神经所分布的区域，即胸骨后及两臂的前内侧与小指，尤其是在左侧，而多不在心脏部位。有人认为，在缺血区内富有神经供应的冠状血管的异常牵拉或收缩，可以直接产生疼痛冲动。

【病理解剖和病理生理】

冠状动脉造影显示稳定型心绞痛的患者，有 1、2 或 3 支动脉直径减少>70%的病变者分别各有 25%左右，5%～10%患者有左冠状动脉主干狭窄，其余约 15%患者无显著狭窄。后者提示患者的心肌血供和氧供不足，可能是冠状动脉痉挛、冠状循环的小动脉病变、血红蛋白和氧的离解异常、交感神经过度活动、儿茶酚胺分泌过多或心肌代谢异常等所致。

患者在心绞痛发作之前，常有血压增高、心率增快、肺动脉压和肺毛细血管压增高的变化，反映心脏和肺的顺应性减低。发作时可有左心室收缩力和收缩速度降低、射血速度减慢、左心室收缩压下降、心搏量和心排血量降低、左心室舒张末期压和血容量增加等左心室收缩和舒张功能障碍的病理生理变化。左心室壁可呈收缩不协调或部分心室壁有收缩减弱的现象。

【临床表现】

（一）症状

心绞痛以发作性胸痛为主要临床表现，疼痛的特点为：

1. 部位　主要在胸骨体中段或上段之后，可波及心前区，有手掌大小范围，甚至横贯前胸，界线不很清楚，常放射至左肩、左臂内侧达无名指和小指，或至颈、咽或下颌部。

2. 性质　胸痛常为压迫、发闷或紧缩性，也可有烧灼感，但不像针刺或刀扎样锐性痛，偶伴濒死的恐惧感觉。有些患者仅觉胸闷不适不认为有痛。发作时，患者往往被迫停止正在进行的活动，直至症状缓解。

3. 诱因 发作常由体力劳动或情绪激动（如愤怒、焦急、过度兴奋等）所诱发，饱食、寒冷、吸烟、心动过速、休克等亦可诱发。疼痛多发生于劳力或激动的当时，而不是在劳累之后。典型的稳定型心绞痛常在相似的条件下重复发生，但有时同样的劳动力只在早晨而不在下午引起心绞痛，提示与晨间交感神经兴奋性增高等昼夜节律变化有关。

4. 持续时间 疼痛出现后常逐步加重，然后在 3～5 分钟渐消失，可数天或数星期发作一次，亦可一日内多次发作。

5. 缓解方式 一般在停止原来诱发症状的活动后即可缓解；舌下含用硝酸甘油也能在几分钟内使之缓解。

（二）体征

平时一般无异常体征。心绞痛发作时常见心率增快、血压升高、表情焦虑、皮肤冷或出汗，有时出现第四或第三心音奔马律。可有暂时性心尖部收缩期杂音，是乳头肌缺血以致功能失调引起二尖瓣关闭不全所致。

【实验室和其他检查】

因心绞痛发作时间短暂，以下大多数检查均应在发作间期进行，可直接或间接反映心肌缺血。

（一）心脏 X 线检查

心脏 X 线检查可无异常发现，如已伴发缺血性心肌病可见心影增大、肺充血等。

（二）心电图检查

心电图检查是发现心肌缺血、诊断心绞痛最常用的检查方法。

1. 静息时心电图 约半数患者在正常范围，也可能有陈旧性心肌梗死的改变或非特异性 ST 段和 T 波异常，有时出现房室或束支传导阻滞或室性、房性期前收缩等心律失常。

2. 心绞痛发作时心电图 绝大多数患者可出现暂时性心肌缺血引起的 ST 段移位。因心内膜下心肌更容易缺血，故常见反映心内膜下心肌缺血的 ST 段压低（≥0.1mV），发作缓解后恢复。有时出现 T 波倒置。在平时有 T 波持续倒置的患者，发作时可变为直立（"假性正常化"）。T 波改变虽然对反映心肌缺血的特异性不如 ST 段，但如与平时心电图比较有明显差别，也有助于诊断。

3. 心电图负荷试验 最常用的是运动负荷试验，运动可增加心脏负荷以激发心肌缺血。运动方式主要为分级活动平板或踏车，其运动强度可逐步分期升级，以前者较为常用，让受检查者迎着转动的平板就地踏步。目前国内外常用的是以达到按年龄预计可达到的最大心率（HR_{max}）或亚极量心率（85%～90%的最大心率）为负荷目标，前者称为极量运动试验，后者称为亚极量运动试验。运动中应持续监测心电图改变，运动前、运动中每当运动负荷量增加一次均应记录心电图，运动终止后即刻及此后每 2 分钟均应重复心电图记录直至心率恢复至运动前水平。进行心电图记录时应同步测定血压。运动中出现典型心绞痛，心电图改变主要以 ST 段水平型或下斜型压低≥0.1mV（J 点后 60～80ms）持续 2 分钟为运动试验阳性标准。运动中出现心绞痛、步态不稳，出现室性心动过速（接连 3 个以上室性期前收缩）或血压下降时，应立即停止运动。心肌梗死急性期，有不稳定型心绞痛，明显心衰，严重心律失常或急性疾病者禁做运动试验。本试验有一定比例的假阳性和假阴性，单纯运动心电图阳性或阴性结果不能作为诊断或排除冠心病的依据。

4. 心电图连续动态监测 常用方法是让患者在正常活动状态下，携带慢速转动的记录装置，以双极胸导联（现已可同步 12 导联）连续记录并自动分析 24 小时心电图（又称 Holter 心电监测），然后在荧光屏上快速回放并可进行人机对话选段记录，最后打印出综合报告。可从中发现心电图

ST-T 改变和各种心律失常，出现时间可与患者的活动和症状相对照。胸痛发作时相应时间的缺血性 ST-T 改变有助于确定心绞痛的诊断。

（三）放射性核素检查

1. ^{201}Tl-心肌显像或兼做负荷试验 ^{201}Tl（铊）随冠状血流很快被正常心肌细胞所摄取。静息时铊显像所示灌注缺损主要见于心肌梗死后瘢痕部位。在冠状动脉供血不足时，则明显的灌注缺损仅见于运动后心肌缺血区。不能运动的患者可作双嘧达莫试验，静脉注射双嘧达莫使正常或较正常的冠状动脉扩张，引起"冠状动脉窃血"，使狭窄冠状动脉供血区局部心肌缺血更为明显，可取得与运动试验相似的效果。近年还用腺苷或多巴酚丁胺做负荷试验。变异型心绞痛发作时心肌急性缺血区常显示特别明显的灌注缺损。近年来有用 ^{99m}Tc-MIBI 取代 ^{201}Tl 作心肌显像，可取得与之相似的良好效果，更便于临床推广应用。

2. 放射性核素心腔造影 应用 ^{99m}Tc 进行体内红细胞标记，可得到心腔内血池显影。通过对心动周期中不同时相的显影图像分析，可测定左心室射血分数及显示心肌缺血区室壁局部运动障碍。

3. PET 利用发射正电子的核素示踪剂如 ^{18}F、^{11}C、^{13}N 等进行心肌显像。除可判断心肌的血流灌注情况外，尚可了解心肌的代谢情况。通过对心肌血流灌注和代谢显像匹配分析可准确评估心肌的活力。

（四）冠状动脉造影

冠状动脉造影参见本章第三节相关内容。

（五）其他检查

二维超声心动图可探测到缺血区心室壁的运动异常，心肌超声造影可了解心肌血流灌注。EBCT 或 MDCT 冠状动脉造影二维或三维重建，MRI 冠状动脉造影等，已用于冠状动脉的显像。血管镜检查、冠状动脉内超声显像及多普勒检查有助于指导冠心病介入治疗时采取更恰当的治疗措施。

【诊断和鉴别诊断】

根据典型心绞痛的发作特点和体征，含用硝酸甘油后缓解，结合年龄和存在冠心病危险因素，除外其他原因所致的心绞痛，一般即可建立诊断。发作时心电图检查可见以 R 波为主的导联中，ST 段压低，T 波平坦或倒置，发作过后数分钟内逐渐恢复。心电图无改变的患者可考虑作心电图负荷试验。发作不典型者，诊断要依靠观察硝酸甘油的疗效和发作时心电图的改变，或作 24 小时的动态心电图连续监测。诊断有困难者可行放射性核素心肌显像、MDCT 或 MRI 冠状动脉造影，如确有必要可考虑行选择性冠状动脉造影。

鉴别诊断要考虑下列各种情况：

1. 急性心肌梗死 疼痛部位与心绞痛相仿，但性质更剧烈，持续时间多超过 30 分钟，可长达数小时，可伴有心律失常、心衰和（或）休克，含用硝酸甘油多不能使之缓解。心电图中面向梗死部位的导联 ST 段抬高，和（或）同时有异常 Q 波，即非 ST 段抬高性心肌梗死则多表现为 ST 段下移和（或）T 波改变。实验室检查示白细胞计数增高、红细胞沉降率（血沉）增快，心肌坏死标志物（肌红蛋白、肌钙蛋白 I 或 T、CK-MB 等）增高。

2. 其他疾病引起的心绞痛 包括严重的主动脉瓣狭窄或关闭不全、风湿性冠状动脉炎、梅毒性主动脉炎引起冠状动脉口狭窄或闭塞、肥厚型心肌病、X 综合征、心肌桥等病均可引起心绞痛，要根据其他临床表现来进行鉴别。其中 X 综合征多见于女性，心电图负荷试验常呈阳性，但冠状动脉造影呈阴性且无冠状动脉痉挛，预后良好，被认为是冠状动脉系统毛细血管舒张功能不良所致。心肌桥则指通常走行于心外膜下结缔组织中的冠状动脉，如有一段走行于心肌内，其上的一束心肌纤维即称为心肌桥。当心脏收缩时，心肌桥可挤压该动脉段足以引起远端血供减少而导致心肌缺血，加之近端血管常有粥样硬化斑块形成，遂可引起心绞痛。冠状动脉造影或冠状动脉内超声检查可确立诊断。

3. 肋间神经痛和肋软骨炎 前者疼痛常累及 1～2 个肋间，但并不一定局限在胸前，为刺痛或灼痛，多为持续性而非发作性，咳嗽、用力呼吸和身体转动可使疼痛加剧，沿神经行径处有压痛，手臂上举活动时局部有牵拉疼痛；后者则在肋软骨处有压痛。故与心绞痛不同。

4. 心脏神经症 患者常诉胸痛，但为短暂（几秒钟）的刺痛或持久（几小时）的隐痛，患者常喜欢不时地吸一大口气或作叹息性呼吸。胸痛部位多在左胸乳房下心尖部附近，或经常变动。症状多在疲劳之后出现，而不在疲劳的当时，做轻度体力活动反觉舒适，有时可耐受较重的体力活动而不发生胸痛或胸闷。含用硝酸甘油无效或在十多分钟后才"见效"，常伴有心悸、疲乏、头昏、失眠及其他神经症的症状。

5. 不典型疼痛 还需与反流性食管炎等食管疾病、膈疝、消化性溃疡、肠道疾病、颈椎病等相鉴别。

心绞痛严重度的分级：根据加拿大心血管病学会（CCS）分级分为四级。

Ⅰ级：一般体力活动（如步行和登楼）不受限，仅在强、快或持续用力时发生心绞痛。

Ⅱ级：一般体力活动轻度受限。快步、饭后、寒冷或刮风中、精神应激或醒后数小时内发作心绞痛。一般情况下平地步行 200m 以上或登楼一层以上受限。

Ⅲ级：一般体力活动明显受限，一般情况下平地步行 200m，或登楼一层引起心绞痛。

Ⅳ级：轻微活动或休息时即可发生心绞痛。

【预后】

稳定型心绞痛患者大多数能生存很多年，但有发生急性心肌梗死或猝死的危险。有室性心律失常或传导阻滞者预后较差，合并有糖尿病者预后明显差于无糖尿病者，但决定预后的主要因素为冠状动脉病变范围和心功能。左冠状动脉主干病变最为严重，据国外统计，年病死率可高达 30% 左右，此后依次为 3 支、2 支与单支病变。左前降支病变一般较其他两大支严重。据左心室造影、超声心动图检查或核素心室腔显影所示射血分数降低和室壁运动障碍也有预后意义。

心电图运动试验中 ST 段压低≥3mm 而发生于低运动量和心率<120 次/分时，或伴有血压下降者，常提示三支或左主干病变引起的严重心肌缺血。

【防治】

预防主要在预防动脉粥样硬化的发生和治疗已存在的动脉粥样硬化（参见本章第一节相关内容）。针对心绞痛的治疗原则是改善冠状动脉的血供和降低心肌的耗氧，同时治疗动脉粥样硬化。长期服用阿司匹林 75～100mg/d 和给予有效的降血脂治疗可促使粥样斑块稳定，减少血栓形成，降低不稳定型心绞痛和心肌梗死的发生率。

（一）发作时的治疗

1. 休息 发作时立刻休息，一般患者在停止活动后症状即可消除。

2. 药物治疗 较重的发作，可使用作用较快的硝酸酯制剂。这类药物除扩张冠状动脉，降低阻力，增加冠状循环的血流量外，还通过对周围血管的扩张作用，减少静脉回流心脏的血量，降低心室容量、心腔内压、心排血量和血压，减低心脏前后负荷和心肌的需氧量，从而缓解心绞痛。

（1）硝酸甘油（nitroglycerin）：可用 0.3～0.6mg，置于舌下含化，迅速为唾液所溶解而吸收，1～2 分钟即开始起作用，约半小时后作用消失。对约 92% 的患者有效，其中 76% 在 3 分钟内见效。延迟见效或完全无效时提示患者并非患冠心病或为严重的冠心病，也可能所含的药物已失效或未溶解，如属后者可嘱患者轻轻嚼碎后继续含化。长时间反复应用可由于产生耐受性而效力减低，停用 10 小时以上，即可恢复有效。其与各种硝酸酯一样，副作用有头晕、头胀痛、头部跳动感、面红、心悸等，偶有血压下降。因此第一次用药时，患者宜平卧片刻。

（2）硝酸异山梨酯（isosorbide dinitrate）：可用 5～10mg，舌下含化，2～5 分钟见效，作用维持 2～3 小时，还有供喷雾吸入用的制剂。

在应用上述药物的同时，可考虑用镇静药。

（二）缓解期的治疗

宜尽量避免各种确知足以诱致发作的因素。调节饮食，特别是一次进食不应过饱；禁绝烟酒。调整日常生活与工作量；减轻精神负担；保持适当的体力活动，但以不致发生疼痛症状为度；一般不需卧床休息。

1. 药物治疗　使用作用持久的抗心绞痛药物，以防心绞痛发作，可单独选用、交替应用或联合应用下列被认为作用持久的药物。

（1）β 受体阻滞剂：阻断拟交感胺类对心率和心收缩力受体的刺激作用，减慢心率、降低血压，减低心肌收缩力和氧耗量，从而减少心绞痛的发作。此外，还减低运动时血流动力的反应，使在同一运动量水平上心肌氧耗量减少；使不缺血的心肌区小动脉（阻力血管）缩小，从而使更多的血液通过极度扩张的侧支循环（输送血管）流入缺血区。用量要大。负性作用有心室射血时间延长和心脏容积增加，这虽可能使心肌缺血加重或引起心肌收缩力降低，但其使心肌氧耗量减少的良性作用远超过其负性作用。目前常用对心脏有选择性的制剂是美托洛尔（metoprolol）普通片 25～100mg，2 次/日，缓释片 95～190mg，1 次/日；阿替洛尔（atenolol）12.5～25mg，1 次/日；比索洛尔（bisoprolol）2.5～5mg，1 次/日；也可用纳多洛尔（nadolol）40～80mg，1 次/日；塞利洛尔（celiprolol）200～300mg，1 次/日或用兼有 α 受体阻滞作用的卡维地洛（carvedilol）25mg，2 次/日；阿罗洛尔（arotinolol）10mg，2 次/日等。

使用本药要注意：①本药与硝酸酯类合用有协同作用，因而用量应偏小，开始剂量尤其要注意减小，以免引起直立性低血压等副作用；②停用本药时应逐步减量，如突然停用有诱发心肌梗死的可能；③低血压、支气管哮喘以及心动过缓、二度或以上房室传导阻滞者不宜应用。

（2）硝酸酯制剂

1）硝酸异山梨酯：片剂或胶囊口服 3 次/日，每次 5～20mg，服后半小时起作用，持续 3～5 小时；缓释制剂药效可维持 12 小时，可用 20mg，2 次/日。

2）5-单硝酸异山梨酯（isosorbide 5-mononitrate）：是长效硝酸酯类药物，无肝脏首过效应，生物利用度几乎 100%，2 次/日，每次 20～40mg。

3）长效硝酸甘油制剂：服用长效片剂，硝酸甘油持续而缓缓释放，口服后半小时起作用，持续可达 8～12 小时，可每 8 小时服 1 次，每次 2.5mg。用 2% 硝酸甘油油膏或橡皮膏贴片（含 5～10mg）涂或贴在胸前或上臂皮肤而缓慢吸收，适于预防夜间心绞痛发作。

（3）钙通道阻滞剂：本类药物抑制 Ca^{2+} 进入细胞内，也抑制心肌细胞兴奋收缩偶联中 Ca^{2+} 的利用。从而抑制心肌收缩，减少心肌氧耗；扩张冠状动脉，解除冠状动脉痉挛，改善心内膜下心肌的供血；扩张周围血管，降低动脉压，减轻心脏负荷；还降低血黏度，抗血小板聚集，改善心肌的微循环。更适用于同时有高血压的患者。常用制剂有①维拉帕米（verapamil）普通片 40～80mg，3 次/日或缓释剂 240mg/d，副作用有头晕、恶心、呕吐、便秘、心动过缓、P—R 间期延长、血压下降等。②硝苯地平（nifedipine），其缓释制剂 20～40mg，2 次/日，副作用有头痛、头晕、乏力、血压下降、心率增快、水肿等，控释剂（拜新同）30mg，每日 1 次，副作用较少；同类制剂有尼索地平（nisoldipine）10～40mg，1 次/日；氨氯地平（amlodipine）5～10mg，1 次/日等。③地尔硫草（diltiazem）普通片 30～60mg，3 次/日，其缓释制剂 90mg，1 次/日，副作用有头痛、头晕、失眠等。

（4）曲美他嗪（trimetazidine）：通过抑制脂肪酸氧化和增加葡萄糖代谢，改善心肌氧的供需平衡而治疗心肌缺血，20mg，3 次/日，饭后服。

（5）中医中药治疗：目前以"活血化瘀""芳香温通"和"祛痰通络"法最为常用。此外，针刺或穴位按摩治疗也可能有一定疗效。

（6）其他治疗：增强型体外反搏治疗可增加冠状动脉的血供，也可考虑应用。兼有早期心衰或因心衰而诱发心绞痛者，宜用快速作用的洋地黄类制剂。

2. 介入治疗　参见本章第三节相关内容。

3. 外科手术治疗　主要是在体外循环下施行主动脉-冠状动脉旁路移植手术，取患者自身的大隐静脉作为旁路移植材料，一端吻合在主动脉，另一端吻合在有病变的冠状动脉段的远端；或游离内乳动脉与病变冠状动脉远端吻合，引主动脉的血流以改善病变冠状动脉所供血心肌的血流供应。

本手术主要适应于：①左冠状动脉主干病变狭窄＞50%者；②左前降支和回旋支近端狭窄≥70%者；③冠状动脉 3 支病变伴左心室射血分数＜50%者；④稳定型心绞痛对内科药物治疗反应不佳，影响工作和生活者；⑤有严重室性心律失常伴左主干或 3 支病变者；⑥介入治疗失败仍有心绞痛或血流动力异常者。

术后心绞痛症状改善者可达 80%～90%，且 65%～85%患者生活质量提高。这种手术创伤较大有一定的风险，虽然由于手术技能及器械等方面的改进，手术成功率已大大提高，但仍有 1%～4%围手术期死亡率，死亡率与患者术前冠状动脉病变、心功能状态及有无其他合并症有关。此外，术后移植的血管还可能闭塞，因此应个体化权衡利弊，慎重选择手术适应证。

4. 运动锻炼疗法　谨慎安排适宜的运动锻炼有助于促进侧支循环的形成，提高体力活动的耐受量而改善症状。

【预防】

对稳定型心绞痛除用药物防止心绞痛再次发作外，还应从阻止或逆转粥样硬化病情进展，预防心肌梗死等方面综合考虑以改善预后，具体内容请参考心肌梗死项下的预防措施。

不稳定型心绞痛

冠心病中除上述典型的稳定型心绞痛之外，心肌缺血所引起的缺血性胸痛尚有各种不同的表现类型，有关心绞痛的分型命名不下十余种，但其中除变异型心绞痛具有短暂 ST 段抬高的特异的心电图变化而仍为临床所保留外，其他如恶化型心绞痛、卧位型心绞痛、静息心绞痛、梗死后心绞痛、混合性心绞痛等，目前已趋向于统称为不稳定型心绞痛。这不仅是基于对不稳定的粥样斑块的深入认识，也表明了这类心绞痛患者临床上的不稳定性，有进展至心肌梗死的高度危险性，必须予以足够的重视。

【发病机制】

与稳定型劳力性心绞痛的差别主要在于冠状动脉内不稳定的粥样斑块继发病理改变，使局部心肌血流量明显下降，如斑块内出血、斑块纤维帽出现裂隙、表面上有血小板聚集和（或）刺激冠状动脉痉挛，导致缺血加重。虽然也可因劳力负荷诱发但劳力负荷中止后胸痛并不能缓解。

【临床表现】

胸痛的部位、性质与稳定型心绞痛相似，但具有以下特点之一：①原为稳定型心绞痛，在 1 个月内疼痛发作的频率增加，程度加重、时限延长、诱发因素变化，硝酸类药物缓解作用减弱；②1 个月之内新发生的心绞痛因较轻的负荷所诱发；③休息状态下发作心绞痛或较轻微活动即可诱发，发作时表现有 ST 段抬高的变异型心绞痛也属此列。

此外，由于贫血、感染、甲亢、心律失常等原因诱发的心绞痛称为继发性不稳定型心绞痛。

不稳定型心绞痛与 NSTEMI 同属非 ST 段抬高性 ACS，两者的区别主要是根据血中心肌坏死标志物的测定，因此对非 ST 段抬高性 ACS 必须检测心肌坏死标志物并确定未超过正常范围时方能诊断不稳定型心绞痛。

由于不稳定型心绞痛患者的严重程度不同，其处理和预后也有很大的差别，在临床分为低危组、中危组和高危组。低危组指新发的或是原有劳力性心绞痛恶化加重，达 CCS Ⅲ级或Ⅳ级，发作时 ST 段下移≤1mm，持续时间<20 分钟，胸痛间期心电图正常或无变化；中危组就诊前 1个月内（但 48 小时内未发）发作 1 次或数次，静息心绞痛及梗死后心绞痛，持续时间<20 分钟，心电图可见 T 波倒置>0.2mV，或有病理性 Q 波；高危组就诊前 48 小时内反复发作，静息心绞痛伴一过性 ST 段改变（>0.05mV）新出现束支传导阻滞或持续性室速，持续时间>20 分钟。

【防治】

不稳定型心绞痛病情发展常难以预料，应使患者处于医生的监控之下，疼痛发作频繁或持续不缓解及高危组的患者应立即住院。

（一）一般处理

卧床休息 1～3 天，床边 24 小时心电监测。有呼吸困难、发绀者应给氧吸入，维持血氧饱和度达到 90%以上，烦躁不安、剧烈疼痛者可给予吗啡 5～10mg，皮下注射。如有必要应重复检测心肌坏死标志物。如患者未使用他汀类药物，无论血脂是否增高均应及早使用他汀类药物。

（二）缓解疼痛

本型心绞痛单次含化或喷雾吸入硝酸酯类制剂往往不能缓解症状，一般建议每隔 5 分钟 1 次，共用 3 次，后再用硝酸甘油或硝酸异山梨酯持续静脉滴注或微泵输注，以 10μg/min 开始，每 3～5 分钟增加 10μg/min，直至症状缓解或出现血压下降。

硝酸酯类制剂静脉滴注疗效不佳，而无低血压等禁忌证者，应及早开始用 β 受体阻滞剂，口服 β 受体阻滞剂的剂量应个体化。少数情况下，如伴血压明显升高，心率增快者可静脉滴注艾司洛尔 250μg/（kg·min），停药后 20 分钟内作用消失。也可用非二氢吡啶类钙通道阻滞剂，如硫氮草酮 1～5μg/（kg·min）持续静脉滴注，常可控制发作。

治疗变异型心绞痛以钙通道阻滞剂的疗效最好。本类药也可与硝酸酯同服，其中硝苯地平尚可与 β 受体阻滞剂同服。停用这些药时宜逐渐减量然后停服，以免诱发冠状动脉痉挛。

（三）抗凝（抗栓）

阿司匹林、氯吡格雷和肝素（包括低分子量肝素）是不稳定型心绞痛的重要治疗措施，其目的在于防止血栓形成，阻止病情向心肌梗死方向发展，具体用药及方法参见第十四章相关内容。溶栓药物有促发心肌梗死的危险，不推荐应用。

（四）其他

对于个别病情极严重者，保守治疗效果不佳，心绞痛发作时 ST 段压低>1mm，持续时间>20分钟，或血肌钙蛋白升高者，在有条件的医院可行急诊冠状动脉造影，考虑经皮冠脉介入术治疗。

不稳定型心绞痛经治疗病情稳定，出院后应继续强调抗凝和调脂治疗，特别是他汀类药物的应用（参见第四章相关内容）以促使斑块稳定。缓解期的进一步检查及长期治疗方案与稳定型劳力性心绞痛相同。

二、心肌梗死

心肌梗死（myocardial infarction，MI）是心肌缺血性坏死，为在冠状动脉病变的基础上，发生冠状动脉血供急剧减少或中断，使相应的心肌严重而持久地急性缺血导致心肌坏死。急性心肌梗死（AMI）临床表现有持久的胸骨后剧烈疼痛、发热、白细胞计数和血清心肌坏死标志物增高以及心电图进行性改变；可发生心律失常、休克或心衰，属 ACS 的严重类型。

既往本病在欧美常见,世界卫生组织报告 1986～1988 年 35 个国家每 10 万人口本病年死亡率以瑞典和爱尔兰最高,男性分别为 253.4 和 236.2,女性分别为 154.7 和 143.6;我国和韩国居末,男性分别为 15.0 和 5.3,女性分别为 11.7 和 3.4。美国每年约有 80 万人发生心肌梗死,45 万人再梗死。在我国本病远不如欧美多见,20 世纪七八十年代北京、河北、哈尔滨、黑龙江、上海、广州等省市年发病率仅 0.2‰～0.6‰,其中以华北地区最高。80 年代北京急性心肌梗死（AMI）发病率为 64.01/10 万,90 年代增至男性 169/10 万,女性 96/10 万。北京 16 所（后增至 28 所）医院年收住院的 AMI 病例数,1991 年为 1972 年的 2.47 倍;上海 10 所医院的病例数 1989 年为 1970 年的 3.84 倍,显示本病在国内也在增多。

【病因和发病机制】

本病基本病因是冠状动脉粥样硬化（偶为冠状动脉栓塞、炎症、先天性畸形、痉挛和冠状动脉口阻塞所致）,造成一支或多支血管管腔狭窄和心肌供血不足,而侧支循环未充分建立。在此基础上,一旦血供急剧减少或中断,使心肌严重而持久地急性缺血达 20～30 分钟以上,即可发生 AMI。

大量的研究已证明,绝大多数的 AMI 是由于不稳定的粥样斑块溃破,继而出血和管腔内血栓形成,而使管腔闭塞。少数情况下粥样斑块内或其下发生出血或血管持续痉挛,也可使冠状动脉完全闭塞。

促使斑块破裂出血及血栓形成的诱因有:

1. 晨起 6 时至 12 时交感神经活动增加,机体应激反应性增强,心肌收缩力、心率、血压增高,冠状动脉张力增高。

2. 在饱餐特别是进食多量脂肪后,血脂增高,血黏稠度增高。

3. 重体力活动、情绪过分激动、血压剧升或用力大便时,左心室负荷明显加重。

4. 休克、脱水、出血、外科手术或严重心律失常,致心排血量骤降,冠状动脉灌流量锐减。

AMI 可发生在频发心绞痛的患者,也可发生在原来从无症状者中。AMI 后发生的严重心律失常、休克或心衰,均可使冠状动脉灌流量进一步降低,心肌坏死范围扩大。

【病理】

（一）冠状动脉病变

绝大多数 AMI 患者冠状动脉内可见在粥样斑块的基础上有血栓形成使管腔闭塞,但是由冠状动脉痉挛引起管腔闭塞者中,个别可无严重粥样硬化病变。此外,梗死的发生与原来冠状动脉受粥样硬化病变累及的支数及其所造成管腔狭窄程度之间未必呈平行关系。

1. 左冠状动脉前降支闭塞,引起左心室前壁、心尖部、下侧壁、前间隔和二尖瓣前乳头肌梗死。

2. 右冠状动脉闭塞,引起左心室膈面（右冠状动脉占优势时）、后间隔和右心室梗死,并可累及窦房结和房室结。

3. 左冠状动脉回旋支闭塞,引起左心室高侧壁、膈面（左冠状动脉占优势时）和左心房梗死,可能累及房室结。

4. 左冠状动脉主干闭塞,引起左心室广泛梗死。

右心室和左、右心房梗死较少见。

（二）心肌病变

冠状动脉闭塞后 20～30 分钟,受其供血的心肌即有少数坏死,开始了 AMI 的病理过程。1～2 小时之间绝大部分心肌呈凝固性坏死,心肌间质充血、水肿,伴多量炎症细胞浸润。以后,坏死的心肌纤维逐渐溶解,形成肌溶灶,随后渐有肉芽组织形成。大块的梗死累及心室壁的全层或大部分者常见,心电图上相继出现 ST 段抬高和 T 波倒置、Q 波,称为 Q 波性 MI,或称为透壁性心梗，是临床上常见的典型 AMI。它可波及心包引起心包炎症；波及心内膜诱致心室腔内附壁血栓形成。当冠状动脉闭塞不完全或自行再通形成小范围心肌梗死呈灶性分布，急性期心电图上仍有 ST 段抬高，但不出现 Q 波的称为非 Q 波性 MI，较少见。坏死仅累及心室壁的内层，不到心室壁厚度的一半伴有 ST 段压低或 T 波变化，心肌坏死标志物增高者过去称为心内膜下心肌梗死，现已归类为 NSTEMI。

如上所述，过去将 AMI 分为 Q 波性 MI 和非 Q 波性 MI 是一种回顾性分类，已不适合临床工作的需要，目前强调以 ST 段是否抬高进行分类。因心电图上 Q 波形成已是心肌坏死的表现。而从心肌急性缺血到坏死其中有一个发展过程。实际上当心肌缺血心电图上出现相应区域 ST 段抬高时，除变异性心绞痛外，已表明此时相应的冠状动脉已经闭塞而导致心肌全层损伤，伴有心肌坏死标志物升高，临床上诊断为 STEMI。此类患者绝大多数进展为较大面积 Q 波性 MI。如果处理非常及时，在心肌坏死以前充分开通闭塞血管，可使 Q 波不致出现。胸痛如不伴有 ST 段抬高，常提示相应的冠状动脉尚未完全闭塞，心肌缺血损伤尚未波及心肌全层，心电图可表现为 ST 段下移和（或）T 波倒置等。此类患者如同时有血中心肌标志物或心肌酶升高，说明有尚未波及心肌全层的小范围坏死，临床上列为 NSTEMI。此类 MI 如果处置不当，也可进展为 STEMI。为了将透壁性 MI 的干预性再灌注治疗得以尽早实施，以争取更多的心肌存活，也为了防止非透壁性 MI 进一步恶化，目前在临床上一般视 ST 段抬高性 MI 等同于 Q 波性 MI，而无 ST 段抬高者因处理方案上不同于 Q 波性 MI，而类似于不稳定型心绞痛并专列为 NSTEMI。目前国内外相关指南均将不稳定型心绞痛及 NSTEMI 的诊断治疗合并进行讨论。

继发性病理变化：在心腔内压力的作用下，坏死心壁向外膨出，可产生心脏破裂（心室游离壁破裂、心室间隔穿孔或乳头肌断裂）或逐渐形成心室壁瘤。坏死组织 1～2 周后开始吸收，并逐渐纤维化，在 6～8 周形成瘢痕愈合，称为陈旧性或愈合性心肌梗死（OMI 或 HMI）。

【病理生理】

本病主要出现左心室舒张和收缩功能障碍的一些血流动力学变化，其严重度和持续时间取决于梗死的部位、程度和范围。心脏收缩力减弱、顺应性减低、心肌收缩不协调，左心室压力曲线最大上升速度（dp/dt）减低，左心室舒张末期压增高、舒张和收缩末期容量增多。射血分数减低，心搏量和心排血量下降，心率增快或有心律失常，血压下降，病情严重者，动脉血氧含量降低。急性大面积心肌梗死者，可发生泵衰竭——心源性休克或急性肺水肿。右心室梗死在 MI 患者中少见，其主要病理生理改变是急性右心衰的血流动力学变化，右心房压力增高，高于左心室舒张末期压，心排血量减低，血压下降。

AMI 引起的心衰称为泵衰竭，按 Killip 分级法可分为：Ⅰ级，尚无明显心衰；Ⅱ级，有左心衰，肺部啰音<50%肺野；Ⅲ级，有急性肺水肿，全肺大、小、干、湿啰音；Ⅳ级，有心源性休克等不同程度或阶段的血流动力学变化。

心源性休克是泵衰竭的严重阶段。但如兼有肺水肿和心源性休克则情况最严重。

心室重塑作为 MI 的后续改变，左心室体积增大、形状改变及梗死节段心肌变薄和非梗死节段心肌增厚，对心室的收缩效应及电活动均有持续不断的影响，在 MI 急性期后的治疗中要注意对心室重塑的干预。

【临床表现】

本病临床表现与梗死的大小、部位、侧支循环情况密切相关。

（一）先兆

50%～81.2%患者在发病前数日有乏力，胸部不适，活动时心悸、气急、烦躁、心绞痛等前驱症状，其中以新发生心绞痛（初发型心绞痛）或原有心绞痛加重（恶化型心绞痛）为最突出。心绞痛发作较以往频繁、程度较剧、持续较久、硝酸甘油疗效差、诱发因素不明显。同时心电图示

ST 段一时性明显抬高（变异型心绞痛）或压低，T 波倒置或增高（"假性正常化"）即前述不稳定型心绞痛情况，如及时住院处理（参见本节"心绞痛"），可使部分患者避免发生 MI。

（二）症状

1. 疼痛 是最先出现的症状，多发生于清晨，疼痛部位和性质与心绞痛相同，但诱因多不明显，且常发生于安静时，程度较重，持续时间较长，可达数小时或更长，休息和含用硝酸甘油片多不能缓解。患者常烦躁不安、出汗、恐惧，胸闷或有濒死感。少数患者无疼痛，一开始即表现为休克或急性心衰。部分患者疼痛位于上腹部，被误认为胃穿孔、急性胰腺炎等急腹症；部分患者疼痛放射至下颌、颈部、背部上方，被误认为骨关节病。

2. 全身症状 有发热、心动过速、白细胞计数增高和血沉增快等，由坏死物质被吸收所引起。一般在疼痛发生后 24～48 小时出现，程度与梗死范围常呈正相关，体温一般在 38℃ 左右，很少达到 39℃，持续约 1 周。

3. 胃肠道症状 疼痛剧烈时常伴有频繁的恶心、呕吐和上腹胀痛，与迷走神经受坏死心肌刺激和心排血量降低、组织灌注不足等有关。肠胀气亦不少见。重症者可发生呃逆。

4. 心律失常 见于 75%～95% 的患者，多发生在起病 1～2 天，而以 24 小时内最多见，可伴乏力、头晕、晕厥等症状。各种心律失常中以室性心律失常最多，尤其是室性期前收缩，如室性期前收缩频发（每分钟 5 次以上），成对出现或呈短阵室性心动过速，多源性或落在前一心搏的易损期时（R-on-T），常为室颤的先兆。室颤是 AMI 早期，特别是入院前主要的死因。房室传导阻滞和束支传导阻滞也较多见，室上性心律失常则较少，多发生在心衰者中。前壁 MI 如发生房室传导阻滞表明梗死范围广泛，情况严重。

5. 低血压和休克 疼痛期中血压下降常见，未必是休克。如疼痛缓解而收缩压仍低于 80mmHg，有烦躁不安、面色苍白、皮肤湿冷、脉细而快、大汗淋漓、尿量减少（<20ml/h）、神志迟钝，甚至晕厥者，则为休克表现。休克多在起病后数小时至数日内发生，见于约 20% 的患者，主要是心源性，为心肌广泛（40% 以上）坏死，心排血量急剧下降所致，神经反射引起的周围血管扩张属次要，有些患者尚有血容量不足的因素参与。

6. 心衰 主要是急性左心衰，可在起病最初几天内发生，或在疼痛、休克好转阶段出现，为梗死后心脏舒缩力显著减弱或不协调所致，发生率为 32%～48%。出现呼吸困难、咳嗽、发绀、烦躁等症状，严重者可发生肺水肿，随后可有颈静脉怒张、肝大、水肿等右心衰表现。右心室 MI 者可一开始即出现右心衰表现，伴血压下降。

（三）体征

1. 心脏体征 心脏浊音界可正常，也可轻度至中度增大；心率多增快，少数也可减慢；心尖区第一心音减弱；可出现第四心音（心房性）奔马律，少数有第三心音（心室性）奔马律；10%～20% 患者在起病第 2～3 天出现心包摩擦音，为反应性纤维性心包炎所致；心尖区可出现粗糙的收缩期杂音或伴收缩中晚期喀喇音，为二尖瓣乳头肌功能失调或断裂所致；可有各种心律失常。

2. 血压 除极早期血压可增高外，几乎所有患者都有血压降低。起病前有高血压者，血压可降至正常，且可能不再恢复到起病前的水平。

3. 其他 可有与心律失常、休克或心衰相关的其他体征。

【实验室和其他检查】

心电图常有进行性的改变。对 MI 的诊断、定位、定范围、估计病情演变和预后都有帮助。

（一）心电图

1. 特征性改变

（1）STEMI 者其心电图表现特点为：①ST 段抬高呈弓背向上型，在面向坏死区周围心肌损伤区的导联上出现；②宽而深的 Q 波（病理性 Q 波），在面向透壁心肌坏死区的导联上出现；③T 波倒置，在面向损伤区周围心肌缺血区的导联上出现。

在背向 MI 区的导联则出现相反的改变，即 R 波增高、ST 段压低和 T 波直立并增高。

（2）NSTEMI 者心电图有 2 种类型：①无病理性 Q 波，有普遍性 ST 段压低≥0.1mV，但 aVR 导联（有时还有 V_1 导联）ST 段抬高，或有对称性 T 波倒置为心内膜下 MI 所致。②无病理性 Q 波，也无 ST 段变化，仅有 T 波倒置改变。

2. 动态性改变

（1）STEMI：①起病数小时内，可尚无异常或出现异常高大两肢不对称的 T 波，为超急性期改变。②数小时后，ST 段明显抬高，弓背向上，与直立的 T 波连接，形成单相曲线。数小时至 2 日出现病理性 Q 波，同时 R 波减低，是为急性期改变。Q 波在 3～4 天稳定不变，以后 70%～80% 永久存在。③在早期如不进行治疗干预，ST 段抬高持续数日至两周左右，逐渐回到基线水平，T 波则变为平坦或倒置，是为亚急性期改变。④数周至数月后，T 波呈 V 形倒置，两肢对称，波谷尖锐，是为慢性期改变。T 波倒置可永久存在，也可在数月至数年内逐渐恢复。

（2）NSTEMI：①先是 ST 段普遍压低（除 aVR，有时 V_1 导联外），继而 T 波倒置加深呈对称型。ST 段和 T 波的改变持续数日或数周后恢复。②T 波改变在 1～6 个月恢复。

3. 定位和定范围　STEMI 的定位和定范围可根据出现特征性改变的导联数来判断。

（二）放射性核素检查

利用坏死心肌细胞中的 Ca^{2+}能结合放射性 ^{99m}Tc-焦磷酸盐或坏死心肌细胞的肌凝蛋白可与其特异抗体结合的特点，静脉注射 ^{99m}Tc-焦磷酸盐或 ^{111}In-抗肌凝蛋白单克隆抗体，进行"热点"扫描或照相；利用坏死心肌血供断绝和瘢痕组织中无血管以致 ^{201}Tl 或 ^{99m}Tc-MIBI 不能进入细胞的特点，静脉注射这种放射性核素进行"冷点"扫描或照相；均可显示 MI 的部位和范围。前者主要用于急性期，后者用于慢性期或陈旧性 MI。目前临床上已很少应用。用门电路 γ 闪烁照相法进行放射性核素心腔造影（常用 ^{99m}Tc-标记的红细胞或白蛋白），可观察心室壁的运动和左心室的射血分数，有助于判断心室功能、诊断梗死后造成的室壁运动失调和心室壁瘤。目前多用 SPECT 来检查，新的方法 PET 可观察心肌的代谢变化，判断心肌的存活可能效果更好。

（三）超声心动图

二维和 M 型超声心动图也有助于了解心室壁的运动和左心室功能，诊断室壁瘤和乳头肌功能失调等。

（四）实验室检查

1. 起病 24～48 小时后白细胞可增至（10～20）×10^9/L，中性粒细胞增多，嗜酸性粒细胞减少或消失；血沉增快；C 反应蛋白（CRP）增高均可持续 1～3 周。起病数小时至 2 日血中游离脂肪酸增高。

2. 血心肌坏死标志物　心肌损伤标志物增高水平与心肌梗死范围及预后明显相关。①肌红蛋白起病后 2 小时内升高，12 小时内达高峰；24～48 小时恢复正常。②肌钙蛋白 I（cTnI）或 T（cTnT）起病 3～4 小时后升高，cTnI 于 11～24 小时达高峰，7～10 天降至正常，cTnT 于 24～48 小时达高峰，10～14 天降至正常。这些心肌结构蛋白含量的增高是诊断心肌梗死的敏感指标。③肌酸激酶同工酶 CK-MB 升高，在起病后 4 小时内增高，16～24 小时达高峰，3～4 天恢复正常，其增高的程度能较准确地反映梗死的范围，其高峰出现时间是否提前有助于判断溶栓治疗是否成功。

对心肌坏死标志物的测定应进行综合评价，如肌红蛋白在 AMI 后出现最早，也十分敏感，但特异性不很强；cTnT 和 cTnI 出现稍延迟，而特异性很高，在症状出现后 6 小时内测定为阴性则 6 小时后应再复查，其缺点是持续时间可长达 10～14 天，对在此期间判断是否有新的梗死不利。

CK-MB 虽不如 cTnT、cTnI 敏感，但对早期（<4 小时）AMI 的诊断有较重要价值。

以往沿用多年的 AMI 心肌酶测定，包括肌酸激酶（CK）、天门冬氨酸氨基转移酶（AST）以及乳酸脱氢酶（LDH），其特异性及敏感性均远不如上述心肌坏死标志物，但仍有参考价值。三者在 AMI 发病后 6～10 小时开始升高；按序分别于 12 小时、24 小时及 2～3 天达高峰；又分别于 3～4 天、3～6 天及 1～2 周回降至正常。

【诊断和鉴别诊断】

根据典型的临床表现，特征性的心电图改变以及实验室检查发现，诊断本病并不困难。对老年患者，突然发生严重心律失常、休克、心衰而原因未明，或突然发生较重而持久的胸闷或胸痛者，都应考虑本病的可能。宜先按 AMI 来处理，并短期内进行心电图、血清心肌酶测定和肌钙蛋白测定等的动态观察以确定诊断。对 NSTEMI，血清肌钙蛋白测定的诊断价值更大。鉴别诊断要考虑以下一些疾病：

1. 主动脉夹层　胸痛一开始即达高峰，常放射到背、肋、腹、腰和下肢，两上肢的血压和脉搏可有明显差别，可有主动脉瓣关闭不全的表现，偶有意识模糊和偏瘫等神经系统受损症状。但无血清心肌坏死标志物升高等可资鉴别。二维超声心动图检查、X 线或磁共振体层显像有助于诊断。

2. 急性肺动脉栓塞　可发生胸痛、咯血、呼吸困难和休克。但有右心负荷急剧增加的表现如发绀、肺动脉瓣区第二心音亢进、颈静脉充盈、肝大、下肢水肿等。心电图示 I 导联 S 波加深，III 导联 Q 波显著，T 波倒置，胸导联过渡区左移，右胸导联 T 波倒置等改变，可资鉴别。

3. 急腹症　急性胰腺炎、消化性溃疡穿孔、急性胆囊炎、胆石症等，均有上腹部疼痛，可能伴休克。仔细询问病史、体格检查、心电图检查、血清心肌酶和肌钙蛋白测定可协助鉴别。

4. 急性心包炎　尤其是急性非特异性心包炎可有较剧烈而持久的心前区疼痛。但心包炎的疼痛与发热同时出现，呼吸和咳嗽时加重，早期即有心包摩擦音，后者和疼痛在心包腔出现渗液时均消失；全身症状一般不如 MI 严重；心电图除 aVR 外，其余导联均有 ST 段弓背向下的抬高，T 波倒置，无异常 Q 波出现。

此处，尚需与心绞痛鉴别。

【并发症】

1. 乳头肌功能失调或断裂　总发生率可高达 50%。二尖瓣乳头肌因缺血、坏死等使收缩功能发生障碍，造成不同程度的二尖瓣脱垂并关闭不全，心尖区出现收缩中晚期喀喇音和吹风样收缩期杂音，第一心音可不减弱，可引起心衰。轻症者，可以恢复，其杂音可消失。乳头肌整体断裂极少见，多发生在二尖瓣后乳头肌，见于下壁 MI，心衰明显，可迅速发生肺水肿在数日内死亡。

2. 心脏破裂　少见，常在起病 1 周内出现，多为心室游离壁破裂，造成心包积血引起急性心脏压塞而猝死。偶为心室间隔破裂造成穿孔，在胸骨左缘第 3～4 肋间出现响亮的收缩期杂音，常伴有震颤，可引起心衰和休克而在数日内死亡。心脏破裂也可为亚急性，患者能存活数月。

3. 栓塞　发生率 1%～6%，见于起病后 1～2 周，可为左心室附壁血栓脱落所致，引起脑、肾、脾或四肢等动脉栓塞。也可因下肢静脉血栓形成部分脱落所致，则产生肺动脉栓塞。

4. 心室壁瘤　或称室壁瘤，主要见于左心室，发生率 5%～20%。体格检查可见左侧心界扩大，心脏搏动范围较广，可有收缩期杂音。瘤内发生附壁血栓时，心音减弱。心电图 ST 段持续抬高。X 线透视、摄影、超声心动图、放射性核素心脏血池显像以及左心室造影可见局部心缘突出，搏动减弱或有反常搏动。

5. 心肌梗死后综合征　发生率约 10%。于 MI 后数周至数月内出现，可反复发生，表现为心包炎、胸膜炎或肺炎，有发热、胸痛等症状，可能为机体对坏死物质的过敏反应。

【治疗】

对 STEMI，强调及早发现，及早住院，并加强住院前的就地处理。治疗原则是尽快恢复心肌的血液灌注（到达医院后 30 分钟内开始溶栓或 90 分钟内开始介入治疗）以挽救濒死的心肌、防止梗死扩大或缩小心肌缺血范围，保护和维持心脏功能，及时处理严重心律失常、泵衰竭和各种并发症，防止猝死，使患者不但能度过急性期，且康复后还能保持尽可能多的有功能的心肌。

（一）监护和一般治疗

1. 休息　急性期卧床休息，保持环境安静。减少探视，防止不良刺激，解除焦虑。

2. 监测　在冠心病监护室进行心电图、血压和呼吸的监测，除颤仪应随时处于备用状态。对于严重泵衰竭者还需监测肺毛细血管压和静脉压。密切观察心律、心率、血压和心功能的变化，为适时做出治疗措施，避免猝死提供客观资料。监测人员必须认真负责，既不放过任何有意义的变化，又保证患者的安静和休息。

3. 吸氧　对有呼吸困难和血氧饱和度降低者，最初几日间断或持续通过鼻管面罩吸氧。

4. 护理　急性期 12 小时卧床休息，若无并发症，24 小时内应鼓励患者在床上行肢体运动，若无低血压，第 3 天就可在病房内走动；梗死后第 4～5 天，逐步增加活动直至每天 3 次步行 100～150m。

5. 建立静脉通道　保持给药途径畅通。

6. 阿司匹林　无禁忌证者即服水溶性阿司匹林或嚼服肠溶阿司匹林 150～300mg，然后每日 1 次，3 日后改为 75～150mg 每日 1 次长期服用。

（二）解除疼痛

选用下列药物尽快解除疼痛：①哌替啶 50～100mg 肌内注射或吗啡 5～10mg 皮下注射，必要时 1～2 小时后再注射一次，以后每 4～6 小时可重复应用，注意防止对呼吸功能的抑制。②痛较轻者可用可待因或罂粟碱 0.03～0.06g 肌内注射或口服。③试用硝酸甘油 0.3mg 或硝酸异山梨酯 5～10mg 舌下含用或静脉滴注（参见本节"心绞痛"相关内容），要注意心率增快和血压降低。

心肌再灌注疗法可极有效地解除疼痛。

（三）再灌注心肌

起病 3～6 小时最多在 12 小时内，使闭塞的冠状动脉再通，心肌得到再灌注，濒临坏死的心肌可能得以存活或使坏死范围缩小，减轻梗死后心肌重塑，改善预后，是一种积极的治疗措施。

1. 经皮冠脉介入术（percutaneous coronary intervention，PCI）　具备施行介入治疗条件的医院（①能在患者住院 60 分钟内施行 PCI；②心导管室每年施行 PCI＞100 例并有心外科待命的条件；③施术者每年独立施行 PCI＞50 例；④AMI 直接 PTCA 成功率在 90% 以上；⑤在所有送到心导管室的患者中，能完成 PCI 者达 85% 以上）在患者抵达急诊室明确诊断之后，对需施行直接 PCI 者边给予常规治疗和做术前准备，边将患者送到心导管室。

（1）直接 PCI：适应证为①ST 段抬高和新出现左束支传导阻滞（影响 ST 段的分析）的 MI；②STEMI 并发心源性休克；③适合再灌注治疗而有溶栓治疗禁忌证者；④NSTEMI，但梗死相关动脉严重狭窄，血流≤TIMI Ⅱ级。应注意①发病 12 小时以上不宜施行 PCI；②不宜对非梗死相关的动脉施行 PCI；③要由有经验者施术，以避免延误时机。有心源性休克者宜先行主动脉内球囊反搏，待血压稳定后再施术。

（2）补救性 PCI：溶栓治疗后仍有明显胸痛，抬高的 ST 段无明显降低者，应尽快进行冠状动脉造影，如显示 TIMI 0～Ⅱ级血流，说明相关动脉未再通，宜立即施行补救性 PCI。

（3）溶栓治疗再通者的 PCI：溶栓治疗成功的患者，如无缺血复发表现，可在 7～10 天后行冠状动脉造影，如残留的狭窄病变适宜于 PCI 治疗。

2. 溶栓疗法　无条件施行介入治疗或因患者就诊延误、转送患者到可施行介入治疗的单位将会错过再灌注时机，如无禁忌证应立即（接诊患者后 30 分钟内）行本法治疗。

（1）适应证：①两个或两个以上相邻导联 ST 段抬高（胸导联≥0.2mV，肢导联≥0.1mV），或病史提示 AMI 伴左束支传导阻滞，起病时间<12 小时，患者年龄<75 岁。②ST 段显著抬高的 MI 患者年龄>75 岁，经慎重权衡利弊仍可考虑。③STEMI，发病时间已达 12～24 小时，但如仍有进行性缺血性胸痛，广泛 ST 段抬高者也可考虑。

（2）禁忌证：①既往发生过出血性脑卒中，6 个月内发生过缺血性脑卒中或脑血管事件；②颅内肿瘤；③近期（2～4 周）有活动性内脏出血；④未排除主动脉夹层；⑤入院时严重且未控制的高血压（>180/110mmHg）或慢性严重高血压病史；⑥目前正在使用治疗剂量的抗凝药或已知有出血倾向；⑦近期（2～4 周）创伤史，包括头部外伤、创伤性 CPR 或较长时间（>10 分钟）的 CPR；⑧近期（<3 周）外科大手术；⑨近期（<2 周）曾有在不能压迫部位的大血管行穿刺术。

（3）溶栓药物的应用：以纤维蛋白溶酶原激活剂激活血栓中纤维蛋白溶酶原，使转变为纤维蛋白溶酶而溶解冠状动脉内的血栓。国内常用：

1）尿激酶（urokinase，UK）30 分钟内静脉滴注 150 万～200 万 U。

2）链激酶（streptokinase，SK）或重组链激酶（rSK）以 150 万 U 静脉滴注，在 60 分钟内滴完。

3）重组组织型纤溶酶原激活物（recombinant tissue-type plasminogen activator，rt-PA）100mg 在 90 分钟内静脉给予：先静脉注入 15mg，继而 30 分钟内静脉滴注 50mg，其后 60 分钟内再滴注 35mg（国内有报告用上述剂量的一半也能奏效）。用 rt-PA 前先用肝素 5000U 静脉注射，用药后继续以肝素每小时 700～1000U 持续静脉滴注共 48 小时，以后改为皮下注射 7500U 每 12 小时一次，连用 3～5 天（也可用低分子量肝素）。用链激酶时，应注意寒战、发热等过敏反应。根据冠状动脉造影直接判断，或根据：①心电图抬高的 ST 段于 2 小时内回降>50%；②胸痛 2 小时内基本消失；③2 小时内出现再灌注性心律失常；④血清 CK-MB 酶峰值提前出现（14 小时内）等间接判断血栓是否溶解。

3. 紧急主动脉冠状动脉旁路移植术 介入治疗失败或溶栓治疗无效有手术指征者，宜争取 6～8 小时内施行主动脉冠状动脉旁路移植术。

再灌注损伤：急性缺血心肌再灌注时，可出现再灌注损伤，常表现为再灌注性心律失常。各种快速、缓慢型心律失常均可出现，应作好相应的抢救准备。但出现严重心律失常的情况少见，最常见的为一过性非阵发性室性心动过速，对此不必行特殊处理。

（四）消除心律失常

心律失常必须及时消除，以免演变为严重心律失常甚至猝死（见第三章"心律失常"）。

1. 发生室颤或持续多形性室性心动过速时，尽快采用非同步直流电除颤或同步直流电复律。单形性室性心动过速药物疗效不满意时也应及早用同步直流电复律。

2. 一旦发现室性期前收缩或室性心动过速，立即用利多卡因 50～100mg 静脉注射，每 5～10 分钟重复 1 次，至期前收缩消失或总量已达 300mg，继以 1～3mg/min 的速度静脉滴注维持（100mg 加入 5%葡萄糖液 100ml，滴注 1～3ml/min）。如室性心律失常反复可用胺碘酮治疗。

3. 对缓慢型心律失常可用阿托品 0.5～1mg 肌内或静脉注射。

4. 房室传导阻滞发展到第二度或第三度，伴有血流动力学障碍者宜用人工心脏起搏器做临时的经静脉心内膜右心室起搏治疗，待传导阻滞消失后撤除。

5. 室上性快速心律失常选用维拉帕米、地尔硫䓬、美托洛尔、洋地黄制剂或胺碘酮等药物治疗不能控制时，可考虑用同步直流电复律治疗。

（五）控制休克

根据休克纯属心源性，抑或尚有周围血管舒缩障碍或血容量不足等因素存在，而分别处理。

1. 补充血容量 估计有血容量不足,或中心静脉压和肺动脉楔压低者,用右旋糖酐 40 或 5%～

10%葡萄糖液静脉滴注，输液后如中心静脉压上升＞18cmH$_2$O，PAWP＞15～18mmHg，则应停止。右心室梗死时，中心静脉压的升高则未必是补充血容量的禁忌。

2. 应用升压药　补充血容量后血压仍不升，而 PAWP 和心排血量正常时，提示周围血管张力不足，可用多巴胺[起始剂量 3～5μg/（kg·min）]，或去甲肾上腺素 2～8μg/min，亦可选用多巴酚丁胺[起始剂量 3～10μg/（kg·min）]静脉滴注。

3. 应用血管扩张药　经上述处理血压仍不升，而 PAWP 增高，心排血量低或周围血管显著收缩以致四肢厥冷并有发绀时，硝普钠 15μg/min 开始静脉滴注，每 5 分钟逐渐增量至 PAWP 降至 15～18mmHg；硝酸甘油 10～20μg/min 开始静脉滴注，每 5～10 分钟增加 5～10μg/min 直至左心室充盈压下降。

4. 其他　治疗休克的其他措施包括纠正酸中毒、避免脑缺血、保护肾功能，必要时应用洋地黄制剂等。为了降低心源性休克的病死率，有条件的医院考虑用主动脉内球囊反搏术进行辅助循环，然后做选择性冠状动脉造影，随即施行介入治疗或主动脉冠状动脉旁路移植手术，可挽救一些患者的生命。

（六）治疗心衰

主要是治疗急性左心衰，以应用吗啡（或哌替啶）和利尿剂为主，亦可选用血管扩张药减轻左心室的负荷，或用多巴酚丁胺 10μg/（kg·min）静脉滴注或用短效血管紧张素转换酶抑制药从小剂量开始等治疗（参见第二章"心衰"相关内容）。洋地黄制剂可能引起室性心律失常，宜慎用。由于最早期出现的心衰主要是坏死心肌间质充血、水肿引起顺应性下降所致，而左心室舒张末期容量尚不增大，因此在梗死发生后 24 小时内宜尽量避免使用洋地黄制剂。有右心室梗死的患者应慎用利尿剂。

（七）其他治疗

下列疗法可能有助于挽救濒死心肌，防止梗死扩大，缩小缺血范围，加快愈合的作用，有些尚未完全成熟或疗效尚有争论，可根据患者具体情况考虑选用。

1. β 受体阻滞剂和钙通道阻滞剂　在起病的早期，如无禁忌证可尽早使用美托洛尔、阿替洛尔或卡维地洛等 β 受体阻滞剂，尤其是前壁 MI 伴有交感神经功能亢进者，可以防止梗死范围的扩大，改善急、慢性期的预后，但应注意其对心脏收缩功能的抑制。钙通道阻滞剂中的地尔硫䓬可能有类似效果，如有 β 受体阻滞剂禁忌者可考虑应用。

2. 血管紧张素转换酶抑制药和血管紧张素受体阻滞药　在起病早期应用，从低剂量开始，如卡托普利（起始 6.25mg，然后 12.5～25mg，2 次/日）、依那普利（2.5mg，2 次/日）、雷米普利（5～10mg，1 次/日）、福辛普利（10mg，1 次/日）等，有助于改善恢复期心肌的重塑，降低心衰的发生率，从而降低病死率。如不能耐受血管紧张素转换酶抑制药者可选血管紧张素Ⅱ受体阻滞剂氯沙坦或缬沙坦等。

3. 极化液疗法　氯化钾 1.5g、胰岛素 10U 加入 10%葡萄糖液 500ml 中，静脉滴注，1～2 次/日，7～14 天为一疗程。可促进心肌摄取和代谢葡萄糖，使 K$^+$ 进入细胞内，恢复细胞膜的极化状态，以利于心脏的正常收缩、减少心律失常，并促使心电图上抬高的 ST 段回到等电位线。

4. 抗凝疗法　目前多用在溶解血栓疗法之后，单独应用者少。在梗死范围较广、复发性梗死或有梗死先兆者可考虑应用。有出血、出血倾向或出血既往史、严重肝肾功能不全、活动性消化性溃疡、血压过高、新近手术而创口未愈者禁用。先用肝素或低分子量肝素。维持凝血时间在正常的 2 倍左右（试管法 20～30 分钟，APTT 法 60～80s，ACT 法 300s 左右）。继而口服氯吡格雷或阿司匹林。

（八）恢复期的处理

如病情稳定，体力增进，可考虑出院。近年主张出院前做症状限制性运动负荷心电图、放射性核素和（或）超声显像检查，如显示心肌缺血或心功能较差，宜行冠状动脉造影检查考虑进一步处理。心室晚电位检查有助于预测发生严重室性心律失常的可能性。近年又提倡 AMI 恢复后，进行康复治疗，逐步做适当的体育锻炼，有利于体力和工作能力的增进。经 2～4 个月的体力活动锻炼后，酌情恢复部分或轻工作，以后部分患者可恢复全天工作，但应避免过重体力劳动或精神过度紧张。

（九）并发症的处理

并发栓塞时，用溶解血栓和（或）抗凝疗法。心室壁瘤如影响心功能或引起严重心律失常，宜手术切除或同时做主动脉冠状动脉旁路移植手术。心脏破裂和乳头肌功能严重失调都可考虑手术治疗，但手术死亡率高。心肌梗死后综合征可用糖皮质激素或阿司匹林、吲哚美辛等治疗。

（十）右心室心肌梗死的处理

治疗措施与左心室梗死略有不同。右心室心肌梗死引起右心衰伴低血压，而无左心衰的表现时，宜扩张血容量。在血流动力学监测下静脉滴注输液，直到低血压得到纠治或肺毛细血管压达 15～18mmHg。如输液 1～2L 低血压未能纠正可用正性肌力药，以多巴酚丁胺为优。不宜用利尿药。伴有房室传导阻滞者可予以临时起搏。

（十一）NSTEMI 的处理

NSTEMI 住院期病死率较低，但再梗死率、心绞痛再发生率和远期病死率则较高。治疗措施与 STEMI 有所区别。NSTEMI 也多是非 Q 波性，此类患者不宜溶栓治疗。其中低危险组（无合并症、血流动力学稳定、不伴反复胸痛者）以阿司匹林和肝素尤其是低分子量肝素治疗为主；中危险组（伴持续或反复胸痛，心电图无变化或 ST 段压低 1mm 上下者）和高危险组（并发心源性休克、肺水肿或持续低血压）则以介入治疗为首选。其余治疗原则同上。

【预后】

预后与梗死范围的大小，侧支循环产生的情况以及治疗是否及时有关。急性期住院病死率过去一般为 30% 左右，采用监护治疗后降至 15% 左右，采用溶栓疗法后再降至 8% 左右，住院 90 分钟内施行介入治疗后进一步降至 4% 左右。死亡多发生在第 1 周内，尤其在数小时内，发生严重心律失常、休克或心衰者，病死率尤高。NSTEMI 近期预后虽佳，但长期预后则较差，可由于相关冠状动脉进展至完全阻塞或一度再通后再度阻塞以致再梗死或猝死。

【预防】

以下预防措施亦适用于心绞痛患者。预防动脉粥样硬化和冠心病，属一级预防，已有冠心病和 MI 病史者还应预防再次梗死和其他心血管事件，称为二级预防。二级预防应全面综合考虑，为便于记忆可归纳为以 A、B、C、D、E 为符号的五个方面：

A. aspirin 抗血小板聚集（或氯吡格雷，噻氯匹定）；anti-anginal therapy 抗心绞痛治疗，硝酸酯类制剂。

B. beta-blocker 预防心律失常，减轻心脏负荷等；blood pressure control 控制好血压。

C. cholesterol lowing 控制血脂水平；cigarettes quitting 戒烟。

D. diet control 控制饮食；diabetes treatment 治疗糖尿病。

E. education 普及有关冠心病的教育，包括患者及其家属；exercise 鼓励有计划的、适当的运动锻炼。

三、无症状性心肌缺血

无症状性心肌缺血是无临床症状，但客观检查有心肌缺血表现的冠心病，亦称隐匿型冠心病。患者有冠状动脉粥样硬化，但病变较轻或有较好的侧支循环，或患者痛阈较高因而无疼痛症状。

其心肌缺血的心电图表现可见于静息时、在增加心脏负荷时，或仅在 24 小时的动态观察中间断出现（无痛性心肌缺血）。

【临床表现】

患者多属中年以上，无心肌缺血的症状，在体格检查时发现心电图（静息、动态或负荷试验）有 ST 段压低、T 波倒置等，或放射性核素心肌显像（静息或负荷试验）示心肌缺血表现。

此类患者与其他类型的冠心病患者之不同，在于并无临床症状，但已有心肌缺血的客观表现，即心电图或放射性核素心肌显像示心脏已受到冠状动脉供血不足的影响。可以认为是早期的冠心病（但不一定是早期的冠状动脉粥样硬化），它可能突然转为心绞痛或 MI，亦可能逐渐演变为缺血性心肌病，发生心衰或心律失常，个别患者亦可能猝死。

【诊断和鉴别诊断】

诊断主要根据静息、动态或负荷试验的心电图检查，和（或）放射性核素心肌显像，发现患者有心肌缺血的改变，而无其他原因，又伴有动脉粥样硬化的危险因素。进行选择性冠状动脉造影检查可确立诊断。

鉴别诊断要考虑下列情况。

（一）自主神经功能失调

本病有肾上腺素能 β 受体兴奋性增高的类型，患者心肌耗氧量增加，心电图可出现 ST 段压低和 T 波倒置等改变（参见第十三章"心血管神经症"相关内容），患者多表现为精神紧张和心率增快。服普萘洛尔 10～20mg 2 小时后，心率减慢后再作心电图检查，可见 ST 段和 T 波恢复正常，有助于鉴别。

（二）其他

心肌炎、心肌病、心包疾病、其他心脏病、电解质紊乱、内分泌和药物作用等情况都可引起 ST 段和 T 波改变，诊断时要注意排除，但根据其各自的临床表现不难作出鉴别。

【防治】

采用防治动脉粥样硬化的各种措施（参见本章第一节"动脉粥样硬化"相关内容），以防止粥样斑块病变及其不稳定性加重，争取粥样斑块消退和促进冠状动脉侧支循环的建立。静息时心电图或放射性核素心肌显像示已有明显心肌缺血改变者，宜适当减轻工作，或选用硝酸酯制剂、β 受体阻滞剂、钙通道阻滞剂治疗。

四、缺血性心肌病

缺血性心肌病（ischemic cardiomyopathy）型冠心病的病理基础是心肌纤维化（或称硬化），为心肌的血供长期不足，心肌组织发生营养障碍和萎缩，或大面积 MI 后，纤维组织增生所致。其临床特点是心脏逐渐扩大，发生心律失常和心衰。因此与扩张型心肌病颇为相似，故被称为缺血性心肌病。

【病理】

本病可见心脏增大，有心衰者尤为明显。心肌弥漫性纤维化，病变主要累及左心室心肌和乳头肌，可波及起搏传导系统。患者的冠状动脉多呈广泛而严重的粥样硬化，管腔明显狭窄，但可无闭塞。纤维组织在心肌也可呈灶性、散在性或不规则分布，此种情况常由于大片 MI 或多次小灶性 MI 后的瘢痕形成，心肌细胞减少而纤维结缔组织增多所造成，此时冠状动脉则可见闭塞性病变。

【临床表现】

1. 心脏增大　患者有心绞痛或 MI 的病史，心脏逐渐增大，以左心室扩大为主，后期则两侧心脏均扩大。部分患者可无明显的心绞痛或 MI 史。

2. 心衰 心衰多逐渐发生，大多先呈左心衰，继以右心衰，出现相应的症状。

3. 心律失常 可出现各种心律失常，这些心律失常一旦出现将持续存在，其中以期前收缩（室性或房性）、房颤、病态窦房结综合征、房室传导阻滞和束支传导阻滞为多见，阵发性心动过速亦时有发现，有些患者在心脏还未明显增大前已发生心律失常，也有发生猝死者。

【诊断和鉴别诊断】

诊断主要依靠动脉粥样硬化的证据和排除可引起心脏增大、心衰和心律失常的其他器质性心脏病。心电图检查除可见心律失常外，还可见到冠状动脉供血不足的变化，包括 ST 段压低、T 波低平或倒置、Q—T 间期延长、QRS 波群电压低等。放射性核素检查示心肌缺血和室壁运动异常。超声心动图也可显示室壁的异常运动，EF≤40%。如以往有心绞痛或 MI 病史，则有助于诊断。选择性冠状动脉造影和（或）冠状动脉内超声显像可确立诊断。

鉴别诊断要考虑与其他心肌病（特别是原发性扩张型心肌病）、心肌炎、高血压性心脏病、内分泌性心脏病等相鉴别。

【预后】

有心衰和严重心律失常的患者预后差，故在心脏增大而未发生心衰的阶段中宜避免劳累，尽量保护心脏功能。

【防治】

预防在于积极防治动脉粥样硬化。治疗在于改善冠状动脉供血和心肌的营养，控制心衰和心律失常。对心衰按一般慢性收缩期心衰的治疗原则，着眼于改善心室重构，应用 ACEI、β 受体阻滞剂、利尿剂或加用地高辛。病态窦房结综合征和房室传导阻滞而有阿-斯综合征发作者，宜及早安置永久性人工心脏起搏器；有房颤的患者，如考虑转复窦性心律，应警惕其同时存在病态窦房结综合征的可能，避免转复窦性心律后，心率极为缓慢，反而对患者不利。发生严重室性心律失常者，除药物治疗外，还可考虑用埋藏式自动复律除颤器治疗。终末期缺血性心肌病患者是心脏移植的主要适应证之一。

五、猝　死

猝死（sudden death）指自然发生、出乎意料的突然死亡。世界卫生组织规定发病后 6 小时内死亡者为猝死，多数作者主张定为 1 小时，但也有人将发病后 24 小时内死亡者归入猝死之列。各种心脏病都可导致猝死，但心脏病的猝死中一半以上为冠心病所引起。猝死作为冠心病的一种类型，极受医学界的重视。

猝死型冠心病以隆冬为好发季节，患者年龄多不太大，在家、工作或公共场所中突然发病，心脏停搏而迅速死亡；半数患者生前无症状。死亡患者发病前短时间内有无先兆症状难以了解。存活患者有先兆症状常是非特异性而且是较轻的，如疲劳、胸痛或情绪改变等，因而未引起患者的警惕和医师的注意。实际上有些患者平素"健康"，夜间死于睡眠之中，翌晨才被发现。部分患者则有 MI 的先兆症状。病理检查显示患者有冠状动脉粥样硬化改变，但多数患者冠状动脉内并无血栓形成，动脉腔未完全闭塞，也见不到急性心肌坏死的病理过程。由于本型患者及时抢救可以存活，故世界卫生组织认为称为"原发性心脏停搏型冠心病"较妥。

目前认为，本型患者心脏停搏的发生是由于在动脉粥样硬化的基础上，发生冠状动脉痉挛或栓塞，导致心肌急性缺血，造成局部电生理紊乱，引起短暂的严重心律失常（特别是室颤）所致。有些患者可能就要发生 MI，但梗死尚未形成，患者已经猝死。这种情况是可逆的，及时的心脏复苏抢救措施可挽救患者的生命。但有一些 AMI 并发心脏破裂的患者，MI 的症状极不明显，因心脏破裂而迅速死亡，其临床表现也类似猝死。

由于猝死可以随时随地发生，因此普及心脏复苏抢救知识，使基层医务人员和群众都能掌握这一抢救措施，则一旦发现立即就地抢救，对挽救本型患者的生命有重大意义（参见第四章相关内容）。

第三节　冠状动脉粥样硬化性心脏病的介入诊断和治疗

（一）冠状动脉造影

用特形的心导管经股动脉、肱动脉或桡动脉送到主动脉根部，分别插入左、右冠状动脉口，手推注射器注入少量含碘造影剂。这种选择性冠状动脉造影在不同的投射方位下摄影可使左、右冠状动脉及其主要分支得到清楚的显影。可发现各支动脉狭窄性病变的部位并估计其程度。一般认为，管腔直径减少 70%～75%会严重影响血供，50%～70%者也有一定意义。冠状动脉造影的主要指征为：①已确诊为冠心病，药物治疗效果不佳，拟行介入性治疗或旁路移植手术；②心梗后再发心绞痛或运动试验阳性者；③有胸痛病史，但症状不典型，或无心绞痛、心肌梗死病史，但心电图有缺血性 ST-T 改变或病理性 Q 波不能以其他原因解释者；④中老年患者心脏增大、心衰、心律失常、疑有冠心病而无创性检查未能确诊者；⑤急性冠脉综合征拟行急诊 PCI 者。冠状动脉造影未见异常而疑有冠状动脉痉挛的患者，可谨慎地进行麦角新碱试验。

以冠状动脉造影来评定冠状动脉狭窄的程度，一般用 TIMI（thrombolysis in myocardial infarction）试验所提出的分级指标：0 级，无血流灌注，闭塞血管远端无血流；Ⅰ级，造影剂部分通过，冠状动脉狭窄远端不能完全充盈；Ⅱ级，冠状动脉狭窄远端可完全充盈，但显影慢，造影剂消除也慢；Ⅲ级，冠状动脉远端造影剂完全而且迅速充盈和消除，类同正常冠状动脉血流。

（二）冠心病的介入治疗

冠心病的介入治疗是用心导管技术疏通狭窄甚至闭塞的冠状动脉管腔，从而改善心肌的血流灌注的方法。它属血管再通（vascular recanalization）术的范畴，是心肌血流重建（myocardial revascularization）术中创伤性最小的一种。临床最早应用的是经皮冠状动脉腔内成形术（percutaneous transluminal coronary angioplasty，PTCA，1977 年），其后还发展了经冠状动脉内旋切术、旋磨术和激光成形术等，1987 年开发了冠状动脉内支架置入术（intracoronary stenting），2002 年又应用药物洗脱支架降低了再狭窄发生率。这些技术统称为经皮冠状动脉介入治疗（percutaneous coronary intervention，PCI）。目前 PTCA 加上支架置入术已成为治疗本病的重要手段。

1. PTCA　经皮穿刺周围动脉将带球囊的导管送入冠状动脉到达狭窄节段，扩张球囊使狭窄管腔扩大，其主要作用机制为球囊扩张时：①斑块被压回管壁；②斑块局部表面破裂；③偏心性斑块处的无病变血管壁伸展。在此过程中内皮细胞被剥脱，它的再生需 1 周左右，此时中膜平滑肌细胞增生并向内膜游移，使撕裂的斑块表面内膜得到修复。

2. 冠状动脉内支架置入术　将以不锈钢或合金材料刻制或绕制成管状而其管壁呈网状带有间隙的支架（裸支架），置入冠状动脉内已经或未经 PTCA 扩张的狭窄节段支撑血管壁，维持血流畅通，是弥补 PTCA 的不足特别是减少术后再狭窄发生率的 PCI。其作用机制为支架置入后满意的结果是所有支架的网状管壁完全紧贴血管壁，支架管腔均匀地扩张，血流畅通，可减少 PTCA 后的血管壁弹性回缩，并封闭 PTCA 时可能产生的夹层，可使术后残余狭窄程度降低到20%以下。术后支架逐渐被包埋在增厚的动脉内膜之中，内膜在 1～8 周被新生的内皮细胞覆盖。支架管壁下的中膜变薄和纤维化。药物洗脱支架又称为药物涂层支架，是在金属支架表面涂上了不同的药膜，此种支架置入后，平滑肌细胞的增生被抑制，使再狭窄率进一步降低，但药物洗脱支架使血管内皮化过程延迟而造成支架内血栓发生率较裸支架为高。

3. PCI 术前、术后处理　PCI 术前需做碘过敏试验，查血小板计数、出凝血时间、凝血酶原时间、肝肾功能、电解质。择期手术者，术前禁食 4～6 小时，术前 3～5 天开始服用氯吡格雷75mg/d，阿司匹林 100～150mg/d；如为急诊手术，术前未用抗凝药者，应于术前嚼服阿司匹林 300mg，口服氯吡格雷 300mg。术中常规使用肝素抗凝，急诊 PCI 时有时需加用血小板糖蛋白Ⅱb/Ⅲa 受体拮抗剂，以抑制血小板聚集。术中及术后鞘管拔出前应检测活化凝血时间（activated clotting time，ACT）。鞘管拔出后局部压迫止血 15～20 分钟，如无出血则可加压包扎，包扎后仍应密切观察，防止局部出血。

PCI 术后应终生口服阿司匹林 100～150mg/d；口服氯吡格雷 75mg/d，置入裸支架者服用 1 个月，置入药物洗脱支架者应坚持服用 9～12 个月。单纯行 PTCA 者，可不用氯吡格雷。

4. 冠心病介入治疗适应证

（1）稳定型心绞痛经药物治疗后仍有症状，狭窄的血管供应中到大面积处于危险中的存活心肌的患者。

（2）有轻度心绞痛症状或无症状但心肌缺血的客观证据明确，狭窄病变显著，病变血管供应中到大面积存活心肌的患者。

（3）介入治疗后心绞痛复发，管腔再狭窄的患者。

（4）急性 ST 段抬高心肌梗死发病 12 小时内；或发病 12～24 小时，并且有严重心衰和（或）血流动力学或心电不稳定和（或）有持续严重心肌缺血证据者可行急诊 PCI。

（5）主动脉冠状动脉旁路移植术后复发心绞痛的患者。包括扩张旁路移植血管的狭窄处、吻合口远端的病变或冠状动脉新发生的病变。

（6）不稳定型心绞痛经积极药物治疗，病情未能稳定；心绞痛发作时心电图 ST 段压低＞1mm、持续时间＞20 分钟，或血肌钙蛋白升高的患者。

施行 PCI 治疗如不成功需做紧急主动脉冠状动脉旁路移植手术。成功的 PCI 使狭窄的管腔减少至 20%以下，血流达到 TIMI Ⅱ、Ⅲ级，心绞痛消除或显著减轻，心电图变化改善。既往数据显示，PTCA 治疗后半年内约 30%患者发生再狭窄，裸支架置入术后半年内再狭窄率 20%，药物洗脱支架置入术后半年再狭窄率低于 10%。近年来，随着新型抗栓药物的应用及腔内影像技术的普及，支架内再狭窄率已较前大幅下降。

第八章　心脏瓣膜病

心脏瓣膜病（valvular heart disease）是由于炎症、黏液样变性、退行性改变、先天性畸形、缺血性坏死、创伤等原因引起的单个或多个瓣膜结构（包括瓣叶、瓣环、腱索或乳头肌）的功能或结构异常，导致瓣口狭窄和（或）关闭不全。心室和主、肺动脉根部严重扩张也可产生相应房室瓣和半月瓣的相对性关闭不全。二尖瓣最常受累，其次为主动脉瓣。

风湿性心脏病（rheumatic heart disease）简称风心病，是风湿性炎症过程所致瓣膜损害，主要累及 40 岁以下人群。我国风心病的人群患病率在 70 年代成人为 1.9‰～2.9‰，儿童为 0.4‰～2.7‰，80 年代分别为 1.99‰和 0.25‰，已有所下降。但风心病仍是我国常见的心脏病之一。瓣膜黏液样变性和老年人的瓣膜钙化在我国日益增多。

第一节　二尖瓣疾病
一、二尖瓣狭窄

【病因和病理】

虽然青霉素在预防链球菌感染的应用，使风湿热和风湿性瓣膜病的发病率有所下降，但风湿性二尖瓣狭窄仍是我国主要的瓣膜病。二尖瓣狭窄（mitral stenosis）的最常见病因为风湿热。2/3 的患者为女性。约半数患者无急性风湿热史，但多有反复链球菌扁桃体炎或咽峡炎史。急性风湿热后，至少需 2 年始形成明显二尖瓣狭窄，多次发作急性风湿热较一次发作出现狭窄早。单纯二尖瓣狭窄占风心病的 25%，二尖瓣狭窄伴有二尖瓣关闭不全占 40%。主动脉瓣常同时受累。

先天性畸形或结缔组织病，如系统性红斑狼疮心内膜炎为二尖瓣狭窄的罕见病因。

风湿热导致二尖瓣装置不同部位粘连融合，可致二尖瓣狭窄：①瓣膜交界处；②瓣叶游离缘；③腱索；④以上部位的结合。单独的交界处增厚粘连占 30%，单独瓣叶游离缘增厚粘连占 15%，单独腱索增厚粘连占 10%，其余的为一个以上的上述结构受累。上述病变导致二尖瓣开放受限，瓣口截面积减少。狭窄的二尖瓣呈漏斗状，瓣口常呈鱼口状。瓣叶钙化沉积有时可延展累及瓣环，使瓣环显著增厚。如果风湿热主要导致腱索的挛缩和粘连，而所致的瓣膜交界处的粘连很轻，则主要出现二尖瓣关闭不全。

慢性二尖瓣狭窄可导致左心房扩大及左心房壁钙化，尤其在合并房颤时左心耳及左心房内可形成附壁血栓。

【病理生理】

正常人的二尖瓣口面积为 4～6cm²，当瓣口减小一半即出现狭窄的相应表现。瓣口面积 1.5cm² 以上为轻度、1.0～1.5cm² 为中度、小于 1.0cm² 为重度狭窄。重度二尖瓣狭窄时跨瓣压差显著增加，可达 20mmHg。测量跨瓣压差可判断二尖瓣狭窄程度。当严重狭窄时，左房压高达 25mmHg 才能使血流通过狭窄的瓣口充盈左心室以维持正常的心排出量。

左房压升高致肺静脉压升高，肺顺应性减低，从而发生劳力性呼吸困难。心率增快时舒张期缩短，左房压升高，故任何增加心率的诱因均可促使急性肺水肿的发生，如房颤、妊娠、感染或贫血等。

由于左房压和肺静脉压升高，引起肺小动脉反应性收缩，最终导致肺小动脉硬化，肺血管阻力增高，肺动脉压力升高。重度肺动脉高压可引起右心室肥厚、三尖瓣和肺动脉瓣关闭不全和右心衰。

二尖瓣狭窄患者的肺动脉高压产生于：①升高的左房压的被动后向传递；②左心房和肺静脉

高压触发肺小动脉收缩（反应性肺动脉高压）；③长期严重的二尖瓣狭窄可能导致肺血管床的器质性闭塞性改变。

【临床表现】

（一）症状

一般在二尖瓣中度狭窄（瓣口面积<1.5cm^2）时方始有明显症状。

1. 呼吸困难 为最常见的早期症状。患者首次呼吸困难发作常以运动、精神紧张、性交、感染、妊娠或房颤为诱因，并多先有劳力性呼吸困难，随狭窄加重，出现静息时呼吸困难、端坐呼吸和阵发性夜间呼吸困难，甚至发生急性肺水肿。

2. 咯血 有以下几种情况：①突然咯大量鲜血，通常见于严重二尖瓣狭窄，可为首发症状。支气管静脉同时回流入体循环静脉和肺静脉，当肺静脉压突然升高时，黏膜下淤血、扩张而壁薄的支气管静脉破裂引起大咯血，咯血后肺静脉压减低，咯血可自止。多年后支气管静脉壁增厚，而且随病情进展肺血管阻力增加及右心功能不全使咯血的发生率降低。②阵发性夜间呼吸困难或咳嗽时的血性痰或带血丝痰。③急性肺水肿时咳大量粉红色泡沫状痰。④肺梗死伴咯血为本症晚期伴慢性心衰时少见的并发症。

3. 咳嗽 常见，尤其在冬季明显，有的患者在平卧时干咳，可能与支气管黏膜淤血水肿易患支气管炎或左心房增大压迫左主支气管有关。

4. 声嘶 较少见，由于扩大的左心房和左肺动脉压迫喉返神经所致。

（二）体征

重度二尖瓣狭窄常有"二尖瓣面容"，双颧绀红。

1. 二尖瓣狭窄的心脏体征 ①望诊心尖搏动正常或不明显；②心尖区可闻第一心音亢进和开瓣音，提示前叶柔顺、活动度好；如瓣叶钙化僵硬，则第一心音减弱，开瓣音消失；③心尖区有低调的隆隆样舒张中晚期杂音，局限，不传导。常可触及舒张期震颤。窦性心律时，由于舒张晚期心房收缩促使血流加速，使杂音此时增强，房颤时不再有杂音的舒张晚期加强。

2. 肺动脉高压和右心室扩大的心脏体征 右心室扩大时可见心前区心尖搏动弥散，肺动脉高压时肺动脉瓣区第二心音亢进或伴分裂。当肺动脉扩张引起相对性肺动脉瓣关闭不全时，可在胸骨左缘第 2 肋间闻及舒张早期吹风样杂音，称 Graham-Steell 杂音。右心室扩大伴相对性三尖瓣关闭不全时，在三尖瓣区闻及全收缩期吹风样杂音，吸气时增强。

【实验室和其他检查】

1. X 线检查 左心房增大，后前位见左心缘变直，右心缘有双心房影，左前斜位可见左心房使左主支气管上抬，右前斜位可见增大的左心房压迫食管下段后移。其他 X 线征象包括右心室增大、主动脉弓缩小、肺动脉干和次级肺动脉扩张、肺淤血、间质性肺水肿（如 Kerley B 线）和含铁血黄素沉着等征象。

2. 心电图 重度二尖瓣狭窄可有"二尖瓣型 P 波"，P 波宽度>0.12s，伴切迹，QRS 波群示电轴右偏和右心室肥厚表现。

3. 超声心动图 为明确和量化诊断二尖瓣狭窄的可靠方法。M 型超声心动图示二尖瓣城墙样改变（EF 斜率降低，A 峰消失），后叶向前移动及瓣叶增厚。二维超声心动图可显示狭窄瓣膜的形态和活动度，测绘二尖瓣口面积。典型者为舒张期前叶呈圆拱状，后叶活动度减少，交界处粘连融合，瓣叶增厚和瓣口面积缩小。用连续多普勒测得的二尖瓣血流速度计算跨瓣压差和瓣口面积与心导管法结果相关良好。彩色多普勒血流显像可实时观察二尖瓣狭窄的射流，有助于连续多普勒测定的正确定向。经食管超声有利于左心耳及左心房附壁血栓的检出。超声心动图还可对房室大小、室壁厚度和运动、心室功能、肺动脉压、其他瓣膜异常和先天性畸形等方面提供信息。

4. 心导管检查　如症状、体征与超声心动图测定和计算二尖瓣口面积不一致，在考虑介入或手术治疗时，应经心导管检查同步测定肺毛细血管压和左心室压以确定跨瓣压差和计算瓣口面积，正确判断狭窄程度。

【诊断和鉴别诊断】

心尖区有隆隆样舒张期杂音伴 X 线或心电图示左心房增大，一般可诊断二尖瓣狭窄，超声心动图检查可确诊。当心尖区杂音不肯定时，运动后左侧卧位或用钟形胸件听诊杂音响度增加。当快速房颤心排出量减少时，心尖区舒张期杂音可明显减弱以至于不能闻及，心功能改善心室率减慢时杂音又可出现。

心尖区舒张期隆隆样杂音尚见于如下情况，应注意鉴别。①经二尖瓣口的血流增加：严重二尖瓣反流、大量左至右分流的先天性心脏病（如 VSD、PDA）和高动力循环（如甲亢、贫血）时，心尖区可有短促的隆隆样舒张中期杂音，常紧随于增强的第三心音后。为相对性二尖瓣狭窄。②Austin-Flint 杂音：见于严重主动脉瓣关闭不全（参见本章第二节相关内容）。③左心房黏液瘤：瘤体阻塞二尖瓣口，产生随体位改变的舒张期杂音，其前有肿瘤扑落音。瘤体常致二尖瓣关闭不全。其他临床表现有发热、关节痛、贫血、血沉增快和体循环栓塞。

【并发症】

1. 房颤　为相对早期的常见并发症，可能为患者就诊的首发病症，也可为首次呼吸困难发作的诱因和患者体力活动明显受限的开始。房性期前收缩常为其前奏。初始为阵发性心房扑动和颤动，之后转为慢性房颤。房颤时，舒张晚期心房收缩功能丧失，左心室充盈减少，可使心排出量减少 20%。左心室充盈更加依赖于舒张期的长短，而心室率增快使舒张期缩短。在任何一定的心排出量水平，心动过速进一步增大跨瓣压差和左心房压，这可解释事先毫无症状的二尖瓣狭窄患者一旦发生房颤，可突然出现严重呼吸困难，甚至急性肺水肿。此时尽快控制房颤的心室率或恢复窦性心律至关重要。房颤发生率随左心房增大和年龄增长而增加。

2. 急性肺水肿　为重度二尖瓣狭窄的严重并发症。患者突然出现重度呼吸困难和发绀，不能平卧，咳粉红色泡沫状痰，双肺满布干、湿啰音。如不及时救治，可能致死。

3. 血栓栓塞　20%的患者发生体循环栓塞，偶尔为首发病症。血栓来源于左心耳或左心房。房颤、大左心房（直径＞55mm）、栓塞史或心排出量明显降低为体循环栓塞的危险因素。80%的体循环栓塞患者有房颤。2/3 的体循环栓塞为脑动脉栓塞，其余依次为外周动脉和内脏（脾、肾和肠系膜）动脉栓塞。1/4 的体循环栓塞为反复发作和多部位的多发栓塞。偶尔左心房带蒂球状血栓或游离飘浮球状血栓可突然阻塞二尖瓣口，导致猝死。房颤和右心衰时，可在右心房形成附壁血栓，可致肺栓塞。

4. 右心衰　为晚期常见并发症。并发三尖瓣关闭不全时，可有难治性腹水。右心衰时，右心排出量明显减少，肺循环血量减少，左心房压相对下降，加之肺泡和肺毛细血管壁增厚，呼吸困难可有所减轻，发生急性肺水肿和大咯血的危险减少，但这一"保护作用"的代价是心排出量降低。临床表现为右心衰的症状和体征（见第二章相关内容）。

5. 感染性心内膜炎　单纯二尖瓣狭窄并发本病者较少见，在瓣叶明显钙化或房颤患者更少发生。

6. 肺部感染　常见。

【治疗】

（一）一般治疗

①有风湿活动者应给予抗风湿治疗（参见儿科学教材）。特别重要的是预防风湿热复发，一般应坚持至患者 40 岁甚至终生应用苄星青霉素（benzathine penicillin）120 万 U，每 4 周肌内注射 1 次。②预防感染性心内膜炎（见第九章相关内容）。③无症状者避免剧烈体力活动，定期（6～

12 个月）复查。④呼吸困难者应减少体力活动，限制钠盐摄入，口服利尿剂，避免和控制诱发急性肺水肿的因素，如急性感染、贫血等。

（二）并发症的处理

1. 大量咯血 应取坐位，用镇静剂，静脉注射利尿剂，以降低肺静脉压。

2. 急性肺水肿 处理原则与急性左心衰所致的肺水肿相似。但应注意：①避免使用以扩张小动脉为主、减轻心脏后负荷的血管扩张药物，应选用扩张静脉系统、减轻心脏前负荷为主的硝酸酯类药物；②正性肌力药物对二尖瓣狭窄的肺水肿无益，仅在房颤伴快速心室率时可静脉注射毛花苷 C，以减慢心室率。

3. 房颤 治疗目的为满意控制心室率，争取恢复和保持窦性心律，预防血栓栓塞。

急性发作伴快速心室率，如血流动力学稳定，可先静脉注射毛花苷 C，以减慢心室率，该药起效较慢，且常不能满意控制心室率，此时应联合经静脉使用 β 受体阻滞剂、地尔硫草、维拉帕米；如血流动力学不稳定，出现肺水肿、休克、心绞痛或晕厥时，应立即电复律，如复律失败，应尽快用药减慢心室率。

慢性房颤：①如房颤病程<1 年，左心房直径<60mm，无高度或完全性房室传导阻滞和病态窦房结综合征，可行电复律或药物转复，成功恢复窦性心律后需长期口服抗心律失常药物，预防或减少复发。复律之前 3 周和成功复律之后 4 周需服抗凝药物（华法林），预防栓塞。②如患者不宜复律、复律失败，或复律后不能维持窦性心律且心室率快，则可口服 β 受体阻滞剂，控制静息时的心室率在 70 次/分左右，日常活动时的心率在 90 次/分左右。如心室率控制不满意，可加用地高辛，每日 0.125～0.25mg。③如无禁忌证，应长期服用华法林，预防血栓栓塞。

4. 预防栓塞 参考第十四章相关内容。

5. 右心衰 限制钠盐摄入，应用利尿剂等。

（三）介入和手术治疗

介入和手术治疗为治疗本病的有效方法。当二尖瓣口有效面积<1.5cm²，伴有症状，尤其症状进行性加重时，应用介入或手术方法扩大瓣口面积，减轻狭窄。如肺动脉高压明显，即使症状轻，也应及早干预。

1. 经皮球囊二尖瓣成形术 为缓解单纯二尖瓣狭窄的首选方法。系将球囊导管从股静脉经房间隔穿刺跨越二尖瓣，用生理盐水和造影剂各半的混合液体充盈球囊，分离瓣膜交界处的粘连融合而扩大瓣口。对瓣叶（尤其是前叶）活动度好，无明显钙化，瓣下结构无明显增厚的患者效果更好。高龄、伴有严重冠心病，因其他严重的肺、肾、肿瘤等疾病不宜手术或拒绝手术、妊娠伴严重呼吸困难、外科分离术后再狭窄的患者也可选择该疗法。术前可用经食管超声探查有无左心房血栓，对于有血栓或慢性房颤的患者应在术前充分用华法林抗凝。术后症状和血流动力学立即改善，严重并发症少见，主要应注意减少二尖瓣关闭不全、脑栓塞和心房穿孔所致的心脏压塞，手术死亡率小于 0.5%。其近期与远期（5 年）效果与外科闭式分离术相似，基本可取代后者。

2. 闭式分离术 经开胸手术，将扩张器由左心室心尖部插入二尖瓣口分离瓣膜交界处的粘连融合，适应证和效果与经皮球囊二尖瓣成形术相似，目前临床已很少使用。

3. 直视分离术 适于瓣叶严重钙化、病变累及腱索和乳头肌、左心房内有血栓的二尖瓣狭窄的患者。在体外循环下，直视分离融合的交界处、腱索和乳头肌，去除瓣叶的钙化斑，清除左心房内血栓。较闭式分离术解除瓣口狭窄的程度大，因而血流动力学改善更好。手术死亡率<2%。

4. 人工瓣膜置换术 适应证为：①严重瓣叶和瓣下结构钙化、畸形，不宜做分离术者；②二尖瓣狭窄合并明显二尖瓣关闭不全者。手术应在有症状而无严重肺动脉高压时考虑。严重肺动脉高压增加手术风险，但非手术禁忌，术后多有肺动脉高压减轻。人工瓣膜置换术手术死亡率（3%～8%）和术后并发症均高于分离术。术后存活者，心功能恢复较好。

【预后】

在未开展手术治疗的年代，本病 10 年存活率在无症状被确诊后的患者为 84%，症状轻者为 42%，中、重度者为 15%。从发生症状到完全致残平均 7.3 年。死亡原因为心衰（62%）、血栓栓塞（22%）和感染性心内膜炎（8%）。抗凝治疗后，栓塞发生减少，手术治疗提高了患者的生活质量和存活率。

二、二尖瓣关闭不全

【病因和病理】

收缩期二尖瓣关闭依赖二尖瓣装置（瓣叶、瓣环、腱索、乳头肌）和左心室的结构和功能的完整性，其中任何部分的异常可致二尖瓣关闭不全（mitral incompetence）。

（一）瓣叶

①风湿性损害最为常见，占二尖瓣关闭不全的 1/3，女性为多。风湿性病变使瓣膜僵硬、变性、瓣缘卷缩、连接处融合以及腱索融合缩短。②二尖瓣脱垂多为二尖瓣原发性黏液性变，使瓣叶宽松膨大或伴腱索过长，心脏收缩时瓣叶突入左心房影响二尖瓣关闭。部分二尖瓣脱垂为其他遗传性结缔组织病（如马方综合征）的临床表现之一。③感染性心内膜炎破坏瓣叶。④肥厚型心肌病收缩期二尖瓣前叶向前运动导致二尖瓣关闭不全。⑤先天性心脏病如心内膜垫缺损常合并二尖瓣前叶裂，导致关闭不全。

（二）瓣环扩大

①任何病因引起左心室增大或伴左心衰都可造成二尖瓣环扩大而导致二尖瓣关闭不全。若心脏缩小，心功能改善，二尖瓣杂音可改善。②二尖瓣环退行性变和瓣环钙化，多见老年女性。尸检发现 70 岁以上女性，二尖瓣环钙化的发生率为 12%。严重二尖瓣环钙化者，50%合并主动脉瓣环钙化，大约 50%的二尖瓣环钙化累及传导系统，引起不同程度的房室或室内传导阻滞。

（三）腱索

先天性或获得性的腱索病变，如腱索过长、断裂缩短和融合。

（四）乳头肌

乳头肌的血供来自冠状动脉终末分支，冠状动脉灌注不足可引起乳头肌功能失调。如乳头肌缺血短暂，可出现短暂的二尖瓣关闭不全；如急性心肌梗死发生乳头肌坏死，则产生永久性二尖瓣关闭不全，乳头肌坏死是心肌梗死的常见并发症，而乳头肌断裂在心肌梗死的发生率低于 1%，乳头肌完全断裂可发生严重致命的急性二尖瓣关闭不全。其他少见的疾病为先天性乳头肌畸形，如一侧乳头肌缺如，称降落伞二尖瓣综合征；罕见的有乳头肌脓肿、肉芽肿、淀粉样变和结节病等。

瓣叶穿孔（如发生在感染性心内膜炎时）、乳头肌断裂（如发生在急性心肌梗死时）、创伤损伤二尖瓣结构或人工瓣损坏等可发生急性二尖瓣关闭不全。

【病理生理】

（一）急性

收缩期左心室射出的部分血流经关闭不全的二尖瓣口反流至左心房，与肺静脉至左心房的血流汇总，在舒张期充盈左心室，致左心房和左心室容量负荷骤增，左心室来不及代偿，其急性扩张能力有限，左心室舒张末期压急剧上升。左心房压也急剧升高，导致肺淤血，甚至肺水肿。之后可致肺动脉高压和右心衰。

由于左心室扩张程度有限，即使左心室收缩正常或增加，左心室总的心搏量增加不足以代偿向左心房的反流，前向心搏量和心排出量明显减少。

（二）慢性

左心室对慢性容量负荷过度的代偿为左心室舒末期容量增大，根据 Frank-Starling 机制使左心室心搏量增加；加上代偿性离心性肥大，并且左心室收缩期将部分血排入低压的左心房，室壁应力下降快，利于左心室排空。因此，在代偿期左心室总的心搏量明显增加，射血分数可完全正常。二尖瓣关闭不全通过收缩期左心室完全排空来实现代偿，可维持正常心搏量多年，但如果二尖瓣关闭不全持续存在并继续加重，使左心室舒张末期容量进行性增加，左心室功能恶化，一旦心排出量降低时即可出现症状。

二尖瓣关闭不全时，左心房的顺应性增加，左心房扩大。在较长的代偿期，同时扩大的左心房和左心室可适应容量负荷增加，左心房压和左心室舒张末期压不致明显上升，肺淤血不出现。

持续严重的过度容量负荷终致左心衰，左心房压和左心室舒张末期压明显上升，导致肺淤血、肺动脉高压和右心衰发生。

因此，二尖瓣关闭不全主要累及左心房、左心室，最终影响右心。

【临床表现】

（一）症状

1. 急性 轻度二尖瓣反流仅有轻微劳力性呼吸困难。严重反流（如乳头肌断裂）很快发生急性左心衰，甚至发生急性肺水肿、心源性休克。

2. 慢性 轻度二尖瓣关闭不全可终身无症状。严重反流有心排出量减少，首先出现的突出症状是疲乏无力，肺淤血的症状如呼吸困难出现较晚。

（1）风心病：从首次风湿热后，无症状期远较二尖瓣狭窄长，常超过 20 年。一旦出现明显症状，多已有不可逆的心功能损害。急性肺水肿和咯血较二尖瓣狭窄少见。

（2）二尖瓣脱垂：一般二尖瓣关闭不全较轻，多无症状，或仅有胸痛、心悸、乏力、头昏、体位性晕厥和焦虑等，可能与自主神经功能紊乱有关。严重的二尖瓣关闭不全晚期出现左心衰。

（二）体征

1. 慢性

（1）心尖搏动：呈高动力型，左心室增大时向左下移位。

（2）心音：风心病时瓣叶缩短，导致重度关闭不全时，第一心音减弱。二尖瓣脱垂和冠心病时第一心音多正常。由于左心室射血时间缩短，A_2 提前，第二心音分裂增宽。严重反流时心尖区可闻及第三心音。二尖瓣脱垂时可有收缩中期喀喇音。

（3）心脏杂音：瓣叶挛缩所致者（如风心病），有自第一心音后立即开始、与第二心音同时终止的全收缩期吹风样高调一贯型杂音，在心尖区最响。杂音可向左腋下和左肩胛下区传导。后叶异常时，如后叶脱垂、后内乳头肌功能异常、后叶腱索断裂，杂音则向胸骨左缘和心底部传导。在典型的二尖瓣脱垂为随喀喇音之后的收缩晚期杂音。冠心病乳头肌功能失常时可有收缩早期、中期、晚期或全收缩期杂音。腱索断裂时杂音可似海鸥鸣或乐音性。反流严重时，心尖区可闻及紧随第三心音后的短促舒张期隆隆样杂音。

2. 急性 心尖搏动为高动力型。第二心音肺动脉瓣成分亢进。非扩张的左心房强有力收缩所致心尖区第四心音常闻及。由于收缩末室房压差减少，心尖区反流性杂音于第二心音前终止，而非全收缩期杂音，低调，呈递减型，不如慢性者响。严重反流也可出现心尖区第三心音和短促舒张期隆隆样杂音。

【实验室和其他检查】

1. X 线检查 急性者心影正常或左心房轻度增大伴明显肺淤血，甚至肺水肿征。慢性重度反流常见左心房左心室增大，左心室衰竭时可见肺淤血和间质性肺水肿征。二尖瓣环钙化为致密而粗的 C 形阴影，在左侧位或右前斜位可见。

2. 心电图　急性者心电图正常，窦性心动过速常见。慢性重度二尖瓣关闭不全主要为左心房增大，部分有左心室肥厚和非特异性 ST-T 改变，少数有右心室肥厚征，房颤常见。

3. 超声心动图　M 型和二维超声心动图不能确定二尖瓣关闭不全。脉冲式多普勒超声和彩色多普勒血流显像可于二尖瓣心房侧和左心房内探及收缩期反流束，诊断二尖瓣关闭不全的敏感性几乎达 100%，且可半定量反流程度。后者测定的左心房内最大反流束面积，<4cm^2 为轻度、4～8cm^2 为中度以及>8cm^2 为重度反流。二维超声可显示二尖瓣装置的形态特征，如瓣叶和瓣下结构增厚、融合、缩短和钙化、瓣叶冗长脱垂、连枷样瓣叶、瓣环扩大或钙化、赘生物、左心室扩大和室壁矛盾运动等，有助于明确病因。超声心动图还可提供心腔大小、心功能和合并其他瓣膜损害的资料。

4. 放射性核素心室造影　放射性核素心室造影可测定左心室收缩、舒张末容量和静息、运动时射血分数，以判断左心室收缩功能。通过左心室与右心室心搏量之比值评估反流程度，该比值>2.5 提示严重反流。

5. 左心室造影　经注射造影剂行左心室造影，观察收缩期造影剂反流入左心房的量，为半定量反流程度的"金标准"。

【诊断和鉴别诊断】

急性者，如突然发生呼吸困难，心尖区出现收缩期杂音，X 线心影不大而肺淤血明显和有病因可寻者，如二尖瓣脱垂、感染性心内膜炎、急性心肌梗死、创伤和人工瓣膜置换术后，诊断不难。慢性者，心尖区有典型杂音伴左心房室增大，诊断可以成立，确诊有赖超声心动图。由于心尖区杂音可向胸骨左缘传导，应注意与以下情况鉴别：

1. 三尖瓣关闭不全　为全收缩期杂音，在胸骨左缘第 4、5 肋间最清楚，右心室显著扩大时可传导至心尖区，但不向左腋下传导。杂音在吸气时增强，常伴颈静脉收缩期搏动和肝收缩期搏动。

2. VSD　为全收缩期杂音，在胸骨左缘第 4 肋间最清楚，不向腋下传导，常伴胸骨旁收缩期震颤。

3. 胸骨左缘收缩期喷射性杂音　血流通过左或右心室流出道时产生。多见于左或右心室流出道梗阻（如主、肺动脉瓣狭窄）。杂音自收缩中期开始，于第二心音前终止，呈吹风样和递增递减型。主动脉瓣狭窄的杂音位于胸骨右缘第 2 肋间；肺动脉瓣狭窄的杂音位于胸骨左缘第 2 肋间；肥厚性梗阻型心肌病的杂音位于胸骨左缘第 3、4 肋间。以上情况均有赖超声心动图确诊。

【并发症】

房颤可见于 3/4 的慢性重度二尖瓣关闭不全患者；感染性心内膜炎较二尖瓣狭窄常见；体循环栓塞见于左心房扩大、慢性房颤的患者，较二尖瓣狭窄少见；心衰在急性者早期出现，慢性者发生较晚；二尖瓣脱垂的并发症包括感染性心内膜炎、脑栓塞、心律失常、猝死、腱索断裂、严重二尖瓣关闭不全和心衰。

【治疗】

（一）急性

治疗目的是降低肺静脉压，增加心排出量和纠正病因。内科治疗一般为术前过渡措施，尽可能在床旁血流导向气囊导管监测指导下进行。静脉滴注硝普钠通过扩张小动静脉，降低心脏前后负荷，减轻肺淤血，减少反流，增加心排出量。静脉注射利尿剂可降低前负荷。外科治疗为根本措施，视病因、病变性质、反流程度和对药物治疗的反应，采取紧急、择期或选择性手术（人工瓣膜置换术或修复术）。部分患者经药物治疗后症状基本控制，进入慢性代偿期。

（二）慢性

1. 内科治疗

（1）风心病伴风湿活动者需抗风湿治疗并预防风湿热复发。

（2）预防感染性心内膜炎。

（3）无症状、心功能正常者无须特殊治疗，但应定期随访。

（4）房颤的处理同二尖瓣狭窄，但维持窦性心律不如在二尖瓣狭窄时重要。除因房颤导致心功能显著恶化的少数情况需恢复窦性心律外，多数只需满意控制心室率。慢性房颤，有体循环栓塞史、超声检查见左心房血栓者，应长期抗凝治疗。

（5）心衰者，应限制钠盐摄入，使用利尿剂、血管紧张素转换酶抑制药、β 受体阻滞剂和洋地黄。

2. 外科治疗 为恢复瓣膜关闭完整性的根本措施。应在发生不可逆的左心室功能不全之前施行，否则术后预后不佳。慢性二尖瓣关闭不全的手术适应证：①重度二尖瓣关闭不全伴心功能 NYHA Ⅲ 或Ⅳ级；②心功能 NYHA Ⅱ级伴心脏大，左心室收缩末期容量指数（LVESVI）> $30ml/m^2$；③重度二尖瓣关闭不全，LVEF 减低，左心室收缩及舒张末期内径增大，LVESVI 高达 $60ml/m^2$，虽无症状也应考虑手术治疗。严重二尖瓣关闭不全，术前 LVESVI 正常（< $30ml/m^2$）的患者，术后左心室功能正常；而 LVESVI 显著增加者（> $90ml/m^2$），围术期死亡率增加，术后心功能差；LVESVI 中度增加者（$30\sim90ml/m^2$）常能耐受手术，术后心功能可能减低。手术方法有瓣膜修补术和人工瓣膜置换术两种。

（1）瓣膜修补术：如瓣膜损坏较轻，瓣叶无钙化，瓣环有扩大，但瓣下腱索无严重增厚者可行瓣膜修补术。瓣膜修补术死亡率低，能获得长期临床改善，作用持久。术后发生感染性心内膜炎和血栓栓塞少，不需长期抗凝，左心室功能恢复较好。手术死亡率为 1%～2%。与换瓣相比，较早和较晚期均可考虑瓣膜修补手术，但 LVEF≤15%～20%时为禁忌。

（2）人工瓣膜置换术：瓣叶钙化，瓣下结构病变严重，感染性心内膜炎或合并二尖瓣狭窄者必须置换人工瓣。感染性心内膜炎感染控制不满意或反复栓塞或合并心衰药物治疗不满意者提倡早做换瓣手术，真菌性心内膜炎应在心衰或栓塞发生之前行换瓣手术。目前换瓣手术死亡率为 5% 左右。多数患者术后症状和生活质量改善，肺动脉高压减轻，心脏大小和左心室重量减少，较内科治疗存活率明显改善，但心功能改善不如二尖瓣狭窄和主动脉瓣换瓣术满意。严重左心室功能不全（LVEF≤30%）或左心室重度扩张（左心室舒张末内径 LVEDD≥80mm，左心室舒张末容量指数 LVEDVI≥$300ml/m^2$），已不宜换瓣。

【预后】

急性严重反流伴血流动力学不稳定者，如不及时手术干预，死亡率极高。在手术治疗前的年代，慢性重度二尖瓣关闭不全确诊后内科治疗 5 年存活率 80%，10 年存活率 60%。单纯二尖瓣脱垂无明显反流，无收缩期杂音者大多预后良好；年龄＞50 岁、有明显收缩期杂音和二尖瓣反流、瓣叶冗长增厚、左心房及左心室增大者预后较差。

第二节　主动脉瓣疾病

一、主动脉瓣狭窄

【病因和病理】

（一）风心病

风湿性炎症导致瓣膜交界处粘连融合，瓣叶纤维化、僵硬、钙化和挛缩畸形，因而瓣口狭窄。几乎无单纯的风湿性主动脉瓣狭窄，大多伴有关闭不全和二尖瓣损害。

（二）先天性畸形

1. 先天性二叶瓣畸形 为最常见的先天性主动脉瓣狭窄的病因。先天性二叶瓣畸形见于1%～2%的人群，男多于女。出生时多无交界处融合和狭窄。由于瓣叶结构的异常，即使正常的血流动力学也可引起瓣膜增厚、钙化、僵硬及瓣口狭窄，约 1/3 发生狭窄。成年期形成椭圆或窄缝形狭窄瓣口，为成人孤立性主动脉瓣狭窄的常见原因。主动脉瓣、二叶瓣畸形易并发感染性心内膜炎，而主动脉瓣的感染性心内膜炎中，最多见的基础心脏病为二叶瓣畸形。

2. 其他先天性主动脉瓣畸形 ①先天性单叶瓣少见，瓣口偏心，呈圆形或泪滴状，出生时即有狭窄。如狭窄开始时轻，多在成年期进行性钙化使狭窄加重。②先天性三个瓣叶狭窄十分少见，多为三个瓣叶不等大，可能在出生时就有狭窄，也可能在中年以后瓣叶逐渐纤维化和钙化导致瓣膜狭窄。

（三）退行性老年钙化性主动脉瓣狭窄

退行性老年钙化性主动脉瓣狭窄为 65 岁以上老年人单纯性主动脉狭窄的常见原因。无交界处融合，瓣叶主动脉面有钙化结节限制瓣叶活动。常伴有二尖瓣环钙化。

【病理生理】

成人主动脉瓣口$\geq 3.0cm^2$。当瓣口面积减少一半时，收缩期仍无明显跨瓣压差。瓣口$\leq 1.0cm^2$时，左心室收缩压明显升高，跨瓣压差显著。

对慢性主动脉瓣狭窄所致的压力负荷增加，左心室的主要代偿机制是通过进行性室壁向心性肥厚以平衡左心室收缩压升高，维持正常收缩期室壁应力和左心室心排出量。左心室肥厚使其顺应性降低，引起左心室舒张末期压进行性升高，因而使左心房的后负荷增加，左心房代偿性肥厚。肥厚的左心房在舒张末期的强有力收缩有利于僵硬左心室的充盈，使左心室舒张末容量增加，达到左心室有效收缩时所需水平，以维持心搏量正常。左心房的有力收缩也使肺静脉和肺毛细血管免于持续的血管内压力升高。左心室舒张末容量直至失代偿的病程晚期才增加。最终由于室壁应力增高、心肌缺血和纤维化等导致左心室功能衰竭。

严重主动脉狭窄引起心肌缺血。其机制为：①左心室壁增厚、心室收缩压升高和射血时间延长，增加心肌氧耗；②左心室肥厚，心肌毛细血管密度相对减少；③舒张期心腔内压力增高，压迫心内膜下冠状动脉；④左心室舒张末期压升高致舒张期主动脉-左心室压差降低，减少冠状动脉灌注压。后两者减少冠状动脉血流。运动增加心肌工作和氧耗，心肌缺血加重。

【临床表现】

（一）症状

症状出现较晚。呼吸困难、心绞痛和晕厥为典型主动脉狭窄常见的三联征。

1. 呼吸困难 劳力性呼吸困难为晚期肺淤血引起的常见首发症状，见于 90% 的有症状患者。进而可发生阵发性夜间呼吸困难、端坐呼吸和急性肺水肿。

2. 心绞痛 见于 60% 的有症状患者。常由运动诱发，休息后缓解。主要由心肌缺血所致，极少数可由瓣膜的钙质栓塞冠状动脉引起。部分患者同时患冠心病，进一步加重心肌缺血。

3. 晕厥或接近晕厥 见于 1/3 的有症状患者。多发生于直立、运动中或运动后即刻，少数在休息时发生，由于脑缺血引起。其机制为：①运动时周围血管扩张，而狭窄的主动脉瓣口限制心排出量的相应增加；②运动致心肌缺血加重，使左心室收缩功能降低，心排出量减少；③运动时左心室收缩压急剧上升，过度激活室内压力感受器通过迷走神经传入纤维兴奋血管减压反应，导致外周血管阻力降低；④运动后即刻发生者，为突然体循环静脉回流减少，影响心室充盈，左心室心搏量进一步减少；⑤休息时晕厥可由于心律失常（房颤、房室阻滞或室颤）导致心排出量骤减所致。以上均引起体循环动脉压下降，脑循环灌注压降低，发生脑缺血。

（二）体征

1. 心音 第一心音正常。如主动脉瓣钙化僵硬，则第二心音主动脉瓣成分减弱或消失。由于左心室射血时间延长，第二心音中主动脉瓣成分延迟，严重狭窄者可呈逆分裂。肥厚的左心房强有力收缩产生明显的第四心音。先天性主动脉瓣狭窄或瓣叶活动度尚属正常者，可在胸骨右、左缘和心尖区听到主动脉瓣喷射音，不随呼吸而改变，如瓣叶钙化僵硬，喷射音消失。

2. 收缩期喷射性杂音 在第一心音稍后或紧随喷射音开始，止于第二心音前，为吹风样、粗糙、递增-递减型，在胸骨右缘第 2 或左缘第 3 肋间最响，主要向颈动脉传导，也可向胸骨左下缘传导，常伴震颤。老年人钙化性主动脉瓣狭窄者，杂音在心底部，粗糙，高调成分可传导至心尖区，呈乐音性，为钙化的瓣叶振动所引起。狭窄越重，杂音越长。左心室衰竭或心排出量减少时，杂音消失或减弱。杂音强度随每搏间的心搏量不同而改变，长舒张期之后，如期前收缩后的长代偿间期之后或房颤的长心动周期时，心搏量增加，杂音增强。

3. 其他 动脉脉搏上升缓慢、细小而持续（细迟脉），在晚期，收缩压和脉压均下降。但在轻度主动脉瓣狭窄合并主动脉瓣关闭不全的患者以及动脉床顺应性差的老年患者，收缩压和脉压可正常，甚至升高和增大。严重的主动脉瓣狭窄患者，同时触诊心尖部和颈动脉可发现颈动脉搏动明显延迟。心尖搏动相对局限、持续有力，如左心室扩大，可向左下移位。

【实验室和其他检查】

1. X 线检查 心影正常或左心室轻度增大，左心房可能轻度增大，升主动脉根部常见狭窄后扩张。在侧位透视下可见主动脉瓣钙化。晚期可有肺淤血征象。

2. 心电图 重度狭窄者有左心室肥厚伴 ST-T 继发性改变和左心房大。可有房室阻滞、室内阻滞（左束支阻滞或左前分支阻滞）、房颤或室性心律失常。

3. 超声心动图 为明确诊断和判定狭窄程度的重要方法。M 型超声心动图诊断本病不敏感，缺乏特异性。二维超声心动图探测主动脉瓣异常十分敏感，有助于显示瓣叶数目、大小、增厚、钙化，收缩期呈圆拱状的活动度、交界处融合、瓣口大小和形状及瓣环大小等瓣膜结构，有助于确定狭窄的病因，但不能准确定量狭窄程度。用连续多普勒测定通过主动脉瓣的最大血流速度，可计算出平均和峰跨膜压差以及瓣口面积，所得结果与心导管检查相关良好。超声心动图还提供心腔大小、左心室肥厚及功能等多种信息。

4. 心导管检查 当超声心动图不能确定狭窄程度并考虑人工瓣膜置换时，应行心导管检查。最常用的方法是通过左心双腔导管同步测定左心室和主动脉压，或用单腔导管从左心室缓慢外撤至主动脉连续记录压力曲线；如左心导管难以通过狭窄的主动脉瓣时，则可取右心导管经右心穿刺室间隔进入左心室与主动脉内导管同步测压。计算左心室-主动脉收缩期峰值压差，根据所得压差可计算出瓣口面积。瓣口面积 $>1.0cm^2$ 为轻度狭窄，$0.75\sim1.0cm^2$ 为中度狭窄，$<0.75cm^2$ 为重度狭窄。如以压差判断，平均压差 $>50mmHg$ 或峰压差达 $70mmHg$ 为重度狭窄。

【诊断和鉴别诊断】

典型主动脉狭窄杂音时，较易诊断。如合并关闭不全和二尖瓣损害，多为风心病。单纯主动脉瓣狭窄，年龄 <16 岁者，以单叶瓣畸形多见；$16\sim65$ 岁者，以先天性二叶瓣钙化可能性大；>65 岁者，以退行性老年钙化性病变多见。确诊有赖超声心动图。

主动脉瓣狭窄的杂音如传导至胸骨左下缘或心尖区时，应与二尖瓣关闭不全、三尖瓣关闭不全或 VSD 的全收缩期杂音区别。此外，还应与胸骨左缘的其他收缩期喷射性杂音鉴别（见本章第一、三节）。

主动脉瓣狭窄与其他左心室流出道梗阻疾病的鉴别：①先天性主动脉瓣上狭窄的杂音最响在右锁骨下，杂音和震颤明显传导至胸骨右上缘和右颈动脉，喷射音少见。约半数患者右颈动脉及肱动脉的搏动和收缩压大于左侧。②先天性主动脉瓣下狭窄难以与主动脉瓣狭窄鉴别。前者常合并轻度主动脉瓣关闭不全，无喷射音，第二心音非单一性。③梗阻性肥厚型心肌病有收缩期二尖瓣前叶前移，致左心室流出道梗阻。产生收缩中或晚期喷射性杂音，胸骨左缘最响，不向颈部传导，有快速上升的重搏脉。

以上情况的鉴别有赖于超声心动图。

【并发症】

1. 心律失常　10%本病患者可发生房颤，致左心房压升高和心排出量明显减少，临床上迅速恶化，可致严重低血压、晕厥或肺水肿。主动脉瓣钙化侵及传导系统可致房室传导阻滞；左心室肥厚、心内膜下心肌缺血或冠状动脉栓塞可致室性心律失常。上述的两种情况均可导致晕厥，甚至猝死。

2. 心脏性猝死　一般发生于先前有症状者。无症状者发生猝死少见，仅见于1%～3%的患者。

3. 感染性心内膜炎　不常见。年轻人的较轻瓣膜畸形较老年人的钙化性瓣膜狭窄发生感染性心内膜炎的危险性大。

4. 体循环栓塞　少见。栓子可来自钙化性狭窄瓣膜的钙质或增厚的二叶瓣的微血栓。

5. 心衰　发生左心衰后，自然病程明显缩短，因此终末期的右心衰少见。

6. 胃肠道出血　15%～25%的患者有胃肠道血管发育不良（angiodysplasia），可合并胃肠道出血。多见于老年患者，出血多为隐匿和慢性。人工瓣膜置换术后出血停止。

【治疗】

（一）内科治疗

本病内科治疗主要目的为确定狭窄程度，观察狭窄进展情况，为有手术指征的患者选择合理手术时间。治疗措施包括：①预防感染性心内膜炎；如为风心病合并风湿活动，应预防风湿热。②无症状的轻度狭窄患者每2年复查一次，应包括超声心动图定量测定。中度及重度狭窄的患者应避免剧烈体力活动，每6～12个月复查1次。③如有频发房性期前收缩，应予抗心律失常药物，预防房颤。主动脉狭窄患者不能耐受房颤，一旦出现，应及时转复为窦性心律。其他可导致症状或血流动力学后果的心律失常也应积极治疗。④心绞痛可试用硝酸酯类药物。⑤心衰者应限制钠盐摄入，可用洋地黄类药物和小心应用利尿剂。过度利尿可因低血容量致左心室舒张末期压降低和心排血量减少，发生直立性低血压。不可使用作用于小动脉的血管扩张药，以防血压过低。

（二）外科治疗

人工瓣膜置换术为治疗成人主动脉狭窄的主要方法。无症状的轻、中度狭窄患者无手术指征。重度狭窄（瓣口面积<0.75cm^{2}或平均跨瓣压差>50mmHg）伴心绞痛、晕厥或心衰症状为手术的主要指征。无症状的重度狭窄患者，如伴有进行性心脏增大和（或）明显左心室功能不全，也应考虑手术。严重左心室功能不全、高龄、合并主动脉瓣关闭不全或冠心病，增加手术和术后晚期死亡风险，但不是手术禁忌证。手术死亡率≤5%。有冠心病者，需同时做冠状动脉旁路移植术。术后的远期预后优于二尖瓣疾病和主动脉关闭不全的换瓣患者。

儿童和青少年的非钙化性先天性主动脉瓣严重狭窄，甚至包括无症状者，可在直视下行瓣膜交界处分离术。

（三）经皮球囊主动脉瓣成形术

经股动脉逆行将球囊导管推送至主动脉瓣，用生理盐水与造影剂各半的混合液体充盈球囊，裂解钙化结节，伸展主动脉瓣环和瓣叶，解除瓣叶和分离融合交界处，减轻狭窄和症状。

尽管此技术的中期结果令人失望（操作死亡率3%，1年死亡率45%），但它主要的治疗对象为高龄、有心衰等手术高危者，因此在不适于手术治疗的严重钙化性主动脉瓣狭窄患者仍可改善左心室功能和症状，适应证包括：①由于严重主动脉瓣狭窄的心源性休克者；②严重主动脉瓣狭窄需急诊非心脏手术治疗，因有心衰而具极高手术危险者，作为以后人工瓣膜置换的过渡；③严重主动脉狭窄的妊娠妇女；④严重主动脉瓣狭窄，拒绝手术治疗的患者。

与经皮腔内球囊二尖瓣成形术不同，经皮球囊主动脉瓣成形术的临床应用范围局限。

【预后】

本病可多年无症状，但大部分患者的狭窄进行性加重，一旦出现症状，预后恶化，出现症状后的平均寿命仅 3 年（出现晕厥后为 3 年，心绞痛为 5 年，左心衰<2 年）。死亡原因为左心衰（70%）、猝死（15%）和感染性心内膜炎（5%）。退行性钙化性狭窄较先天性或风湿性病变发展迅速。未手术治疗的有症状患者预后较二尖瓣疾病或主动脉瓣关闭不全患者差。人工瓣膜置换术后预后明显改善，手术存活者的生活质量和远期存活率显著优于内科治疗的患者。

二、主动脉瓣关闭不全

【病因和病理】

主动脉瓣关闭不全（aortic incompetence）由于主动脉瓣和（或）主动脉根部疾病所致。

（一）急性

1. 感染性心内膜炎致主动脉瓣瓣膜穿孔或瓣周脓肿。

2. 创伤 穿通或钝挫性胸部创伤致升主动脉根部、瓣叶支持结构和瓣叶破损或瓣叶急性脱垂。

3. 主动脉夹层 夹层血肿使主动脉瓣环扩大；一个瓣叶被夹层血肿压迫向下；瓣环或瓣叶被夹层血肿撕裂。通常发生于马方综合征、特发性升主动脉扩张、高血压或妊娠。

4. 人工瓣撕裂。

（二）慢性

1. 主动脉瓣疾病

（1）风心病：约 2/3 的主动脉瓣关闭不全为风心病所致。由于瓣叶纤维化、增厚和缩短，影响舒张期瓣叶边缘对合。风心病时单纯主动脉关闭不全少见，常因瓣膜交界处融合伴不同程度狭窄，常合并二尖瓣损害。

（2）感染性心内膜炎：感染性赘生物致瓣叶破损或穿孔，瓣叶因支持结构受损而脱垂或赘生物介于瓣叶间妨碍其闭合而引起关闭不全。即使感染已被控制，瓣叶纤维化和挛缩可继续。视损害进展的快慢不同，可表现为急性、亚急性或慢性关闭不全，为单纯性主动脉瓣关闭不全的常见病因。

（3）先天性畸形：①二叶式主动脉瓣占临床单纯性主动脉瓣关闭不全的 1/4。由于一叶边缘有缺口或大而冗长的一叶脱垂入左心室，在儿童期出现关闭不全；成人期多由于进行性瓣叶纤维化挛缩或继发于感染性心内膜炎，引起关闭不全。②VSD 时由于无冠瓣失去支持可引起主动脉瓣关闭不全，约占 VSD 的 15%。

（4）主动脉瓣黏液样变性：致瓣叶舒张期脱垂入左心室。偶尔合并主动脉根部中层囊性坏死，可能为先天性原因。

（5）强直性脊柱炎：瓣叶基底部和远端边缘增厚伴瓣叶缩短。

2. 主动脉根部扩张 引起瓣环扩大，瓣叶舒张期不能对合。

（1）梅毒性主动脉炎：主动脉炎致主动脉根部扩张，30%发生主动脉瓣关闭不全。

（2）马方综合征：为遗传性结缔组织病，通常累及骨、关节、眼、心脏和血管。典型者四肢细长，韧带和关节过伸，晶体脱位和升主动脉呈梭形瘤样扩张。后者由于中层囊性坏死所致，即中层弹力纤维变性或缺如，黏液样物质呈囊性沉着。常伴二尖瓣脱垂。只有升主动脉瘤样扩张而无此综合征的其他表现者，称为此综合征的顿挫型。

（3）强直性脊柱炎：升主动脉弥漫性扩张。

（4）特发性升主动脉扩张。

（5）严重高血压和（或）动脉粥样硬化导致升主动脉瘤。

【病理生理】

（一）急性

舒张期血流从主动脉反流入左心室，左心室同时接纳左心房的充盈血流，左心室容量负荷急剧增加。如反流量大，左心室的急性代偿性扩张以适应容量过度负荷的能力有限，左心室舒张压急剧上升，导致左心房压增高和肺淤血，甚至肺水肿。如舒张早期左心室压很快上升，超过左心房压，二尖瓣可能在舒张期提前关闭，有助于防止左心房压过度升高和肺水肿发生。由于急性者左心室舒张末容量仅能有限增加，即使左心室收缩功能正常或增加，并常有代偿性心动过速，心排出量仍减少。

（二）慢性

左心室对慢性容量负荷过度的代偿反应为左心室舒张末容量增加，使总的左心室心搏量增加；左心室扩张，不至于因容量负荷过度而明显增加左心室舒张末期压；心室重量大大增加使左心室壁厚度与心腔半径的比例不变，室壁应力维持正常。另一有利代偿机制为运动时外周阻力降低和心率增快伴舒张期缩短，使反流减轻。以上诸因素使左心室能较长期维持正常心排出量和肺静脉压无明显升高。失代偿的晚期心室收缩功能降低，直至发生左心衰。

左心室心肌重量增加使心肌氧耗增多，主动脉舒张压低使冠状动脉血流减少，两者引起心肌缺血，促使左心室心肌功能恶化。

【临床表现】

（一）症状

1. 急性　轻者可无症状，重者出现急性左心衰和低血压。

2. 慢性　可多年无症状，甚至可耐受运动。最先的主诉为与心搏量增多有关的心悸、心前区不适、头部强烈搏动感等症状；晚期始出现左心室衰竭表现。心绞痛较主动脉瓣狭窄时少见。常有体位性头昏，晕厥罕见。

（二）体征

1. 急性　收缩压、舒张压和脉压正常或舒张压稍低，脉压稍增大。无明显周围血管征。心尖搏动正常。心动过速常见。二尖瓣舒张期提前部分关闭，致第一心音减低。第二心音肺动脉瓣成分增强。第三心音常见。主动脉瓣舒张期杂音较慢性者短和调低，是由于左心室舒张压上升使主动脉与左心室间压差很快下降所致。如出现 Austin-Flint 杂音，多为心尖区舒张中期杂音。

2. 慢性

（1）血管：收缩压升高，舒张压降低，脉压增大。周围血管征常见，包括随心脏搏动的点头征（De Musset 征）、颈动脉和桡动脉扪及水冲脉、股动脉枪击音（Traube 征）、听诊器轻压股动脉闻及双期杂音（Duroziez 征）和毛细血管搏动征等。主动脉根部扩大者，在胸骨旁右第 2、3 肋间可扪及收缩期搏动。

（2）心尖搏动：向左下移位，呈心尖抬举性搏动。

（3）心音：第一心音减弱，由于收缩期前二尖瓣部分关闭引起。第二心音主动脉瓣成分减弱或缺如，但梅毒性主动脉炎时常亢进。心底部可闻及收缩期喷射音，与左心室心搏量增多突然扩张已扩大的主动脉有关。由于舒张早期左心室快速充盈增加，心尖区常有第三心音。

（4）心脏杂音：主动脉关闭不全的杂音为与第二心音同时开始的高调叹气样递减型舒张早期杂音，坐位并前倾和深呼气时易听到。轻度反流时，杂音限于舒张早期，音调高；中或重度反流时，杂音粗糙，为全舒张期。杂音为乐音性时，提示瓣叶脱垂、撕裂或穿孔。由主动脉瓣损害所致者，杂音在胸骨左中下缘明显；升主动脉扩张引起者，杂音在胸骨右上缘更清楚，向胸骨左缘传导。老年人的杂音有时在心尖区最响。心底部常有主动脉瓣收缩期喷射性杂音，较粗糙，强度2/6～4/6 级，可伴有震颤，与左心室心搏量增加和主动脉根部扩大有关。重度反流者，常在心尖区听到舒张中晚期隆隆样杂音（Austin-Flint 杂音），其产生机制目前认为系严重的主动脉瓣反流使左心室舒张压快速升高，导致二尖瓣处于半关闭状态，使快速前向血流跨越二尖瓣口时遇到障碍。与器质性二尖瓣狭窄的杂音鉴别要点是 Austin-Flint 杂音不伴有开瓣音、第一心音亢进和心尖区舒张期震颤。

【实验室和其他检查】

1. X 线检查

（1）急性：心脏大小正常。除原有主动脉根部扩大或主动脉夹层外，无主动脉扩大。常有肺淤血或肺水肿征。

（2）慢性：左心室增大，可有左心房增大。即使为主动脉瓣膜的病变造成的关闭不全，由于左心室心搏量增加，升主动脉继发性扩张仍比主动脉狭窄时明显，并可累及整个主动脉弓。严重的瘤样扩张提示为马方综合征或中层囊性坏死。左心衰时有肺淤血征。

2. 心电图
急性者常见窦性心动过速和非特异性 ST-T 改变。慢性者常见左心室肥厚劳损。

3. 超声心动图
M 型显示舒张期二尖瓣前叶或室间隔纤细扑动，为主动脉瓣关闭不全的可靠诊断征象，但敏感性低（43%）。急性者可见二尖瓣前关闭，主动脉瓣舒张期纤细扑动为瓣叶破裂的特征。脉冲式多普勒和彩色多普勒血流显像在主动脉瓣的心室侧可探及全舒张期反流束，为最敏感的确定主动脉瓣反流方法，并可通过计算反流血量与搏出血量的比例，判断其严重程度。二维超声可显示瓣膜和主动脉根部的形态改变，有助于确定病因。经食管超声有利于主动脉夹层和感染性心内膜炎的诊断。

4. 放射性核素心室造影
可测定左心室收缩、舒张末容量和静息、运动的射血分数，判断左心室功能。根据左心室和右心室心搏量比值估测反流程度。

5. 磁共振显像
磁共振显像诊断主动脉疾病如夹层极准确。可目测主动脉瓣反流射流，可靠的半定量反流程度，并能定量反流量和反流分数。

6. 主动脉造影
当无创技术不能确定反流程度，并考虑外科治疗时，可行选择性主动脉造影，半定量反流程度。

【诊断和鉴别诊断】

有典型主动脉瓣关闭不全的舒张期杂音伴周围血管征，可诊断为主动脉瓣关闭不全。急性重度反流者早期出现左心室衰竭，X 线心影正常而肺淤血明显。慢性者如合并主动脉瓣或二尖瓣狭窄，支持风心病诊断。超声心动图可助确诊。主动脉瓣舒张早期杂音于胸骨左缘明显时，应与 Graham Steell 杂音鉴别。后者见于严重肺动脉高压伴肺动脉扩张所致相对性肺动脉瓣关闭不全，常有肺动脉高压体征，如胸骨左缘抬举样搏动、第二心音肺动脉瓣成分增强等。

【并发症】

感染性心内膜炎较常见；可发生室性心律失常但心脏性猝死少见；心衰在急性者出现早，慢性者于晚期始出现。

【治疗】

（一）急性

外科治疗（人工瓣膜置换术或主动脉瓣修复术）为根本措施。内科治疗一般仅为术前准备过渡措施，目的在于降低肺静脉压，增加心排出量，稳定血流动力学，应尽量在 Swan-Ganz 导管床旁血流动力学监测下进行。静脉滴注硝普钠对降低前后负荷、改善肺淤血、减少反流量和增加排血量有益。也可酌情经静脉使用利尿剂和正性肌力药物。血流动力学不稳定者,如严重肺水肿,应立即手术。主动脉夹层即使伴轻或中度反流,也需紧急手术。活动性感染性心内膜炎患者,争取在完成 7～10 天强有力抗生素治疗后手术。创伤性或人工瓣膜功能障碍者,根据病情采取紧急或择期手术。个别患者,药物可完全控制病情,心功能代偿良好,手术可延缓。但真菌性心内膜炎所致者,无论反流轻重,几乎均需早日手术。

(二)慢性

1. 内科治疗 ①预防感染性心内膜炎,如为风心病如有风湿活动应预防风湿热。②梅毒性主动脉炎应予一疗程青霉素治疗。③舒张压＞90mmHg 者应用降压药。④无症状的轻或中度反流者,应限制重体力活动,并每 1～2 年随访 1 次,应包括超声心动图检查。在有严重主动脉瓣关闭不全和左心室扩张者,即使无症状,可使用血管紧张素转换酶抑制药,以延长无症状和心功能正常时期,推迟手术时间。⑤左心室收缩功能不全出现心衰时应用血管紧张素转换酶抑制药和利尿剂,必要时可加用洋地黄类药物。⑥心绞痛可用硝酸酯类药物。⑦积极纠正房颤和治疗心律失常,主动脉瓣关闭不全患者耐受这些心律失常的能力极差。⑧如有感染应及早积极控制。

2. 外科治疗 人工瓣膜置换术为严重主动脉瓣关闭不全的主要治疗方法,应在不可逆的左心室功能不全发生之前进行,而又不过早冒手术风险。无症状(呼吸困难或心绞痛)和左心室功能正常的严重反流不需手术,但需密切随访。下列情况的严重关闭不全应手术治疗:①有症状和左心室功能不全者。②无症状伴左心室功能不全者,经系列无创检查(超声心动图、放射性核素心室造影等)显示持续或进行性左心室收缩末容量增加或静息射血分数降低者应手术;如左心室功能测定为临界值或不恒定的异常,应密切随访。③有症状而左心室功能正常者,先试用内科治疗,如无改善,不宜拖延手术时间。手术的禁忌证为 LVEF≤15%,LVEDD≥80mm 或 LVEDVI≥300ml/m^2。术后存活者大部分有明显临床改善,心脏大小和左心室重量减少,左心室功能有所恢复,但恢复程度不如主动脉瓣狭窄者大,术后远期存活率也低于后者。部分病例(如创伤、感染性心内膜炎所致瓣叶穿孔)可行瓣膜修复术。主动脉根部扩大者,如马方综合征,需行主动脉根部带瓣人工血管移植术。

【预后】

急性重度主动脉瓣关闭不全如不及时手术治疗,常死于左心室衰竭。慢性者无症状期长。重度者经确诊后内科治疗 5 年存活率为 75%,10 年存活率为 50%。症状出现后,病情迅速恶化,心绞痛者 5 年内死亡 50%,严重左心室衰竭者 2 年内死亡 50%。

第三节 三尖瓣和肺动脉瓣疾病
一、三尖瓣狭窄

【病因、病理和病理生理】

三尖瓣狭窄最常见病因为风心病。病理改变与二尖瓣狭窄相似,但损害较轻。三尖瓣狭窄(tricuspid stenosis)单独存在者极少见,常伴关闭不全、二尖瓣和主动脉瓣损害。尸检风心病的 15% 有三尖瓣狭窄,但临床诊断者仅 5%。女性多见,其他罕见病因有先天性三尖瓣闭锁和类癌综合征等。

血流动力学异常包括:①舒张期跨三尖瓣压差,运动和吸气时升高,呼气时降低。最大舒张期压差＞1.9mmHg 提示三尖瓣狭窄;平均跨瓣压差＞5mmHg 时,平均右心房压升高至足以导致体循环静脉压显著升高,出现颈静脉怒张、肝大、腹水和水肿。②右心室心排出量减少,不随运动而增加,右心室容量正常或减少。

【临床表现】

1. 症状 心排出量低引起疲乏,体循环淤血致腹胀。可并发房颤和肺栓塞。

2. 体征 ①颈静脉扩张。②胸骨左下缘有三尖瓣开瓣音。③胸骨左缘第 4、5 肋间或剑突附近有紧随开瓣音后的，较二尖瓣狭窄杂音弱而短的舒张期隆隆样杂音，伴舒张期震颤。杂音和开瓣音均在吸气时增强，呼气时减弱。④肝大伴收缩期前搏动。⑤腹水和全身水肿。

【实验室和其他检查】

1. X 线检查 心影明显增大，后前位右心缘见右心房和上腔静脉突出，右心房缘距中线的最大距离常＞5cm。

2. 心电图 Ⅱ和 V_1 导联 P 波振幅＞0.25mV，提示右心房增大。

3. 超声心动图 二维超声心动图确诊三尖瓣狭窄具有高度敏感性和特异性，心尖四腔观可见瓣叶增厚，舒张期呈圆拱形。通过连续多普勒测定的经三尖瓣口最大血流速度，可计算出跨瓣压差。彩色多普勒血流显像可见三尖瓣口右心室侧高速"火焰形"射流。

4. 心导管检查 同步测定右心房和右心室压以了解跨瓣压差。

【诊断和鉴别诊断】

具典型听诊表现和体循环静脉淤血而不伴肺淤血，可诊断三尖瓣狭窄。风心病二尖瓣狭窄者，如剑突处或胸骨左下缘有随吸气增强的舒张期隆隆样杂音，无明显右心室扩大和肺淤血，提示同时存在三尖瓣狭窄。ASD 如左至右分流量大，通过三尖瓣的血流增多，可在三尖瓣区听到第三心音后短促的舒张中期隆隆样杂音。以上可经超声心动图确诊。

【治疗】

1. 内科治疗 限制钠盐摄入，应用利尿剂，控制房颤的心室率。

2. 外科治疗 跨三尖瓣压差＞5mmHg 或瓣口面积＜2.0cm^2 时，应手术治疗。风心病可做瓣膜交界分离术或人工瓣膜置换术。三尖瓣置换术死亡率 2 至 3 倍于二尖瓣或主动脉瓣置换术。

3. 经皮球囊三尖瓣成形术 虽易行，但适应证尚不明确。

二、三尖瓣关闭不全

【病因、病理和病理生理】

三尖瓣关闭不全（tricuspid incompetence）远较狭窄多见。

1. 功能性三尖瓣关闭不全 常见。由于右心室扩张，瓣环扩大，收缩时瓣叶不能闭合，多见于有右心室收缩压增高或肺动脉高压的心脏病，如风湿性二尖瓣病、先天性心血管病（肺动脉瓣狭窄、Eisenmenger 综合征）和肺心病等。

2. 器质性三尖瓣关闭不全 较少见。包括三尖瓣下移畸形（Ebstein 畸形）、风心病、三尖瓣脱垂、感染性心内膜炎、冠心病、类癌综合征、心内膜心肌纤维化等。

严重的三尖瓣关闭不全的血流动力学特征为体循环静脉高压和运动时右心室心搏量相应增加的能力受限，晚期出现右心室衰竭。如无肺动脉高压或右心室收缩期高压，不致引起上述血流动力学异常。

【临床表现】

（一）症状

重者有疲乏、腹胀等右心室衰竭症状。并发症有房颤和肺栓塞。

（二）体征

1. 血管和心脏 ①颈静脉扩张伴明显的收缩期搏动，吸气时增强，反流严重者伴颈静脉收缩期杂音和震颤。②右心室搏动呈高动力冲击感。③重度反流时，胸骨左下缘有第三心音，吸气时增强。④三尖瓣关闭不全的杂音为高调、吹风样和全收缩期，在胸骨左下缘或剑突区最响，右心室显著扩大占据心尖区时，在心尖区最明显。杂音随吸气增强，当右心室衰竭，心搏量不能进一步增加时，此现象消失。⑤严重反流时，通过三尖瓣血流增加，在胸骨左下缘有第三心音后的短促舒张期隆隆样杂音。⑥三尖瓣脱垂有收缩期喀喇音。⑦可见肝脏收缩期搏动。

2. 体循环淤血体征　见右心衰。

【实验室和其他检查】

1. X线检查　右心房明显增大，右心室、上腔静脉和奇静脉扩大。可有胸腔积液。

2. 心电图　右心房增大、不完全性右束支阻滞和房颤常见。

3. 超声心动图　二维超声心动图对三尖瓣关闭不全的病因诊断有助。确诊反流和半定量反流程度有赖脉冲多普勒和彩色多普勒血流显像，后者尤为准确。

4. 放射性核素心室造影　测定左心室和右心室心搏量比值，估测反流程度，<1.0 提示有三尖瓣反流，比值越小，反流越大。

5. 右心室造影　确定三尖瓣反流及其程度。

【诊断和鉴别诊断】

典型者诊断不难。鉴别诊断见二尖瓣关闭不全的鉴别。

【治疗】

1. 内科治疗　无肺动脉高压的三尖瓣关闭不全无须手术治疗。右心衰者，限制钠盐摄入，用利尿剂、洋地黄类药物和血管扩张药，控制房颤的心室率。

2. 外科治疗　①继发于二尖瓣或主动脉瓣疾病者，在这些瓣膜的人工瓣膜置换术时，术中探测三尖瓣反流程度，轻者不需手术，中度反流可行瓣环成形术，重者行瓣环成形术或人工瓣膜置换术。②三尖瓣下移畸形、类癌综合征、感染性心内膜炎等需作人工瓣膜置换术。

三、肺动脉瓣狭窄

肺动脉瓣狭窄（pulmonary stenosis）的最常见病因为先天性畸形（见第五章"先天性心血管病"）。风湿性极少见，且极少严重者，总是合并其他瓣膜损害，临床表现为后者掩盖。类癌综合征为罕见病因。

四、肺动脉瓣关闭不全

【病因、病理和病理生理】

肺动脉瓣关闭不全（pulmonary incompetence）最常见病因为继发于肺动脉高压的肺动脉干根部扩张，引起瓣环扩大，见于风湿性二尖瓣疾病、Eisenmenger 综合征等情况。少见病因包括特发性和马方综合征的肺动脉扩张。肺动脉瓣原发性损害少见，如可发生于感染性心内膜炎、肺动脉瓣狭窄或法洛四联症术后、类癌综合征和风心病。

肺动脉瓣关闭不全导致右心室容量负荷过度。如无肺动脉高压，可多年无症状；如有肺动脉高压，则加速右心室衰竭发生。

【临床表现】

多数病例因原发病的临床表现突出，肺动脉瓣关闭不全的表现被掩盖，仅偶于听诊时发现。体征如下：

1. 血管和心脏搏动　胸骨左缘第2肋间扪及肺动脉收缩期搏动，可伴收缩或舒张期震颤。胸骨左下缘扪及右心室高动力性收缩期搏动。

2. 心音　肺动脉高压时，第二心音肺动脉瓣成分增强。右心室心搏量增多，射血时间延长，第二心音呈宽分裂。右心搏量增多使已扩大的肺动脉突然扩张产生收缩期喷射音，在胸骨左缘第2肋间最明显。胸骨左缘第4肋间常有第三和第四心音，吸气时增强。

3. 心脏杂音　继发于肺动脉高压者，在胸骨左缘第2~4肋间有第二心音后立即开始的舒张早期叹气样高调递减型杂音，吸气时增强，称为 Graham Steell 杂音。由于肺动脉扩张和右心搏量增加，在胸骨左缘第 2 肋间在喷射音后有收缩期喷射性杂音。

【实验室和其他检查】

1. X 线检查 右心室和肺动脉干扩大。

2. 心电图 肺动脉高压者有右心室肥厚征。

3. 超声心动图 多普勒超声对确诊肺动脉瓣关闭不全极为敏感，可半定量反流程度。二维超声心动图有助于明确病因。

【诊断和鉴别诊断】

Graham Steell 杂音有时难以与主动脉关闭不全的舒张早期杂音鉴别，有赖超声心动图确诊（见本章第二节）。

【治疗】

以治疗导致肺动脉高压的原发性疾病为主，如缓解二尖瓣狭窄。仅在严重的肺动脉瓣反流导致难治性右心衰时，方考虑对该瓣膜进行手术治疗。

第四节 多 瓣 膜 病

【病因】

引起多瓣膜病（multi-valvular heart disease）的病因包括：

1. 一种疾病同时损害几个瓣膜 最常见为风心病，约 1/2 有多瓣膜损害。黏液样变性可同时累及二尖瓣和三尖瓣，二尖瓣脱垂伴三尖瓣脱垂不少见。

2. 一个瓣膜损害致心脏容量或压力负荷过度相继引起近端瓣膜功能受累 如主动脉瓣关闭不全使左心室容量负荷过度而扩大，产生继发性二尖瓣关闭不全；二尖瓣狭窄伴肺动脉高压导致肺动脉瓣和三尖瓣继发性关闭不全。

3. 不同疾病分别导致不同瓣膜损害 较少见。如先天性肺动脉瓣狭窄伴风湿性二尖瓣狭窄。

【病理生理】

血流动力学特征和临床表现取决于受损瓣膜的组合形式和各瓣膜受损的相对严重程度。

1. 严重损害掩盖轻损害 各瓣膜损害程度不等时，严重者所致血流动力学异常和临床表现突出，常掩盖轻的损害，导致后者漏诊。

2. 近端瓣膜损害较显著 各瓣膜损害程度大致相等时，近端（上游）瓣膜对血流动力学和临床表现的影响较远端者大。例如，二尖瓣和主动脉瓣的联合病变时，二尖瓣对血流动力学和临床表现更为有影响。

3. 总的血流动力学异常明显 多瓣膜受损时，总的血流动力学异常较各瓣膜单独损害者严重。两个体征轻的瓣膜损害可产生较明显的症状。

【常见多瓣膜病】

1. 二尖瓣狭窄伴主动脉瓣关闭不全 常见于风心病。由于二尖瓣狭窄使心排血量减少，而使左心室扩大延缓和周围血管征不明显，易将主动脉瓣关闭不全的胸骨左缘舒张早期叹气样杂音误认为 Graham Steell 杂音，诊断为单纯二尖瓣狭窄。约 2/3 严重二尖瓣狭窄患者有胸骨左缘舒张早期杂音，其中大部分有不同程度的主动脉瓣关闭不全，并非 Graham Steell 杂音。

2. 二尖瓣狭窄伴主动脉瓣狭窄 严重二尖瓣狭窄和主动脉瓣狭窄并存时，后者的一些表现常被掩盖。二尖瓣狭窄使左心室充盈受限和左心室收缩压降低，而延缓左心室肥厚和减少心肌氧耗，故心绞痛不明显。由于心排血量明显减少，跨主动脉瓣压差降低，可能导致低估主动脉瓣狭窄的严重程度。

3. 主动脉瓣狭窄伴二尖瓣关闭不全 为危险的多瓣膜病，相对少见。前者增加左心室后负荷，加重二尖瓣反流，心搏量减少较两者单独存在时明显，肺淤血加重。X 线见左心房、左心室增大较两者单独存在时重。

4. 主动脉瓣关闭不全伴二尖瓣关闭不全 左心室承受双重容量过度负荷，左心房和左心室扩大最为明显，这可进一步加重二尖瓣反流。

5. 二尖瓣狭窄伴三尖瓣和（或）肺动脉瓣关闭不全 常见于晚期风湿性二尖瓣狭窄。

【治疗】

内科治疗同单瓣膜损害者。手术治疗为主要措施。多瓣膜人工瓣膜置换术死亡危险高，预后不良，术前确诊和明确相对严重程度对治疗决策至关重要。例如，严重二尖瓣狭窄可掩盖并存的主动脉瓣疾病，如果手术仅纠正前者，将致左心室负荷剧增，引起急性肺水肿，增加手术死亡率。左心人工瓣膜置换术时，如不对明显受累的三尖瓣做相应手术，术后临床改善不佳。继发于主动脉瓣关闭不全的二尖瓣关闭不全，轻者于主动脉瓣置换术后可缓解，较重者需做瓣环成形术。因此，术前应用左、右心导管检查和心血管造影以确定诊断。有些情况，如三尖瓣损害在手术中方可确诊。

当前关于瓣膜病手术指征的共识总括起来为：①所有瓣膜性心脏病心衰（NYHA Ⅱ级及以上）；②有症状的重度瓣膜病变患者，如主动脉瓣狭窄伴有晕厥、心绞痛者均必须进行手术置换或修补瓣膜。因为有充分证据表明，手术治疗是有效和有益的，可提高长期存活率。

第九章　感染性心内膜炎

感染性心内膜炎（infective endocarditis，IE）为心脏内膜表面的微生物感染，伴赘生物形成。赘生物为大小不等、形状不一的血小板和纤维素团块，内含大量微生物和少量炎症细胞。瓣膜为最常受累部位，但感染也可发生在间隔缺损部位、腱索或心壁内膜。而动静脉瘘、动脉瘘（如 PDA）或主动脉缩窄处的感染虽属动脉内膜炎，但临床与病理均类似于感染性心内膜炎。根据病程，本病分为急性和亚急性，急性感染性心内膜炎特征：①中毒症状明显；②病程进展迅速，数天至数周引起瓣膜破坏；③感染迁移多见；④病原体主要为金黄色葡萄球菌。亚急性感染性心内膜炎特征：①中毒症状轻；②病程数周至数月；③感染迁移少见；④病原体以草绿色链球菌多见，其次为肠球菌。感染性心内膜炎又可分为自体瓣膜、人工瓣膜和静脉药瘾者的心内膜炎。

第一节　自体瓣膜心内膜炎

【病因】

链球菌和葡萄球菌分别占自体瓣膜心内膜炎（native valve endocarditis）病原微生物的 65% 和 25%。急性者，主要由金黄色葡萄球菌引起，少数由肺炎球菌、淋球菌、A 族链球菌和流感杆菌等所致。亚急性者，草绿色链球菌最常见，其次为 D 族链球菌（牛链球菌和肠球菌）、表皮葡萄球菌，其他细菌较少见。真菌、立克次体和衣原体为自体瓣膜心内膜炎的少见致病微生物。

【发病机制】

（一）亚急性

亚急性至少占据 2/3 的病例，发病与以下因素有关：

1. 血流动力学因素　亚急性者主要发生于器质性心脏病，首先为心脏瓣膜病，尤其是二尖瓣和主动脉瓣；其次为先天性心血管病，如 VSD、PDA、法洛四联症和主动脉缩窄。赘生物常位于血流从高压腔经病变瓣口或先天缺损至低压腔产生高速射流和湍流的下游，如二尖瓣关闭不全的瓣叶心房面、主动脉瓣关闭不全的瓣叶心室面和 VSD 的间隔右心室侧，可能与这些处于湍流下部位的压力下降内膜灌注减少，有利于微生物沉积和生长有关。高速射流冲击心脏或大血管内膜处可致局部损伤，如二尖瓣反流面对的左心房壁、主动脉反流面对的二尖瓣前叶有关腱索和乳头肌，未闭动脉导管射流面对的肺动脉壁的内皮损伤，并易于感染。本病在压差小的部位，如 ASD 和大 VSD 或血流缓慢时，如房颤和心衰时少见，瓣膜狭窄时较关闭不全时少见。

约 3/4 的感染性心内膜炎患者有基础心脏病。随着风心病发病率的下降，风湿性瓣膜病的心内膜炎发生率也随之下降。由于超声心动图诊断技术的普遍应用，主动脉瓣二叶瓣畸形、二尖瓣脱垂和老年性退行性瓣膜病的诊断率提高，以及风湿性瓣膜病心内膜炎发病率的下降，近年来，非风湿性瓣膜病的心内膜炎发病率有所升高。

2. 非细菌性血栓性心内膜炎　实验研究证实，当内膜的内皮受损暴露其下结缔组织的胶原纤维时，血小板在该处聚集，形成血小板微血栓和纤维蛋白沉着，成为结节样无菌性赘生物，称非细菌性血栓性心内膜炎，是细菌定居瓣膜表面的重要因素。无菌性赘生物偶见于正常瓣膜，但最常见于湍流区、瘢痕处（如感染性心内膜炎后）和心外因素所致内膜受损区。

3. 短暂性菌血症　各种感染或细菌寄居的皮肤黏膜的创伤（如手术、器械操作等）常导致短暂性菌血症；口腔组织创伤常致草绿色链球菌菌血症；消化道和泌尿生殖道创伤和感染常引起肠球菌和革兰阴性杆菌菌血症；葡萄球菌菌血症见于皮肤和远离心脏部位的感染。循环中的细菌如定居在无菌性赘生物上，感染性心内膜炎即可发生。

4. 细菌感染无菌性赘生物 此取决于：①发生菌血症之频度和循环中细菌的数量，后者与创伤、感染严重程度和寄居皮肤黏膜处细菌的数量有关；②细菌黏附于无菌性赘生物的能力。草绿色链球菌从口腔进入血流的机会频繁，黏附性强，因而成为亚急性感染性心内膜炎的最常见致病菌；而大肠埃希杆菌的黏附性差，虽然其菌血症常见，但极少致心内膜炎。

细菌定居后，迅速繁殖，促使血小板进一步聚集和纤维蛋白沉积，感染性赘生物增大。厚的纤维蛋白层覆盖在赘生物外，阻止吞噬细胞进入，为其内细菌生存繁殖提供良好的庇护所。

（二）急性

急性发病机制尚不清楚，主要累及正常心瓣膜。病原菌来自皮肤、肌肉、骨骼或肺等部位的活动性感染灶，循环中细菌量大，细菌毒力强，具有高度侵袭性和黏附于内膜的能力。主动脉瓣常受累。

【病理】

1. 心内感染和局部扩散 ①赘生物呈小疣状结节或菜花状、息肉样，小者不足 1mm，大至可阻塞瓣口。赘生物导致瓣叶破损、穿孔或腱索断裂，引起瓣膜关闭不全。②感染的局部扩散产生瓣环或心肌脓肿、传导组织破坏、乳头肌断裂或室间隔穿孔和化脓性心包炎。

2. 赘生物碎片脱落致栓塞 ①动脉栓塞导致组织器官梗死，偶可形成脓肿；②脓毒性栓子栓塞动脉血管壁的滋养血管引起动脉管壁坏死；或栓塞动脉管腔，细菌直接破坏动脉壁。上述两种情况均可形成细菌性动脉瘤。

3. 血源性播散 菌血症持续存在，在心外的机体其他部位播种化脓性病灶，形成迁移性脓肿。

4. 免疫系统激活 持续性菌血症刺激细胞和体液介导的免疫系统，引起：①脾大；②肾小球肾炎（循环中免疫复合物沉积于肾小球基膜）；③关节炎、心包炎和微血管炎（可引起皮肤、黏膜体征和心肌炎）。

【临床表现】

从短暂性菌血症的发生至症状出现之间的时间间隔长短不一，多在 2 周以内，但不少患者无明确的细菌进入途径可寻。

（一）发热

发热是感染性心内膜炎最常见的症状，除有些老年或心、肾衰竭重症患者外，几乎均有发热。亚急性者起病隐匿，可有全身不适、乏力、食欲缺乏和体重减轻等非特异性症状。可有弛张性低热，一般<39℃，午后和晚上高。头痛，背痛和肌肉关节痛常见。急性者呈暴发性败血症过程，有高热寒战。突发心衰者较为常见。

（二）心脏杂音

80%～85%的患者可闻心脏杂音，可由基础心脏病和（或）心内膜炎引起瓣膜损害所致。急性者要比亚急性者更易出现杂音强度和性质的变化，或出现新的杂音。瓣膜损害所致的新的或增强的杂音主要为关闭不全的杂音，尤以主动脉瓣关闭不全多见。金黄色葡萄球菌引起的急性心内膜炎起病时仅 30%～45%有杂音，随瓣膜发生损害，75%～80%的患者可出现杂音。

（三）周围体征

周围体征多为非特异性，近年已不多见，包括：①瘀点，可出现于任何部位，以锁骨以上皮肤、口腔黏膜和睑结膜常见，病程长者较多见；②指和趾甲下线状出血；③Roth 斑，为视网膜的卵圆形出血斑，其中心呈白色，多见于亚急性感染；④奥斯勒结节，为指和趾垫出现的豌豆大的红或紫色痛性结节，较常见于亚急性者；⑤詹韦损害，为手掌和足底处直径 1～4mm 无痛性出血红斑，主要见于急性患者。引起这些周围体征的原因可能是微血管炎或微栓塞。

（四）动脉栓塞

赘生物引起动脉栓塞占 20%～40%，尸检检出的亚临床型栓塞更多。栓塞可发生在机体的任何部位。脑、心脏、脾、肾、肠系膜和四肢为临床所见的体循环动脉栓塞部位。脑栓塞的发生率为 15%～20%。在有左向右分流的先天性心血管病或右心内膜炎时，肺循环栓塞常见。如三尖瓣赘生物脱落引起肺栓塞，可突然出现咳嗽、呼吸困难、咯血或胸痛。肺梗死可发展为肺坏死、空洞，甚至脓气胸。

（五）感染的非特异性症状

1. 脾大 见于 15%～50%、病程>6 周的患者，急性者少见。

2. 贫血 本病贫血较为常见，尤其多见于亚急性者，有苍白无力和多汗。主要由于感染抑制骨髓所致。多为轻、中度贫血，晚期患者有重度贫血。

【并发症】

（一）心脏受累

①心衰为最常见并发症，主要由瓣膜关闭不全所致，主动脉瓣受损者最常发生（75%），其次为二尖瓣（50%）和三尖瓣（19%）；瓣膜穿孔或腱索断裂导致急性瓣膜关闭不全时可诱发急性左心衰。②心肌脓肿常见于急性患者，可发生于心脏任何部位，以瓣周组织特别是主动脉瓣环多见，可致房室和室内传导阻滞，心肌脓肿偶可穿破导致化脓性心包炎。③急性心肌梗死大多由冠状动脉栓塞引起，以主动脉瓣感染时多见，少见原因为冠状动脉细菌性动脉瘤。④化脓性心包炎不多见，主要发生于急性患者。⑤心肌炎。

（二）细菌性动脉瘤

细菌性动脉瘤占 3%～5%，多见于亚急性者。受累动脉依次为近端主动脉（包括主动脉窦）、脑、内脏和四肢，一般见于病程晚期，多无症状。发生于周围血管时易诊断，为可扪及的搏动性肿块，如发生在脑、肠系膜动脉或其他深部组织的动脉时，往往直至动脉瘤破裂出血时，方可确诊。

（三）迁移性脓肿

迁移性脓肿多见于急性患者，亚急性者少见，多发生于肝、脾、骨髓和神经系统。

（四）神经系统受累

约 1/3 患者有神经系统受累的表现：①脑栓塞占其中 1/2，大脑中动脉及其分支最常受累；②脑细菌性动脉瘤，除非破裂出血，多无症状；③脑出血，由脑栓塞或细菌性动脉瘤破裂所致；④中毒性脑病，可有脑膜刺激征；⑤脑脓肿；⑥化脓性脑膜炎，不常见；后三种情况主要见于急性患者，尤其是金黄色葡萄球菌性心内膜炎。

（五）肾损害

大多数患者有肾损害，包括：①肾动脉栓塞和肾梗死，多见于急性患者；②免疫复合物所致局灶性和弥漫性肾小球肾炎（后者可致肾衰竭），常见于亚急性患者；③肾脓肿不多见。

【实验室和其他检查】

（一）常规检验

1. 尿液 常有显微镜下血尿和轻度蛋白尿。肉眼血尿提示肾梗死。红细胞管型和大量蛋白尿提示弥漫性肾小球性肾炎。

2. 血液 亚急性者正常色素型正常细胞性贫血常见，白细胞计数正常或轻度升高，分类计数轻度核左移。急性者常有血白细胞计数增高和明显核左移。血沉几乎均升高。

（二）免疫学检查

25%的患者有高丙种球蛋白血症。80%的患者出现循环中免疫复合物。病程 6 周以上的亚急性患者中 50%类风湿因子试验阳性。血清补体降低见于弥漫性肾小球肾炎。上述异常在感染治愈后消失。

（三）血培养

血培养是诊断菌血症和感染性心内膜炎的最重要方法。近期未接受过抗生素治疗的患者血培养阳性率可高达 95%以上，其中 90%以上患者的阳性结果获自入院后第一日采取的标本。对于未经治疗的亚急性患者，应在第一日间隔 1 小时采血 1 次，共 3 次。如次日未见细菌生长，重复采血 3 次后，开始抗生素治疗。已用过抗生素者，停药 2～7 天后采血。急性患者应在入院后 3 小时内，每隔 1 小时 1 次，共取 3 个血标本后开始治疗。本病的菌血症为持续性，无须在体温升高时采血。每次取静脉血 10～20ml 作需氧和厌氧培养，至少应培养 3 周，并周期性作革兰染色涂片和次代培养。必要时培养基需补充特殊营养或采用特殊培养技术。血培养阴性率为 2.5%～64%。念珠菌（约 1/2 病例）、曲霉菌、组织胞浆菌、Q 热柯克斯体、鹦鹉热衣原体等致病时，血培养阴性。2 周内用过抗生素或采血、培养技术不当，常降低血培养的阳性率。

（四）X 线检查

肺部多处小片状浸润阴影提示脓毒性肺栓塞所致肺炎。左心衰时有肺淤血或肺水肿征。主动脉细菌性动脉瘤可致主动脉增宽。细菌性动脉瘤有时需经血管造影诊断。CT 扫描有助于脑梗死、脓肿和出血的诊断。

（五）心电图

心电图偶可见急性心肌梗死或房室、室内传导阻滞，后者提示主动脉瓣环或室间隔脓肿。

（六）超声心动图

如果超声心动图发现赘生物、瓣周并发症等支持心内膜炎的证据，可帮助明确本病诊断。经胸超声检查可检出 50%～75%的赘生物；经食管超声心动图可检出＜5mm 的赘生物，敏感性高达 95%以上，因此，当临床诊断或怀疑本病时，主张行经食管超声心动图检查，超声心动图未发现赘生物时并不能除外本病，必须密切结合临床。赘生物≥10mm 时，易发生动脉栓塞。感染治愈后，赘生物可持续存在。除非发现原有赘生物增大或新赘生物出现，否则难以诊断复发或再感染。超声心动图和多普勒超声还可明确基础心脏病（如瓣膜病、先天性心脏病）和本病的心内并发症（如瓣膜关闭不全、瓣膜穿孔、腱索断裂、瓣周脓肿、心包积液等）。

【诊断和鉴别诊断】

阳性血培养对本病诊断有重要价值。凡有提示细菌性心内膜炎的临床表现，如发热伴感染性心内膜炎有心脏杂音，尤其是主动脉瓣关闭不全杂音，贫血，血尿，脾大，白细胞增高和伴或不伴栓塞时，血培养阳性，可诊断本病。

亚急性感染性心内膜炎常发生在原有心瓣膜病变或其他心脏病的基础之上，如在这些患者发现周围体征（瘀点、线状出血、Roth 斑、奥斯勒结节和杵状指）提示本病存在，超声心动图检出赘生物对明确诊断有重要价值。

本病的临床表现涉及全身多脏器，既多样化，又缺乏特异性，需与之鉴别的疾病较多。亚急性者应与急性风湿热、系统性红斑狼疮、左房黏液瘤、淋巴瘤腹腔内感染、结核病等鉴别。急性者应与金黄色葡萄球菌、淋球菌、肺炎球菌和革兰阴性杆菌败血症鉴别。

【治疗】

（一）抗微生物药物治疗

抗微生物药物治疗为最重要的治疗措施，用药原则为：①早期应用，在连续送 3～5 次血培养后即可开始治疗；②充分用药，选用杀菌性抗微生物药物，大剂量和长疗程，旨在完全消灭藏于赘生物内的致病菌；③静脉用药为主，保持高而稳定的血药浓度；④病原微生物不明时，急性者选用针对金黄色葡萄球菌、链球菌和革兰阴性杆菌均有效的广谱抗生素，亚急性者选用针对大多数链球菌（包括肠球菌）的抗生素；⑤已分离出病原微生物时，应根据致病微生物对药物的敏感程度选择抗微生物药物。有条件者应测定最小抑菌浓度（minimal inhibitory concentration，MIC）以判定致病菌对某种抗微生物药物的敏感程度，分为敏感（susceptible，S），中度（intermediate，Ⅰ）和耐药（resistant，R）用以指导用药。目前国内较多医院采用纸片扩散法进行敏感测定，虽不如 MIC 精确，但仍可供参考。

1. 经验治疗 在病原菌尚未培养出时，急性者采用萘夫西林（nafcillin，新青霉素Ⅲ）2g，每 4 小时 1 次，静脉注射或滴注，加氨苄西林（ampicillin）2g，每 4 小时 1 次，静脉注射，或加庆大霉素（gentamycin），每日 160～240mg 静脉注射。亚急性者按常见的致病菌链球菌的用药方案以青霉素为主或加庆大霉素，青霉素 320 万～400 万 U 静脉滴注，每 4～6 小时 1 次；庆大霉素剂量同上。

2. 已知致病微生物时的治疗

（1）对青霉素敏感的细菌（MIC＜0.1μg/ml）：草绿色链球菌、牛链球菌、肺炎球菌等多属此类。①首选青霉素 1200 万～1800 万 U/d，分次静脉滴注，每 4 小时 1 次；②青霉素联合庆大霉素 1mg/kg 静脉注射或肌内注射，每 8 小时 1 次；③青霉素过敏时可选择头孢曲松（ceftriaxone）2mg/d 静脉注射，或万古霉素 30mg/（kg·d），分 2 次静脉滴注（24 小时最大量不超过 2g）；所有病例均至少用药 4 周。

（2）对青霉素耐药的链球菌（MIC＞0.5μg/ml）：①青霉素加庆大霉素，青霉素 1800 万 U/d，分次静脉滴注，每 4 小时 1 次，用药 4 周，庆大霉素剂量同前，用药 2 周；②万古霉素剂量同前，用药 4 周。

（3）肠球菌心内膜炎：①青霉素加庆大霉素，青霉素 1800 万 U～3000 万 U/d，分次静脉滴注，每 4 小时 1 次。庆大霉素用量同前，用药 4～6 周；②氨苄西林（ampicillin）12g/d，分次静脉注射，每 4 小时 1 次，庆大霉素剂量同前，用药 4～6 周，治疗过程中酌减或撤除庆大霉素，预防其毒副作用；③上述治疗效果不佳或患者不能耐受者可改用万古霉素 30mg/（kg·d），分 2 次静脉滴注，用药 4～6 周。

（4）金黄色葡萄球菌和表皮葡萄球菌（甲氧西林，methicillin 敏感）：①萘夫西林（nafcillin）或苯唑西林（oxacillin）均为 2g，每 4 小时 1 次，静脉注射或滴注，用药 4～6 周；治疗初始 3～5 天加用庆大霉素，剂量同前。②青霉素过敏或无效者用头孢唑林（cefazolin）2g 静脉注射，每 8 小时 1 次，用药 4～6 周；治疗初始 3～5 天加用庆大霉素。③如青霉素和头孢菌素无效，可用万古霉素 4～6 周。

（5）金黄色葡萄球菌和表皮葡萄球菌（甲氧西林，methicillin 耐药）：万古霉素治疗 4～6 周。

（6）其他细菌：用青霉素、头孢菌素或万古霉素，加或不加氨基糖苷类，疗程 4～6 周。革兰阴性杆菌感染用氨苄西林 2g，每 4 小时 1 次，或哌拉西林（piperacillin，氧哌嗪青霉素）2g，每 4 小时 1 次，或头孢噻肟（cefotaxime）2g，每 4～6 小时 1 次，或头孢他啶（cefotaxime，头孢噻肟）2g，每 8 小时 1 次，静脉注射或滴注，加庆大霉素 160～240mg/d，静脉滴注；环丙沙星（ciprofloxacin）200mg，每 12 小时 1 次，静脉滴注也可有效。

（7）真菌感染用静脉滴注两性霉素 B，首日 0.02～0.1mg/kg，之后每日递增 3～5mg，直至 25～30mg/d，总量 3～5g，应注意两性霉素 B 的毒副作用。两性霉素 B 用够疗程后口服氟胞嘧啶 100～150mg/（kg·d），每 6 小时 1 次，用药数月。

感染性心内膜炎上述抗生素治疗方案参考美国内科学会提出的指南，当 β 内酰胺类抗生素需要合并氨基糖苷类时都选择庆大霉素，然而，在我国庆大霉素发生耐药率高，而且庆大霉素肾毒性大，故多选用阿米卡星（amikacin，丁胺卡那霉素）替代庆大霉素，剂量为 0.4～0.6g/d，分次静脉注射或肌内注射。阿米卡星的肾毒性较小。

（二）外科治疗

尽管有与日俱进的抗生素的治疗，各种类型感染性心内膜炎的死亡率一直为 10%～50%，虽然其死亡率部分与患者的年龄的增长、基础心脏病有关，但感染性心内膜炎的心内和神经系统并发症对死亡起了重要作用。有些威胁生命的心内并发症，对抗生素无反应，而手术治疗可改善患者的预后。因此，有严重心内并发症或抗生素治疗无效的患者应及时考虑手术治疗。

自体瓣膜心内膜炎手术指征：

（1）急性主动脉瓣反流所致心衰者。

（2）急性二尖瓣反流所致心衰者。

（3）尽管积极抗生素治疗情况下，菌血症和发热持续 8 天以上。

（4）脓肿、假性动脉瘤以及 1 个（多个）瓣叶破裂或瘘引起异常交通的征象表明局部感染扩散（局部感染没有控制）时。

（5）不容易治愈（如真菌、布鲁菌和 Q 热病原体）或对心脏结构破坏力大的病原微生物感染时。

如果二尖瓣赘生物>10mm 或抗生素治疗下赘生物体积增大或赘生物位于二尖瓣闭合的边缘时应考虑尽早手术治疗。

右心系统本病预后较好。复发的肺动脉栓塞后三尖瓣赘生物>20mm 时，必须手术治疗。

【预后】

未治疗的急性患者几乎均在 4 周内死亡。亚急性者的自然史一般≥6 个月。预后不良因素中以心衰最为严重，其他包括主动脉瓣损害、肾衰竭、革兰阴性杆菌或真菌致病、瓣环或心肌脓肿、年老等。死亡原因为心衰、肾衰竭、栓塞、细菌性动脉瘤破裂和严重感染。除耐药的革兰阴性杆菌和真菌所致的心内膜炎者外，大多数患者可获细菌学治愈。但本病的近期和远期病死率仍较高，治愈后的 5 年存活率仅 60%～70%。10%在治疗后数月或数年内再次发病。

【预防】

有易患因素（人工瓣膜置换术后、感染性心内膜炎史、体-肺循环分流术后、心脏瓣膜病和先天性心脏病）的患者，接受可因出血或明显创伤而致短暂性菌血症的手术和器械操作时，应予预防感染性心内膜炎的措施。

（一）口腔、上呼吸道手术或操作

预防药物应针对草绿色链球菌：①阿莫西林（amoxicillin）2.0g 术前 1 小时口服。②不能口服者氨苄西林（ampicillin）2.0g 术中 30 分钟内肌内注射或静脉注射。③对青霉素过敏者，克林霉素（clindamycin）600mg 术前 1 小时口服或术前 30 分钟静脉注射；或头孢氨苄（cephalexin）2.0g 术前 1 小时口服；或头孢唑林（cefazolin，先锋 V 号）1.0g 术前 30 分钟静脉注射或肌内注射；或头孢羟氨苄（cefadroxil）2.0g 术前 1 小时口服或甲基红霉素（clarithromycin）500mg 术前 1 小时口服。

高危患者（人工瓣、心内膜炎史、复杂发绀型先天性心脏病或体-肺循环分流术后）术后 6 小时需重复应用抗生素半量。

（二）泌尿、生殖和消化道手术或操作

预防用药针对肠球菌：

1. 高危患者（氨苄西林加庆大霉素）　氨苄西林 2.0g 加庆大霉素 1.5mg/kg 术中 30 分钟内静脉注射或肌内注射，术后 6 小时，氨苄西林 1.0g 静脉注射或肌内注射；或阿莫西林 1.0g 口服。青霉素过敏者（万古霉素加庆大霉素）：万古霉素（vancomycin）1.0g 术前 30 分钟静脉滴注 1～

2 小时加庆大霉素 1.5mg/kg 术前 30 分钟静脉注射或肌内注射。术后不必重复用药。

2. 中危患者（瓣膜病和除外 ASD 的先天性心脏病）（阿莫西林或氨苄西林） 阿莫西林 2.0g 术前 1 小时口服，或氨苄西林 2.0g 术前 30 分钟肌内注射或静脉注射。青霉素过敏者（万古霉素）：万古霉素 1.0g 术前 30 分钟静脉滴注 1～2 小时。术后不必重复。

第二节　人工瓣膜和静脉药瘾者心内膜炎

（一）人工瓣膜心内膜炎

发生于人工瓣膜置换术后 60 天以内者为早期人工瓣膜心内膜炎，60 天以后发生者为晚期人工瓣膜心内膜炎。早期者，致病菌约 1/2 为葡萄球菌；表皮葡萄球菌明显多于金黄色葡萄球菌；其次为革兰阴性杆菌和真菌。晚期者以链球菌最常见，其中以草绿色链球菌为主；其次为葡萄球菌，以表皮葡萄球菌多见；其他有革兰阴性杆菌和真菌。除赘生物形成外，常致人工瓣膜部分破裂、瓣周漏，瓣环周围组织和心肌脓肿。最常累及主动脉瓣。早期者常为急性暴发性起病，晚期以亚急性表现常见。术后发热，出现新杂音、脾大或周围栓塞征，血培养同一种细菌阳性结果至少 2 次，可诊断本病。预后不良，早期与晚期者的病死率分别为 40%～80% 和 20%～40%。

本病难以治愈。应在自体瓣膜心内膜炎用药基础上，将疗程延长为 6～8 周。任一用药方案均应加庆大霉素。对耐甲氧西林的表皮葡萄球菌致病者，应用万古霉素 15mg/kg，每 12 小时 1 次，静脉滴注，加利福平（rifampin）300mg，每 8 小时 1 次，口服，用药 6～8 周，开始的 2 周加庆大霉素。人工瓣术后早期（术后<12 个月）发生感染性心内膜炎，应积极考虑手术。有瓣膜再置换术的适应证者，应早期手术。明确适应证为：①因瓣膜关闭不全致中至重度心衰；②真菌感染；③充分抗生素治疗后持续有菌血症；④急性瓣膜阻塞；⑤X 线透视发现人工瓣膜不稳定；⑥新发生的心脏传导阻滞。

（二）静脉药瘾者心内膜炎

静脉药瘾者心内膜炎（endocarditis in intravenous drug abusers）多见于年轻男性。致病菌最常来源于皮肤，药物污染所致者较少见。主要致病菌为金黄色葡萄球菌，其次为链球菌、革兰阴性杆菌和真菌。大多累及正常心瓣膜，三尖瓣受累占 50% 以上，其次为主动脉瓣和二尖瓣。急性发病者多见，常伴有迁移性感染灶。X 线可见肺部多处小片状浸润阴影，为三尖瓣或肺动脉瓣赘生物所致的脓毒性肺栓塞。一般三尖瓣受累时无心脏杂音。亚急性表现多见于曾有感染性心内膜炎病史者。

年轻伴右心金黄色葡萄球菌感染者病死率在 5% 以下。而左侧心瓣膜（尤其主动脉瓣）受累，革兰阴性杆菌或真菌感染者预后不良。对甲氧西林敏感的金黄色葡萄球菌所致右心感染，用萘夫西林或苯唑西林 2g，每 4 小时 1 次，静脉注射或滴注，用药 4 周；加妥布霉素（tobramycin）1mg/kg，每 8 小时 1 次，静脉滴注，用药 2 周。其余用药选择与方案同自体瓣膜心内膜炎的治疗。

第十章 心肌疾病

心肌疾病是指除心脏瓣膜病、冠状动脉粥样硬化性心脏病、高血压心脏病、肺源性心脏病、先天性心血管病和甲状腺功能亢进性心脏病等以外的以心肌病变为主要表现的一组疾病，其中的心肌病以前被定义为"原因不明的心肌疾病"，以便与特异性心肌疾病即继发性心肌疾病（原因已知）相区别。

心肌病是指伴有心肌功能障碍的心肌疾病。1995 年世界卫生组织和国际心脏病学会（WHO/ISFC）工作组根据病理生理学将心肌病分为四型，即扩张型心肌病、肥厚型心肌病、限制型心肌病及致心律失常型右心室心肌病，不定型的心肌病仍保留。2007 年元月中华心血管病杂志发表《心肌病诊断与治疗建议》仍建议我国临床医师采用上述标准。近年来快速心律失常引发的心肌病即"心动过速性心肌病"已引起重视，但未包括在该分类之中，临床上也应予以注意。

克山病（地方性心肌病）曾经在我国暴发流行，且有其特点，列入特异性心肌病内介绍。心肌炎是以心肌炎症为主的心肌疾病，与心肌病的关系密切，将另节论述。

第一节 心肌病（原发性）

据统计，在住院患者中，心肌病可占心血管病的 0.6%～4.3%，近年心肌病有增加趋势。在因心血管病死亡的尸体解剖中，心肌病占 0.11%。

一、扩张型心肌病

扩张型心肌病（dilated cardiomyopathy，DCM）主要特征是单侧或双侧心腔扩大，心肌收缩期功能减退，伴或不伴有充血性心衰。本病常伴有心律失常，病死率较高，男多于女（2.5：1），在我国发病率为 13/10 万～84/10 万不等。

【病因】

病因迄今不明，除特发性、家族遗传性外，近年来认为持续病毒感染是其重要原因，持续病毒感染对心肌组织的损伤、自身免疫包括细胞、自身抗体或细胞因子介导的心肌损伤等可导致或诱发扩张型心肌病。此外尚有围生期、酒精中毒、抗癌药物、心肌能量代谢紊乱和神经激素受体异常等多因素也可引起本病。

【病理】

以心腔扩张为主，肉眼可见心室扩张，室壁多变薄，纤维瘢痕形成，且常伴有附壁血栓。瓣膜、冠状动脉多无改变。组织学为非特异性心肌细胞肥大、变性，特别是程度不同的纤维化等病变混合存在。

【临床表现】

本病起病缓慢，多在临床症状明显时方就诊，如有气急，甚至端坐呼吸、水肿和肝大等充血性心衰的症状和体征时，始被诊断。部分患者可发生栓塞或猝死。主要体征为心脏扩大，常可听到第三或第四心音，心率快时呈奔马律。常合并各种类型的心律失常。近期由于人们对病毒性心肌炎可演变为扩张型心肌病的认识增强，在心肌炎后常紧密随访，有时可发现早期无充血性心衰表现而仅有左心室增大的扩张型心肌病，事实上是病毒性心肌炎的延续。

【实验室和其他检查】

1. 胸部 X 线检查 心影常明显增大，心胸比＞50%，肺淤血。

2. 心电图 可见多种心电异常如房颤，传导阻滞等各种心律失常。其他尚有 ST-T 改变，低电压，R 波减低，少数可见病理性 Q 波，多系心肌广泛纤维化的结果，但需与心肌梗死相鉴别。

3. 超声心动图 本病早期即可有心腔轻度扩大，后期各心腔均扩大，以左心室扩大早而显著，室壁运动普遍减弱，提示心肌收缩力下降，以致二尖瓣、三尖瓣本身虽无病变，但在收缩期不能退至瓣环水平而致关闭不全，彩色血流多普勒显示二、三尖瓣反流。

4. 心脏放射性核素检查 核素血池扫描可见舒张末期和收缩末期左心室容积增大，左心室射血分数降低；核素心肌显影表现为灶性、散在性、放射性减低。

5. 心导管检查和心血管造影 早期近乎正常。有心衰时可见左、右心室舒张末期压，左心房压和肺毛细血管楔压增高，心搏量、CI 减低。心室造影可见心腔扩大，室壁运动减弱，心室射血分数低下。冠状动脉造影多无异常，有助于与冠状动脉性心脏病的鉴别。

6. 心内膜心肌活检 可见心肌细胞肥大、变性、间质纤维化等。活检标本除发现组织学改变外，尚可进行病毒学检查。

【诊断与鉴别诊断】

本病缺乏特异性诊断指标，临床上看到心脏增大、心律失常和充血性心衰的患者时，如超声心动图证实有心腔扩大与心脏弥漫性搏动减弱，即应考虑有本病的可能，但应除外各种病因明确的器质性心脏病，如急性病毒性心肌炎、风心病、冠心病、先天性心血管病及各种继发性心肌病等后方可确立诊断。

【防治和预后】

因本病原因未明，尚无特殊的防治方法。在病毒感染时密切注意心脏情况并及时治疗，有一定的实际意义。目前治疗原则是针对充血性心衰和各种心律失常。一般是限制体力活动，低盐饮食，应用洋地黄类药物和利尿剂。但本病较易发生洋地黄中毒，故应慎用。此外常用扩血管药物、ACEI 等长期口服。近年来发现在心衰时能使肾上腺素能神经过度兴奋，β 受体密度下降，选用 β 受体阻滞剂从小剂量开始，视症状、体征调整用量，长期口服可使心肌内 β 受体密度上调而延缓病情进展。这样不但能控制心衰而且还能延长存活时间。中药黄芪、生脉散和牛磺酸等有抗病毒，调节免疫，改善心功能等作用，长期使用对改善症状及预后有一定辅助作用。本病在扩大的心房、心室腔内易有附壁血栓形成，对有房颤或深静脉血栓形成等发生栓塞性疾病风险且没有禁忌证的患者宜口服阿司匹林预防附壁血栓形成。对于已经有附壁血栓形成和发生血栓栓塞的患者必须长期抗凝治疗，口服华法林，调节剂量使 INR 保持在 2～2.5。由于上述治疗药物的采用，目前扩张型心肌病的存活率已明显提高。对一些重症晚期患者，LVEF 降低和 NYHA 心功能Ⅲ～Ⅳ级，QRS 增宽大于 120ms，提示心室收缩不同步，可通过双心室起搏器同步刺激左、右心室即 CRT，通过调整左右心室收缩程序，改善心脏功能，缓解症状，有一定疗效。少数患者有严重的心律失常，危及生命，药物治疗不能控制，LVEF<30%，伴轻至中度心衰症状、预期临床状态预后尚好的患者可植入 ICD，预防猝死的发生。对长期严重心衰，内科治疗无效的病例，可考虑进行心脏移植。在等待期如有条件尚可行左心机械辅助循环，以改善患者心脏功能。也有试行左心室成形术，通过切除部分扩大的左心室同时置换二尖瓣，以减轻反流、改善心功能，但疗效尚待肯定。

本病的病程长短不等，充血性心衰的出现频度较高，预后不良。死亡原因多为心衰和严重心律失常，不少患者猝死。以往认为症状出现后 5 年的存活率在 40%左右。近年来，由于上述治疗手段的采用存活率已明显提高。

二、肥厚型心肌病

肥厚型心肌病（hypertrophic cardiomyopathy，HCM）是以左心室（或）右心室肥厚为特征，常为不对称肥厚并累及室间隔，左心室血液充盈受阻、舒张期顺应性下降为基本病态的心肌病。根据左心室流出道有无梗阻又可分为梗阻性肥厚型和非梗阻性肥厚型心肌病。梗阻性病例主动脉瓣下部室间隔肥厚明显，过去亦称为特发性肥厚性主动脉瓣下狭窄（idiopathic hypertrophic subaortic stenosis，IHSS）。近年来发现非梗阻性肥厚型心肌病中心尖部肥厚型心肌病（apical hypertrophy，APH）不少见。本病常为青年猝死的原因。后期可出现心衰。近年我国大范围资料揭示患病率为180/10 万。世界肥厚型心肌病的人群患病率 200/10 万。我国的患病率与全球相近。

【病因】

本病常有明显家族史（约占 1/3），目前被认为是常染色体显性遗传疾病，肌节收缩蛋白基因（sarcomeric contractile protein genes）如心脏肌球蛋白重链及心脏肌钙蛋白 T 基因突变是主要的致病因素。还有人认为儿茶酚胺代谢异常、细胞内钙调节异常、高血压、高强度运动等均可作为本病发病的促进因子。

【病理】

肥厚型心肌病的主要改变在心肌，尤其是左心室形态学的改变。其特征为不均等的心室间隔增厚（非对称性心室间隔肥厚 asymmetric septal hypertrophy，ASH）。亦有心肌均匀肥厚（或）心尖部肥厚的类型。本病的组织学特征为心肌细胞肥大，形态特异，排列紊乱。尤以左心室间隔部改变明显。

【临床表现】

部分患者可无自觉症状，而因猝死或在体检中被发现。许多患者有心悸、胸痛、劳力性呼吸困难，伴有流出道梗阻的患者由于左心室舒张期充盈不足，心排血量减低可在起立或运动时出现眩晕，甚至神志丧失等，体格检查可有心脏轻度增大，能听到第四心音；流出道有梗阻的患者可在胸骨左缘第 3～4 肋间听到较粗糙的喷射性收缩期杂音；心尖部也常可听到收缩期杂音。目前认为产生以上两种杂音除因室间隔不对称肥厚造成左心室流出道狭窄外，主要是由于收缩期血流经过狭窄处时的文丘里效应（Venturi effect）将二尖瓣吸引移向室间隔使狭窄更为严重，于收缩晚期甚至可完全阻挡流出道；而同时二尖瓣本身出现关闭不全。胸骨左缘 3～4 肋间所闻及的流出道狭窄所致的收缩期杂音，不同于主动脉瓣膜器质性狭窄所产生的杂音。凡能影响心肌收缩力，改变左心室容量及射血速度的因素均可使杂音的响度有明显变化，如使用 β 受体阻滞剂，取下蹲位，使心肌收缩力下降或使左心室容量增加，均可使杂音减轻；相反，如含服硝酸甘油片、应用强心药或取站立位，使左心室容量减少或增加心肌收缩力，均可使杂音增强。

【实验室和其他检查】

1. 胸部 X 线检查　心影增大多不明显，如有心衰则呈现心影明显增大。

2. 心电图　因心肌肥厚的类型不同而有不同的表现。最常见的表现为左心室肥大，ST-T 改变，常在胸前导联出现巨大倒置 T 波。深而不宽的病理性 Q 波可在 Ⅰ、aVL 或 Ⅱ、Ⅲ、aVF、V_5、V_4 上出现，有时在 V_1 可见 R 波增高，R/S 比增大。此外，室内传导阻滞和期前收缩亦常见。心尖部肥厚型患者可在心前区导联出现巨大的倒置 T 波。以往常被误诊为冠心病。

3. 超声心动图　是临床上主要诊断手段，可显示室间隔的非对称性肥厚，舒张期室间隔的厚度与后壁之比≥1.3，间隔运动低下。有梗阻的病例可见室间隔流出道部分向左心室内突出、二尖瓣前叶在收缩期前向活动（systolic anterior motion，SAM）、左心室顺应性降低致舒张功能障碍等。运用彩色多普勒法可了解杂音起源和计算梗阻前后的压力差。超声心动图无论对梗阻性与非梗阻性的诊断都有帮助。心尖部肥厚型则心肌肥厚限于心尖部，以前侧壁心尖部尤为明显，如不仔细检查，很容易漏诊。

4. 心导管检查和心血管造影　左心室舒张末期压力上升。有梗阻者在左心室腔与流出道间有收缩期压差，心室造影显示左心室腔变形，呈香蕉状、犬舌状、纺锤状（心尖部肥厚时）。冠状动脉造影多无异常。

5. 心内膜心肌活检 心肌细胞畸形肥大，排列紊乱有助于诊断。

【诊断和鉴别诊断】

对临床或心电图表现类似冠心病的患者，如患者较年轻，诊断冠心病依据不充分又不能用其他心脏病来解释，则应想到本病的可能。结合心电图、超声心动图及心导管检查作出诊断。如有阳性家族史（猝死，心脏增大等）更有助于诊断。

本病通过超声心动图，心血管造影及心内膜心肌活检可与高血压性心脏病、冠心病、先天性心血管病、主动脉瓣狭窄等相鉴别。

【防治和预后】

本病由于病因不明，有很多与遗传基因有关，难于预防。对患者进行生活指导，提醒患者避免激烈运动、持重或屏气等，减少猝死的发生。避免使用增强心肌收缩力和减少心脏容量负荷的药物，如洋地黄类药物、硝酸类制剂等，以减轻左心室流出道梗阻。本病的治疗原则为弛缓肥厚的心肌，防止心动过速及维持正常窦性心律，减轻左心室流出道狭窄和抗室性心律失常。目前主张应用 β 受体阻滞剂及钙通道阻滞剂治疗。对重症梗阻性患者可作介入或手术治疗，植入双腔 DDD 型起搏器、消融或切除肥厚的室间隔心肌。

近年发现，有些肥厚型心肌病患者，随年龄增长，逐渐呈扩张型心肌病的症状与体征者称为肥厚型心肌病的扩张型心肌病相（HCM with DCM like features）。对此用扩张型心肌病伴有心衰时的治疗措施进行治疗。本病进展缓慢，应长期随访，并对其直系亲属进行心电图、超声心动图等检查，早期发现家族中的其他本病患者。

本病的预后因人而异，可从无症状到心衰、猝死。房颤可促进心衰的发生。少数患者可并发感染性心内膜炎或栓塞等。一般成人病例 10 年存活率为 80%，小儿病例为 50%。成人死亡多为猝死，而小儿则多为心衰，其次为猝死。猝死在有阳性家族史的青少年中尤其多发。猝死原因多为室性心律失常，特别是室颤。

三、限制型心肌病

限制型心肌病（restrictive cardiomyopathy，RCM）以单侧或双侧心室充盈受限和舒张容量下降为特征，但收缩功能和室壁厚度正常或接近正常。以心脏间质纤维化增生（increased interstitial fibrosis）为其主要病理变化，即心内膜及心内膜下有数毫米的纤维性增厚，心室内膜硬化，扩张明显受限。本病可为特发性，或与其他疾病如淀粉样变性、伴有或不伴有嗜酸性粒细胞增多症的心内膜心肌疾病并存。多见于热带和温带地区，我国仅有散发病例。以发热、全身倦怠为初始症状，白细胞增多，特别是嗜酸性粒细胞增多较为特殊。以后逐渐出现心悸、呼吸困难、水肿、肝大、颈静脉怒张、腹水等心衰症状。其表现酷似缩窄性心包炎，有人称为缩窄性心内膜炎。

心电图常呈窦性心动过速、低电压、心房或心室肥大、T 波低平或倒置。可出现各种类型心律失常，以房颤较多见。心导管检查示舒张期心室压力曲线呈现早期下陷，晚期高原波型，与缩窄性心包炎的表现相类似。左心室造影可见心内膜肥厚及心室腔缩小，心尖部钝角化。活检可见心内膜增厚和心内膜下心肌纤维化。需与缩窄性心包炎鉴别。心室腔狭小，变形和嗜酸性粒细胞的增多，心包无钙化而内膜可有钙化等有助于本病诊断。本病还应与肥厚型心肌病的扩张型心肌病及轻症冠心病相鉴别。与一些有心脏广泛纤维化的疾病如系统性硬化症、糖尿病、酒精中毒等特异性心肌病鉴别。

本病无特效防治手段，主要是避免劳累、呼吸道感染，预防心衰，只能对症治疗。心衰对常规治疗反应不佳，往往成为难治性心衰。糖皮质激素治疗也常无效。栓塞并发症较多，可考虑使用抗凝药物。近年用手术剥离增厚的心内膜，收到较好效果。肝硬化出现前可作心脏移植。

本病预后不良，按病程发展快慢而不同，心衰为最常见死因。

四、致心律失常型右心室心肌病

致心律失常型右心室心肌病（arrhy-thmogenic right ventricular cardio-myopathy，ARVC）旧称为心律失常型右心室发育不全（arrhy-thmogenic right ventricular dysplasia，ARVD）。其特征为右心室心肌被进行性纤维脂肪组织所置换，早期呈典型的区域性，逐渐可累及整个右心室甚至部分左心室，而间隔相对很少受累。常为家族性发病，系常染色体显性遗传，不完全外显、隐性型也有报道。临床常表现为心律失常、右心扩大和猝死，尤其在年轻患者。

根据反复发作来源于右心室的室性心律失常、右心扩大，MRI 检查提示右心室心肌组织变薄，即可确立诊断。鉴于室壁心肌菲薄，不宜做心内膜心肌活检和消融治疗。应选择恰当的药物控制室性心律失常，高危患者可植入 ICD 装置，或心脏移植以提高生存率。

五、不定型心肌病

不定型心肌病（unclassified cardio-myopathy，UCM）是指不适合归类于上述任何类型的心肌病（如弹力纤维增生症、左心室致密化不全、心室扩张甚轻而收缩功能减弱、线粒体受累等）。

某些患者可以出现几种类型心肌病的特征（如淀粉样变性、原发性高血压）。现已认识到某些心律失常如 Brugada 综合征、长 Q-T 综合征等，为原发的心肌细胞离子通道或传导系统异常，但尚未将其列为心肌病范畴。

第二节 特异性心肌病

特异性心肌病（specific cardiomyopathies）是指伴有特异性心脏病或特异性系统性疾病的心肌疾病，亦即继发性心肌疾病。

特异性心肌病，包括缺血性心肌病、瓣膜性心肌病、高血压性心肌病（有左心室肥大伴扩张型或限制型心肌病心衰的特点）、炎症性心肌病（有特异性自身免疫性及感染性）、代谢性心肌病（如糖原贮积症、糖脂质变性、营养物质缺乏，如钾代谢异常和镁缺乏等）、内分泌性心肌病（如甲状腺功能亢进或减退）、神经肌肉病变、围生期心肌病等。

多数特异性心肌病有心室扩张和因心肌病变所产生的各种心律失常或传导障碍，其临床表现类似扩张型心肌病。但淀粉样变性心肌病可类似限制型心肌病，而糖原贮积症类似肥厚型心肌病。心内膜心肌活检可明确诊断。

我国采纳 WHO/ISFC 关于心肌病的定义及分类。但结合我国目前情况在特异性心肌病中高血压性心肌病和炎症性心肌病的命名暂不予采用。

本节重点介绍酒精性心肌病、围生期心肌病、药物性心肌病及克山病（地方性心肌病）。

一、酒精性心肌病

长期且每日大量饮酒，出现酒精依赖症者，可呈现酷似扩张型心肌病的表现，称为酒精性心肌病（alcoholic cardiomyopathy）。目前尚不能确定乙醇是直接或间接致病原因。有心肌细胞及间质水肿和纤维化，线粒体变性等。临床表现与扩张型心肌病相似。X 线示心影扩大，心胸比＞55%。心电图示左心室肥大较多见，可伴有各型心律失常。超声心动图或左心室造影示心室腔扩大，EF降低。如能排除其他心脏病，且有大量饮酒史（纯乙醇量约 125ml/d，即每日啤酒约 4 瓶或白酒150g），持续 10 年以上即应考虑本病。本病一经诊断，戒酒和治疗即可奏效。但不能长期持续戒酒者预后不良。同时应注意常合并的肝、脑酒精中毒病的诊治。

二、围生期心肌病

围生期心肌病可以在围生期首次出现，可能是一组多因素（heterogeneous）疾病。既往无心脏病的妊娠末期或产后（通常 2～20 周）女性，出现呼吸困难、血痰、肝大、水肿等心衰症状，类似扩张型心肌病者称为围生期心肌病（perinatal cardiomyopathy）。可有心室扩大，附壁血栓。

本病的特点之一是体循环或肺循环栓塞的出现频率较高。本病在每 1300～4000 次分娩中发生 1 例。也有人认为本病系妊娠分娩使原有隐匿的心肌病显现出临床症状，故也有将之归入原发性心肌病的范畴。本病多发生在 30 岁左右的经产妇。如能早期诊断、及时治疗，一般预后良好。安静、增加营养、补充维生素类药物十分重要。针对心衰，可使用利尿药、ACEI 和血管扩张药等。对有栓塞的病例应使用抗凝剂。应采取避孕或绝育措施预防复发。

三、药物性心肌病

近年，因使用阿霉素等蒽环类抗癌药物、锂制剂、依米丁和其他药物等，发生药物性心肌病（drug-induced cardiomyopathy）者日益增加。其临床表现为心律失常，室内传导阻滞，ST-T 改变，慢性心功能不全等，类似扩张型心肌病或非梗阻性肥厚型心肌病的症状和体征。这类心肌病的发生，应在用药期间定期体检或用维生素 C、黄芪、生脉散（人参、麦冬、五味子）等预防发病，做到早期诊治。

四、克 山 病

克山病（Keshan disease，KD）亦称地方性心肌病（endemic cardiomyopathy，ECD）。本病是在我国发现的一种原因不明的心肌病。1935 年在黑龙江省克山县发现此病，因此命名为克山病。此后在黑、吉、辽、蒙、晋、冀、鲁、豫、陕、甘、川、滇、藏、黔、鄂等 15 个省、自治区的县均有发现。本病全部发生在低硒地区，并且环境卫生差、易有病毒感染为其特点。1980 年后由于人民生活水平的提高，环境卫生的改善，急性克山病已灭迹，遗留下来的慢性病例均类似扩张型心肌病，因此，国内外很多书籍多将克山病纳入广义的扩张型心肌病中。在克山病死亡病例的尸检心肌标本及患者心内膜心肌活检标本中，经病毒分离或病毒核酸检测多发现与肠道病毒感染有关，缺硒是参与病毒感染致本病发生的重要因素，这种病因学解释已在动物模型中证实。病理改变主要是心肌实质性变性、坏死和纤维化，心脏呈肌源性普遍扩张，心壁通常不增厚。临床上将克山病分为急性、亚急性、慢性和潜在性。目前主要为慢性克山病，其临床表现、X 线、心电图、超声心动图及生化检查均类似扩张型心肌病。防治原则主要是在病区建立和健全防治机构，培训农村医师，进行常年综合预防。在缺硒地区需常年口服亚硒酸钠（Na_2SeO_3），每 10 天口服一次，成人每次 4mg。脱贫致富，提高生活水平，调整饮食结构，改善水源，人畜饮水分开，乃是最根本的预防对策。有心衰者按扩张型心肌病治疗。

第三节 心 肌 炎

心肌炎（myocarditis）指心肌本身的炎症病变，有局灶性或弥漫性，也可分为急性、亚急性或慢性，总的分为感染性和非感染性两大类。感染性可有细菌、病毒、螺旋体、立克次体、真菌、原虫、蠕虫等所引起。非感染性包括过敏、变态反应（如风湿热等）、化学、物理或药物（如阿霉素等）。近年来由于风湿热和白喉等所致心肌炎逐渐减少，而病毒性心肌炎的发病率显著增多，本节重点叙述病毒性心肌炎。

【病因】

很多病毒都可能引起心肌炎，其中以肠道病毒包括柯萨奇 A、B 组病毒，孤儿（Echo）病毒，脊髓灰质炎病毒等为常见，尤其是柯萨奇 B 组病毒（Coxsackie virus B，CVB）占 30%～50%。此外，人类腺病毒、流感、风疹、单纯疱疹、脑炎、肝炎（A、B、C 型）病毒及 HIV 等都能引起心肌炎。

病毒性心肌炎的发病机制为病毒的直接作用，包括急性病毒感染及持续病毒感染对心肌的损害；病毒介导的免疫损伤作用，主要是 T 细胞免疫；以及多种细胞因子和 NO 等介导的心肌损害和微血管损伤。这些变化均可损害心脏功能和结构。

【病理】

病毒性心肌炎有以心肌病变为主的实质性病变和以间质为主的间质性病变。典型改变是心肌间质增生、水肿及充血，内有多量炎性细胞浸润等。按病变范围有弥漫性和局灶性之分。随临床病情的轻重不同，心肌病理改变的程度也轻重不一。心内膜心肌活检可以提供心肌病变的证据，但有取材局限性和伪差的因素存在，因而影响诊断的准确率。

【临床表现和诊断】

病毒性心肌炎患者临床表现常取决于病变的广泛程度，轻重变异很大，可完全没有症状，也可以猝死。约半数于发病前1~3周有病毒感染前驱症状，如发热，全身倦怠感，即所谓"感冒"样症状或恶心、呕吐等消化道症状。然后出现心悸、胸痛、呼吸困难、水肿，甚至Adams-Stokes综合征。体检可见与发热程度不平行的心动过速，各种心律失常，可听到第三心音或杂音。或有颈静脉怒张、肺部啰音、肝大等心衰体征。重症可出现心源性休克。胸部X线检查可见心影扩大或正常。心电图常见ST-T改变和各型心律失常，特别是室性心律失常和房室传导阻滞等。如合并有心包炎可有ST段上升，严重心肌损害时可出现病理性Q波，需与心肌梗死鉴别。超声心动图检查示轻者可完全正常或仅有舒张功能减退，重症患者可见节段性或弥漫性室壁运动减弱，左心室增大或附壁血栓等。血清肌钙蛋白、心肌肌酸激酶（CK-MB）增高，血沉加快，高敏C反应蛋白增加等有助于诊断。发病后3周内，相隔两周的两次血清CVB中和抗体滴度呈四倍或以上增高，或一次高达1：640，特异型CVB IgM 1：320以上（按不同实验室标准），外周血白细胞肠道病毒核酸阳性等，均是一些可能但不是肯定的病因诊断指标。病毒感染心肌的确诊有赖于心内膜、心肌或心包组织内病毒、病毒抗原、病毒基因片段或病毒蛋白的检出，反复进行心内膜心肌活检有助于本病的诊断、病情和预后判断。但一般不做常规检查。

1999年全国心肌炎心肌病专题研讨会提出的成人急性心肌炎诊断参考标准如下：

（一）病史与体征

在上呼吸道感染、腹泻等病毒感染后3周内出现与心脏相关的表现，如不能用一般原因解释的感染后严重乏力、胸闷头晕（心排血量降低）、心尖第一心音明显减弱、舒张期奔马律、心包摩擦音、心脏扩大、充血性心衰或阿-斯综合征等。

（二）上述感染后3周内出现下列心律失常或心电图改变者

1. 窦性心动过速、房室传导阻滞、窦房阻滞或束支阻滞。

2. 多源、成对室性期前收缩，自主性房性或交界性心动过速，阵发或非阵发性室性心动过速，心房或心室扑动或颤动。

3. 两个以上导联ST段呈水平型或下斜型下移≥0.05mV或ST段异常抬高或出现异常Q波。

（三）心肌损伤的参考指标

病程中血清心肌肌钙蛋白I或肌钙蛋白T（强调定量测定）、CK-MB明显增高。超声心动图示心腔扩大或室壁活动异常和（或）核素心功能检查证实左心室收缩或舒张功能减弱。

（四）病原学依据

1. 在急性期从心内膜、心肌、心包或心包穿刺液中检测出病毒、病毒基因片段或病毒蛋白抗原。

2. 病毒抗体 第2份血清中同型病毒抗体（如柯萨奇B组病毒中和抗体或流行性感冒病毒血凝抑制抗体等）滴度较第1份血清升高4倍（2份血清应相隔2周以上）或一次抗体效价≥640者为阳性，≥320者为可疑（如以1：32为基础者则宜以≥256为阳性，128为可疑阳性，根据不同实验室标准做决定）。

3. 病毒特异性IgM 以≥1：320者为阳性（按各实验室诊断标准，需在严格质控条件下）。

如同时有血中肠道病毒核酸阳性者更支持有近期病毒感染。

注：同时具有上述（一），（二）（1、2、3 中任何一项），（三）中任何二项。在排除其他原因心肌疾病后临床上可诊断急性病毒性心肌炎。如具有（四）中的第 1 项者可从病原学上确诊急性病毒性心肌炎；如仅具有（四）中第 2、3 项者，在病原学上只能拟诊为急性病毒性心肌炎。

如患者有阿-斯综合征发作、充血性心衰伴或不伴心肌梗死样心电图改变、心源性休克、急性肾衰竭、持续性室性心动过速伴低血压发作或心肌心包炎等在内的一项或多项表现，可诊断为重症病毒性心肌炎，如仅在病毒感染后 3 周内出现少数期前收缩或轻度 T 波改变，不宜轻易诊断为急性病毒性心肌炎。

对难以明确诊断者，可进行长期随访，有条件时可作心内膜心肌活检进行病毒基因检测及病理学检查。

在考虑病毒性心肌炎诊断时，应除外 β 受体功能亢进、甲状腺功能亢进症、二尖瓣脱垂综合征及影响心肌的其他疾患如风湿性心肌炎、中毒性心肌炎、冠心病、结缔组织病、代谢性疾病以及克山病（克山病地区）等。

【治疗和预后】

病毒性心肌炎患者应卧床休息，进富含维生素及蛋白质的食物，心衰时使用利尿剂、血管扩张药、ACEI 等。期前收缩频发或有快速心律失常者，采用抗心律失常药物。高度房室传导阻滞、快速室性心律失常或窦房结功能损害而出现晕厥或明显低血压时可考虑使用临时性心脏起搏器。目前不主张早期使用糖皮质激素，但对有房室传导阻滞、难治性心衰、重症患者或考虑有自身免疫的情况下则可慎用。近年来采用黄芪、牛磺酸、辅酶 Q_{10} 等中西医结合治疗病毒性心肌炎有抗病毒、调节免疫和改善心脏功能等作用，具一定疗效。干扰素也具抗病毒、调节免疫等作用，但价格昂贵，非常规用药。

大多数患者经过适当治疗后能痊愈，但有些心律失常尤其是各型期前收缩常持续较长时间，并易在感冒、劳累后期前收缩增多，也可以在一年后房室传导阻滞及各型期前收缩持续存在，如无不适不必用抗心律失常药物干预。各阶段的时间划分比较困难，一般急性期定为 3 个月，3 个月后至一年为恢复期，一年以上为慢性期。患者在急性期可因严重心律失常、急性心衰和心源性休克而死亡。部分患者经过数周至数月后病情可趋稳定但可能留有一定程度的心脏扩大、心功能减退，伴或不伴有心律失常或心电图异常等，经久不愈，形成慢性心肌炎，事实上，临床上很难与扩张型心肌病鉴别。根据心肌中病毒基因片段、病毒蛋白检测和病理检查已明确有一部分扩张型心肌病是由心肌炎演变而来。

第十一章 心包疾病

心包疾病除原发感染性心包炎症外，尚有肿瘤、代谢性疾病、自身免疫性疾病、尿毒症等所致非感染性心包炎。按病情进展，可分为急性心包炎（伴或不伴心包积液）、慢性心包积液、粘连性心包炎、亚急性渗出性缩窄性心包炎、慢性缩窄性心包炎等。临床上以急性心包炎和慢性缩窄性心包炎为最常见。据国内临床资料统计，心包疾病占心脏疾病住院患者的 1.5%～5.9%。

第一节 急性心包炎

急性心包炎（acute pericarditis）为心包脏层和壁层的急性炎症，可由细菌、病毒、肿瘤、自身免疫、物理、化学等因素引起。心包炎常是某种疾病表现的一部分或为其并发症，故常被原发疾病所掩盖，但也可以单独存在。

【病因】

急性心包炎过去常见病因为风湿热、结核及细菌感染性。近年来，病毒感染、肿瘤、尿毒症及心肌梗死性心包炎发病率明显增多。

【病理】

根据病理变化，急性心包炎可以分为纤维蛋白性和渗出性两种。在急性期，心包壁层和脏层上有纤维蛋白、白细胞及少许内皮细胞的渗出。此时尚无明显液体积聚，为纤维蛋白性心包炎；随后如液体增加，则转变为渗出性心包炎，常为浆液纤维蛋白性，液体量可由 100ml 至 2～3L 不等，多为黄而清的液体，偶可混浊不清、呈化脓性或血性。积液一般在数周至数月内吸收，但也可伴随发生壁层与脏层的粘连、增厚及缩窄。液体也可在较短时间内大量积聚引起心脏压塞。急性心包炎时，心外膜下心肌有不同程度的炎性变化，如范围较广可称为心肌心包炎。此外，炎症也可累及纵隔、横膈和胸膜。

【病理生理】

正常时心包腔平均压力接近于零或低于大气压，吸气时呈轻度负压，呼气时近于正压。急性纤维蛋白性心包炎或少量积液不致引起心包内压力升高，故不影响血流动力学。但如液体迅速增多，心包无法伸展以适应其容量的变化，使心包内压力急剧上升，即可引起心脏受压，导致心室舒张期充盈受阻，并使周围静脉压升高，最终使心排血量降低，血压下降，构成急性心脏压塞的临床表现。

【临床表现】

（一）纤维蛋白性心包炎

1. 症状 心前区疼痛为主要症状，如急性非特异性心包炎及感染性心包炎；缓慢发展的结核性或肿瘤性心包炎疼痛症状可能不明显。疼痛性质可尖锐，与呼吸运动有关，常因咳嗽、深呼吸、变换体位或吞咽而加重；位于心前区，可放射到颈部、左肩、左臂及左肩胛骨，也可达上腹部；疼痛也可呈压榨样，位于胸骨后。本病所致的心前区疼痛可能与心肌梗死疼痛类似，需注意鉴别。

2. 体征 心包摩擦音是纤维蛋白性心包炎的典型体征，因炎症而变得粗糙的壁层与脏层在心脏活动时相互摩擦而发生，呈抓刮样粗糙音，与心音的发生无相关性，往往盖过心音又较心音更接近耳边；典型的摩擦音可听到与心房收缩、心室收缩和心室舒张相一致的 3 个成分，但大多为与心室收缩、舒张相一致的双相性摩擦音；多位于心前区，以胸骨左缘第 3、4 肋间最为明显；坐位时身体前倾、深吸气或将听诊器胸件加压可更容易听到。心包摩擦音可持续数小时或持续数天、数周；当积液增多将二层心包分开时，摩擦音即消失，但如有部分心包粘连则仍可闻及。心前区听到心包摩擦音就可作出心包炎的诊断。

（二）渗出性心包炎

渗出性心包炎临床表现取决于积液对心脏的压塞程度，轻者仍能维持正常的血流动力学，重者则出现循环障碍或衰竭。

1. 症状 呼吸困难是心包积液时最突出的症状，可能与支气管、肺受压及肺淤血有关。呼吸困难严重时，患者呈端坐呼吸，身躯前倾、呼吸浅速、面色苍白，可有发绀。也可因压迫气管、食管而产生干咳、声音嘶哑及吞咽困难等症状。此外尚可有发冷、发热、心前区或上腹部闷胀、乏力、烦躁等症状。

2. 体征 心脏叩诊浊音界向两侧增大，皆为绝对浊音区；心尖搏动弱，位于心浊音界左缘的内侧或不能扪及；心音低而遥远；在有大量积液时可在左肩胛骨下出现浊音及左肺受压迫所引起的支气管呼吸音，称心包积液征（Ewart 征）；少数病例中，在胸骨左缘第 3、4 肋间可闻及心包叩击音（见缩窄性心包炎）。大量渗液可使收缩压降低，而舒张压变化不大，故脉压变小。按积液时心脏压塞程度，脉搏可正常、减弱或出现奇脉。大量渗液可累及静脉回流，出现颈静脉怒张、肝大、腹水及下肢水肿等。

（三）心脏压塞

快速心包积液时可引起急性心脏压塞，出现明显心动过速、血压下降、脉压变小和静脉压明显上升，如心排血量显著下降，可产生急性循环衰竭、休克等。如积液积聚较慢，可出现亚急性或慢性心脏压塞，表现为体循环静脉淤血、颈静脉怒张、静脉压升高、奇脉等。奇脉是指大量积液患者在触诊桡动脉搏动时呈吸气性显著减弱或消失、呼气时复原的现象。也可通过血压测量来诊断，即吸气时动脉收缩压较吸气前下降 10mmHg 或更多，而正常人吸气时收缩压仅稍有下降。

【实验室检查】

1. 生化检查 取决于原发病，感染性者常有白细胞计数增加、血沉增快等炎症反应。

2. X 线检查 对纤维蛋白性心包炎诊断价值不大，对渗出性心包炎有一定价值；可见心脏阴影向两侧增大，心脏搏动减弱或消失；尤其是肺部无明显充血现象而心影显著增大是心包积液的有力证据，可与心衰相区别。成人液体量少于 250ml、儿童少于 150ml 时，X 线难以检出其积液。时而可对继发于结核及恶性肿瘤等诊断提供线索。

3. 心电图 心包本身不产生电动力，急性心包炎时心电图异常来自心包下的心肌，主要表现为：①ST 段抬高，见于除 aVR 导联以外的所有常规导联中，呈弓背向下型，aVR 导联中 ST 段压低；②一至数日后，ST 段回到基线，出现 T 波低平及倒置，持续数周至数月后 T 波逐渐恢复正常；③心包积液时有 QRS 低电压，大量渗液时可见电交替；④除 aVR 和 V_1 导联外 P—R 段压低，提示包膜下心房肌受损；⑤无病理性 Q 波，无 Q—T 间期延长；⑥常有窦性心动过速。

4. 超声心动图 对诊断心包积液简单易行，迅速可靠。M 型或二维超声心动图中均可见液性暗区以确定诊断。心脏压塞时的特征为右心房及右心室舒张期塌陷；吸气时右心室内径增大，左心室内径减少，室间隔左移等。可反复检查以观察心包积液量的变化。

5. 磁共振成像 能清晰地显示心包积液的容量和分布情况，并可分辨积液的性质，低信号强度一般系病毒感染等非出血性渗液；中、重度信号强度可能为含蛋白、细胞较多的结核性渗出液等。但此检查费用高，临床少用。

6. 心包穿刺 可证实心包积液的存在并对抽取的液体作生物学（细菌、真菌等）、生化、细胞分类的检查，包括寻找肿瘤细胞等；抽取一定量的积液也可解除心脏压塞症状；同时，必要时可经穿刺在心包腔内注入抗菌药物或化疗药物等。心包穿刺的主要指征是心脏压塞和未能明确病因的渗出性心包炎。

7. 心包镜及心包活检 有助于明确病因。

【常见病因类型、诊断和鉴别诊断】

常见心包炎病因类型包括急性非特异性心包炎、结核性心包炎、化脓性心包炎、肿瘤性心包炎、心脏损伤后综合征等。根据临床表现、X线、心电图及超声心动图检查可作出心包炎的诊断，然后需结合不同病因性心包炎的特征及心包穿刺、活体组织检查等资料对其病因学作出诊断。

【治疗及预后】

急性心包炎的治疗与预后取决于病因，也与是否早期诊断及正确治疗有关。各种心包炎如出现压塞综合征，均应行心包穿刺排液以缓解症状。结核性心包炎如不积极治疗常可演变为慢性缩窄性心包炎。

急性非特异性心包炎和心脏损伤后综合征患者在其初次发作后，可有心包炎症反复发作，称为复发性心包炎，发生率是20%～30%，是急性心包炎最难处理的并发症。临床表现与急性心包炎相似，在初次发病后数月至数年反复发病并伴严重的胸痛。大部分患者再次给予大剂量非甾体类抗炎药物治疗，并用数月的时间缓慢减量直至停药。如果无效，则可给予皮质激素治疗，常用泼尼松40～60mg/d，1～3周，症状严重者可静脉给予甲泼尼龙。多数患者的症状在几天内可有减轻，但当激素减量时，症状往往会再现。顽固性复发性心包炎伴严重胸痛的患者可考虑外科心包切除术治疗。近年认为秋水仙碱对预防复发性心包炎似乎有效且副作用较小。秋水仙碱的推荐剂量为0.5～1mg/d，至少1年，缓慢减量停药。但治疗后仍有一部分患者呈复发倾向。

第二节　缩窄性心包炎

缩窄性心包炎是指心脏被致密厚实的纤维化或钙化心包所包围，使心室舒张期充盈受限而产生一系列循环障碍的疾病。

【病因】

缩窄性心包炎继发于急性心包炎，在我国其病因仍以结核性为最常见，其次为急性非特异性心包炎、化脓性或创伤性心包炎后演变而来。放射性心包炎和心脏直视手术后引起者逐渐增多。少数与心包肿瘤等有关。也有部分患者其病因不明。

【病理】

急性心包炎后，随着渗液逐渐吸收可有纤维组织增生、心包增厚粘连、壁层与脏层融合钙化，使心脏及大血管根部受限。心包增厚可为全面的，也可仅限于心包的局部。心脏大小仍正常，偶可较小；长期缩窄，心肌可萎缩。心包病理显示为透明样变性组织，为非特异性；如有结核性肉芽组织或干酪样病变，提示为结核性病因。

【病理生理】

心包缩窄使心室舒张期扩张受阻，心室舒张期充盈减少，使心搏量下降。为维持心排血量，心率必然增快；同时上、下腔静脉回流也因心包缩窄而受阻，出现静脉压升高、颈静脉怒张、肝大、腹水、下肢水肿等。吸气时周围静脉回流增多而已缩窄的心包使心室失去适应性扩张的能力，致静脉压增高，吸气时颈静脉扩张更明显，称库斯莫尔征（Kussmaul sign）。

【临床表现】

心包缩窄多于急性心包炎后1年内形成，少数可长达数年。常见症状为呼吸困难、疲乏、食欲缺乏、上腹胀满或疼痛，呼吸困难为劳力性，主要与心搏量降低有关。

体征有颈静脉怒张、肝大、腹水、下肢水肿、心率增快，可见库斯莫尔征。患者腹水常较皮下水肿出现得早且明显得多，这与一般心衰中所见者相反。产生这种现象的机制尚未肯定，可能与心包的局部缩窄累及肝静脉的回流以及与静脉压长期持续升高有关。心脏体检可发现：心尖搏动不明显，心浊音界不增大，心音减低，通常无杂音，可闻及心包叩击音；后者系一额外心音，发生在第二心音后 0.09～0.12s，呈拍击性质，系舒张期充盈血流因心包的缩窄而突然受阻并引起心室壁的振动所致。心律一般为窦性，有时可有房颤。脉搏细弱无力，动脉收缩压降低，脉压变小。

【实验室检查】

X 线检查可示心影偏小、正常或轻度增大，左右心缘变直，主动脉弓小或难以辨认；上腔静脉常扩张，有时可见心包钙化。心电图中有 QRS 低电压、T 波低平或倒置。超声心动图对缩窄性心包炎的诊断价值远较对心包积液为低，可见心包增厚、室壁活动减弱、室间隔矛盾运动等，但均非特异而恒定的征象。

右心导管检查的特征性表现是肺毛细血管压力、肺动脉舒张压力、右心室舒张末期压力、右心房压力均升高且都在同一高水平；右心房压力曲线呈 M 或 W 波形，右心室收缩压轻度升高，呈舒张早期下陷及高原形曲线。

【诊断】

典型缩窄性心包炎根据临床表现及实验室检查诊断并不困难。临床上常需与肝硬化、充血性心衰及结核性腹膜炎相鉴别。限制型心肌病的临床表现和血流动力学改变与本病很相似，两者鉴别可能十分困难，必要时需通过心内膜心肌活检来诊断。

【治疗】

早期施行心包切除术以避免发展到心源性恶病质、严重肝功能不全、心肌萎缩等。通常在心包感染被控制、结核活动已静止即应手术，并在术后继续用药 1 年。

第十二章　主动脉和周围血管病

主动脉病最主要的有主动脉夹层和主动脉瘤。周围血管病包括周围动脉闭塞病、血管炎、血管痉挛、静脉血栓、静脉功能不全和淋巴系统疾病。本章重点叙述主动脉夹层，闭塞性周围动脉粥样硬化和静脉血栓症。

第一节　主动脉夹层

主动脉夹层（dissection of aortic）是心血管病的灾难性危重急症，如不及时诊治，48 小时内死亡率可高达 50%。AHA 2006 年报道本病年发病率为（25～30）/100 万，国内无详细统计资料，但临床上近年来病例数有明显增加趋势。根据现有的文献资料对比，国内的发病率高于西方发达国家。本病系主动脉内的血液经内膜撕裂口流入囊样变性的中层，形成夹层血肿，随血流压力的驱动，逐渐在主动脉中层内扩展，是主动脉中层的解离过程。临床特点为急性起病，突发剧烈疼痛、休克和血肿压迫相应的主动脉分支血管时出现的脏器缺血症状。本病起病凶险，死亡率极高。但如能及时诊断，尽早积极治疗，特别是近十年来采用主动脉内支架植入术，挽救了大量患者的生命，使本病预后大为改观。

【病因、病理与发病机制】

目前认为本病的基础病理变化是遗传或代谢性异常导致主动脉中层囊样退行性变，部分患者为伴有结缔组织异常的遗传性先天性心血管病，但大多数患者基本病因并不清楚。马方综合征患者并发本病者约为 40%。先天性二叶主动脉瓣患者并发本病占 5%。研究资料认为囊性中层退行性变是结缔组织的遗传性缺损，原纤维基因突变，使弹性蛋白（elastin）在主动脉壁沉积进而使主动脉僵硬扩张，致中层弹力纤维断裂、平滑肌局灶性丧失和中层空泡变性并充满黏液样物质。还有资料证明，主动脉中层的基质金属蛋白酶（matrix metalloproteinase，MMP）活性增高，从而降解主动脉壁的结构蛋白，可能也是发病机制之一。

高血压、动脉粥样硬化和增龄为主动脉夹层的重要促发因素，约 3/4 的主动脉夹层患者有高血压，60～70 岁的老年人发病率较高。此外，医源性损伤如安置主动脉内球囊泵，主动脉内造影剂注射误伤内膜等也可导致本病。

【分型】

本病最常用的分型或分类系统为 De Bakey 分型，根据夹层的起源及受累的部位分为三型：

Ⅰ型：夹层起源于升主动脉，扩展超过主动脉弓到降主动脉，甚至腹主动脉，此型最多见。

Ⅱ型：夹层起源并局限于升主动脉。

Ⅲ型：病变起源于降主动脉左锁骨下动脉开口远端，并向远端扩展，可直至腹主动脉。

病变涉及升主动脉的约占夹层的 2/3，即 De Bakey Ⅰ、Ⅱ型又称 Stanford A 型，而 De Bakey Ⅲ型的病变不涉及升主动脉的约占 1/3，又称 Stanford B 型。以升主动脉涉及与否的 Stanford 分型有利于治疗方法的选择。

【临床表现】

根据起病后存活时间的不同，本病可分为急性期，指发病至 2 周以内，病程在 2 周以上则为慢性期。以 2 周作为急慢性分界，是因为本病自然病程的死亡曲线，从起病开始越早越高，而至 2 周时死亡率达到 70%～80%，趋于平稳。

（一）疼痛

疼痛为本病突出而有特征性的症状，约 96%的患者有突发、急起、剧烈而持续且不能耐受的疼痛，不似心肌梗死的疼痛（逐渐加重且不如其剧烈）。疼痛部位有时可提示撕裂口的部位；如仅前胸痛，90%以上在升主动脉，痛在颈、喉、颌或面部也强烈提示升主动脉夹层，若为肩胛间最痛，则90%以上在降主动脉，背、腹或下肢痛也强烈提示降主动脉夹层。极少数患者仅诉胸痛，可能是升主动脉夹层的外破口破入心包腔而致心脏压塞的胸痛，有时易忽略主动脉夹层的诊断，应引起重视。

（二）休克、虚脱与血压变化

约半数或 1/3 患者发病后有苍白、大汗、皮肤湿冷、气促、脉速、脉弱或消失等表现，而血压下降程度常与上述症状表现不平行。某些患者可因剧痛甚至血压增高。严重的休克仅见于夹层瘤破入胸膜腔大量内出血时。低血压多数是心脏压塞或急性重度主动脉瓣关闭不全所致。两侧肢体血压及脉搏明显不对称，常高度提示本病。

（三）其他系统损害

由于夹层血肿的扩展可压迫邻近组织或波及主动脉大分支，从而出现不同的症状与体征，致使临床表现错综复杂，应引起高度重视。

1. 心血管系统最常见的是以下三方面

（1）主动脉瓣关闭不全和心衰：由于升主动脉夹层使瓣环扩大，主动脉瓣移位而出现急性主动脉瓣关闭不全；心前区可闻典型叹气样舒张期杂音且可发生充血性心衰，在心衰严重或心动过速时杂音可不清楚。

（2）心肌梗死：当少数近端夹层的内膜破裂下垂物遮盖冠状窦口可致急性心肌梗死；多数影响右冠状动脉窦，因此多见下壁心肌梗死。该情况下严禁溶栓和抗凝治疗，否则会引发出血大灾难，死亡率可高达71%，应充分提高警惕，严格鉴别。

（3）心脏压塞：见第十一章"急性心包炎"相关内容。

2. 其他 包括神经、呼吸、消化及泌尿系统均可受累；夹层压迫脑、脊髓的动脉可引起神经系统症状：昏迷、瘫痪等，多数为近端夹层影响无名或左颈总动脉血供；当然，远端夹层也可因累及脊髓动脉而致肢体运动功能受损。夹层压迫喉返神经可引起声音嘶哑。夹层破入胸、腹腔可致胸腹腔积血，破入气管、支气管或食管可导致大量咯血或呕血，这种情况常在数分钟内死亡。夹层扩展到腹腔动脉或肠系膜动脉可致肠坏死急腹症。夹层扩展到肾动脉可引起急性腰痛、血尿、急性肾衰竭或肾性高血压。夹层扩展至髂动脉可导致股动脉灌注减少而出现下肢缺血以致坏死。

【辅助检查】

1. X 线胸部平片与心电图检查 一般均无特异性诊断价值；胸片可有主动脉增宽，占主动脉夹层患者的81%～90%；少见的为上纵隔增宽，虽无诊断价值但可提示进一步做确诊检查。心电图除在很少数急性心包积血时可有急性心包炎改变，或累及冠状动脉时可出现下壁心梗的心电图改变外，一般无特异性 ST-T 改变，故急性胸痛患者心电图常作为其与急性心梗鉴别的重要手段。

2. 超声心动图检查 可识别真、假腔或查获主动脉的内膜裂口下垂物，其优点是可在床旁检查，敏感性为59%～85%，特异性为63%～96%。经食管超声心动图检测更具优势，敏感性可达98%～99%，特异性为94%～97%，但对局限于升主动脉远端和主动脉弓部的病变因受主气道内空气的影响，超声探测可能漏诊。

3. CT 血管造影、螺旋 CT 及磁共振血管造影检查 均有很高的决定性诊断价值，其敏感性与特异性可达98%左右。

4. DSA 对Ⅲ型主动脉夹层的诊断价值可与主动脉造影媲美，而对Ⅰ、Ⅱ型的分辨力较差。

5. 主动脉逆行造影 为术前确诊、判定破口部位及假腔血流方向，并制定介入或手术计划而必须进行的检查。

【诊断与鉴别诊断】

急起胸背部撕裂样剧痛；伴有虚脱表现，但血压下降不明显甚至增高；脉搏速弱甚至消失或两侧肢体动脉血压明显不等；还可能突然出现主动脉瓣关闭不全或心脏压塞体征，急腹症或神经系统障碍、肾功能急剧减退伴血管阻塞现象时，即应考虑主动脉夹层的诊断。随即运用超声、CT、MRI 等诊断手段进行诊断并予以快速处理，以降低死亡率。

由于本病的急性胸痛为首要症状，鉴别诊断主要考虑急性心肌梗死和急性肺栓塞。此外，因可产生多系统血管的压迫，导致组织缺血或夹层破入某些器官，引发多种症状。因而从病史、体检的全面分析，注意与各相关系统类似表现的疾病进行鉴别显得格外重要。例如，其他原因引起的主动脉瓣关闭不全与充血性心衰、脑血管意外、急腹症和肾功能不全等。

【治疗】

本病系危重急诊，死亡率高，如不处理约 3% 猝死，两天内死亡占 37%～50% 甚至达 72%，1 周内 60%～70% 甚至 91% 死亡，因此要求及早诊断，及早治疗。

（一）即刻处理

严密监测血流动力学指标，包括血压、心率、心律及出入液量平衡；凡有心衰或低血压者还应监测中心静脉压、肺毛细血管楔压和心排血量。绝对卧床休息，强效镇静与镇痛，必要时静脉注射较大剂量吗啡或冬眠治疗。

（二）随后的治疗决策应按以下原则

1. 急性期患者无论是否采取介入或手术治疗均应首先给予强化的内科药物治疗。

2. 升主动脉夹层特别是波及主动脉瓣或心包内有渗液者宜急诊外科手术。

3. 降主动脉夹层急性期病情进展迅速，病变局部血管直径≥5cm 或有血管并发症者应争取介入治疗植入支架（动脉腔内隔绝术）。夹层范围不大无特殊血管并发症时，可试行内科药物保守治疗，若 1 周不缓解或发生特殊并发症：如血压控制不佳、疼痛顽固、夹层扩展或破裂，出现神经系统损害或证明有膈下大动脉分支受累等，应立即行介入或手术治疗。

（三）内科药物治疗

1. 降压　迅速将收缩压降至＜100mmHg（13.3kPa）或更低，可静脉滴注硝普钠。

2. β 受体阻滞剂　减慢心率至 60 次/分及降低左心室 dp/dt，以防止夹层进一步扩展。β 受体阻滞剂经静脉给药作用更快。

（四）介入治疗

继 1994 年国外首次报告以后，1998 年开始国内各大医院陆续开展以导管介入方式在主动脉内植入带膜支架，压闭撕裂口，扩大真腔，治疗主动脉夹层。目前，此项措施已成为治疗大多数降主动脉夹层的优选方案，不仅疗效明显优于传统的内科保守治疗和选择性外科手术治疗，且避免了外科手术的风险，术后并发症大大减少，总体死亡率也显著降低。

（五）外科手术治疗

修补撕裂口，排空假腔或人工血管移植术。手术死亡率及术后并发症发生率均很高。仅适用于升主动脉夹层及少数降主动脉夹层有严重并发症者。

【预后】

本病未经治疗死亡率极高，以下因素可影响预后。

1. 夹层发生的部位，越在主动脉远端预后越好，Ⅲ型较Ⅰ、Ⅱ型好。

2. 诊断及处理越及时越好。

3. 合理选择有效的治疗方案：药物、介入或手术。

4. 夹层内血栓形成可防止夹层向外膜破裂，避免内出血的危险。

第二节 闭塞性周围动脉粥样硬化

周围动脉病（peripheral arterial disease，PAD）的主要病因是动脉粥样硬化，可导致下肢或上肢动脉狭窄甚至闭塞，是全身动脉粥样硬化的一部分。本病表现为肢体缺血症状与体征，多数在60岁后发病，男性明显多于女性。在美国＞70岁人群的患病率＞5%。

【病因与发病机制】

本病是多因素疾病，病因尚不完全清楚。发病机制参见第七章动脉粥样硬化相关内容。以下易患因素应引起充分关注并应用于防治：吸烟使发病增加2～5倍，糖尿病使发病增加2～4倍；影响远端血管以胫、腓动脉更多，也较多发展至坏疽而截肢。血脂异常、高血压和高同型半胱氨酸血症也可致发病增加且病变广泛易钙化。纤维蛋白原、C反应蛋白增高也易增加发病。

【病理生理】

本病产生肢体缺血症状的主要病理生理机制是肢体的血供调节功能减退，包括动脉管腔狭窄的进展速度与程度、斑块增厚的进程、出血或血栓形成和侧支循环建立不足，以及代偿性血管扩张不良；还包括NO产生减少，对血管扩张药反应减弱和循环中血栓烷、AT II、ET等血管收缩因子增多以及一些血液流变学异常，由此导致血供调节失常和微血栓形成。在骨骼肌运动时耗氧量增加而上述调节功能减退，以致出现氧的供需平衡失调，从而诱发缺血症状。由于缺氧以致运动早期就出现低氧代谢，增加了乳酸的积聚，也可加重疼痛症状。

【临床表现】

本病下肢受累远多于上肢，病变累及主-髂动脉者占30%，股-腘动脉者占80%～90%，而胫-腓动脉受累者占40%～50%。

（一）症状

主要和典型的症状是间歇性跛行（intermittent claudication）和静息痛；肢体运动后引发局部疼痛、紧束、麻木或无力，停止运动后即缓解为其特点。疼痛部位常与病变血管相关；臀部、髋部及大腿部疼痛导致的间歇跛行常提示主动脉和髂动脉部分阻塞。临床最多见的小腿疼痛性间歇跛行常为股、腘动脉狭窄。踝、趾间歇跛行则多为胫、腓动脉病变。病变进一步加重以致血管闭塞时，可出现静息痛。

（二）体征

1. 狭窄远端的动脉搏动消失、狭窄部位可闻及收缩期杂音；若远端侧支循环形成不良致舒张压很低则可为连续性杂音。

2. 患肢温度较低及营养不良；皮肤薄、亮、苍白，毛发稀疏，趾甲增厚，严重时有水肿、坏疽与溃疡。

3. 肢体位置改变测试，即肢体自高位下垂到肤色转红时间＞10s和表浅静脉充盈时间＞15s，提示动脉有狭窄及侧支形成不良。反之，肢体上抬60°，若在60s内肤色转白也提示有动脉狭窄。

【辅助检查】

1. 节段性血压测量 在下肢不同动脉供血节段用多普勒装置测压，如发现节段间有压力阶差则提示其间有动脉狭窄存在。

2. 踝/肱指数（ankle-brachial index，ABI）测定 是对下肢动脉狭窄病变实用与公认的节段性血压测量；用相应宽度的压脉带分别测定踝及肱动脉的收缩压计算而得ABI。ABI=踝动脉收缩压/肱动脉收缩压，正常值≥1，＜0.9为异常，敏感性达95%；＜0.5为严重狭窄。

3. 活动平板负荷试验 以缺血症状出现的运动负荷量和时间客观评价肢体的血供状态，有利于定量评价病情及治疗干预的效果。

4. 多普勒血流速度曲线分析及多普勒超声显像　随动脉狭窄程度的加重，血流速度曲线会趋于平坦，结合超声显像则结果更可靠。

5. 磁共振血管造影和 CT 血管造影　具有肯定的诊断价值。

6. 动脉造影　可直观显示血管病变及侧支循环状态，可对手术或经皮介入的治疗决策提供直接依据。

【诊断与鉴别诊断】

当患者有典型间歇性跛行的症状与肢体动脉搏动不对称、减弱或消失，再结合诸多危险因素的存在及上述某些辅助检查的结果，诊断并不困难。然而，有资料提示在确诊患者中有典型间歇跛行症状者不足 20%，应引起高度重视。按目前公认的 Fontaine 分期可提示早期识别本病。Ⅰ期为无症状期：患肢怕冷、皮温稍低、易疲乏或轻度麻木，ABI 为正常。Ⅱa 期：轻度间歇性跛行，较多发生小腿肌痛；Ⅱb 期：中、重度间歇性跛行，ABI 0.7～0.9。Ⅲ期：静息痛，ABI 0.4～0.7。Ⅳ期：溃疡坏死，皮温低，色泽暗紫，ABI<0.4。

本病主要应与多发性大动脉炎累及腹主动脉-髂动脉者及血栓栓塞性脉管炎（Buerger 病）相鉴别。前者多见于年轻女性，活动期有全身症状；发热、血沉增高及免疫指标异常，病变部位多发，也常累及肾动脉而有肾性高血压。后者好发于青年男性重度吸烟者，累及全身中、小动脉，上肢也经常累及，常有反复发作浅静脉炎及雷诺现象。缺血性溃疡伴有剧痛应与神经病变与下肢静脉曲张所致溃疡鉴别。此外，应鉴别假性跛行；如椎管狭窄、关节炎、骨筋膜间隔综合征等各具特点，应予以区分。

【治疗】

（一）内科治疗

积极干预发病相关的危险因素；戒烟、控制高血压与糖尿病、调脂等以及对患肢的精心护理；清洁、保湿、防外伤，对有静息痛者可抬高床头，以增加下肢血流，减少疼痛。

1. 步行锻炼　鼓励患者坚持步行 20～30 分/次，每天尽量多次，可促进侧支循环的建立，也有人认为每次步行时间应直至出现症状为止。

2. 抗血小板治疗　阿司匹林或氯吡格雷可抑制血小板聚集，对动脉粥样硬化病变的进展有效，有报告可降低与本病并存的心血管病死亡率 25%。

3. 血管扩张药的应用　无明确长期疗效，肢体动脉狭窄时，在运动状态下，其狭窄的远端血管扩张而使组织的灌注压下降，而因肌肉运动所产生的组织间的压力甚至可超过灌注压。此时使用血管扩张药将加剧这种矛盾，除非血管扩张药可以促进侧支循环，否则不能使运动肌肉的灌注得到改善。换言之，缺血症状不可能缓解。对严重肢体缺血者静脉滴注前列腺素，对减轻疼痛和促使溃疡的愈合可能有效。

4. 其他　抗凝药无效，而溶栓剂仅在发生急性血栓时有效。

（二）血运重建

经积极内科治疗后仍有静息痛、组织坏疽或严重生活质量降低致残者可作血运重建再管化治疗，包括导管介入治疗和外科手术治疗；前者有经皮球囊扩张、支架植入与激光血管成形术；外科手术有人造血管与自体血管旁路移植术，各有相关指南参照执行。

【预后】

由于本病是全身性疾病的一部分，其预后与同时并存的冠心病、脑血管疾病密切相关。经血管造影证实，约 50% 有肢体缺血症状的患者同时有冠心病。寿命表分析（life table analysis）表明，间歇性跛行患者 5 年生存率为 70%，10 年生存率为 50%。死亡者大多死于心肌梗死或猝死，直接死于周围血管闭塞的比例甚小。伴有糖尿病及吸烟患者预后更差，约 5%患者需行截肢术。

第三节　静脉血栓症

肢体静脉可分为浅静脉与深静脉。下肢浅静脉包括大隐静脉、小隐静脉及其分支；下肢深静脉与大动脉伴行。深、浅静脉间有多处穿支静脉连接。两叶状静脉瓣分布在整个静脉系统内，以控制血流单向流回心脏。下肢静脉系统的疾病以静脉血栓最具临床意义。

【深静脉血栓形成】

（一）病因与发病机制

Virchow 早在 1856 年就归纳了促发静脉血栓形成的因素包括：静脉内膜损伤、静脉血流淤滞及高凝状态。凡涉及以上因素的临床情况均可导致静脉血栓形成：①手术，损伤血管内膜，尤其是骨科、胸腔、腹腔及泌尿生殖系手术；②肿瘤，确切机制不清，通常认为致癌因素可激活凝血瀑布，形成促血栓环境，特别是胰腺、肺、生殖腺、乳腺及泌尿道恶性肿瘤；③外伤，特别是脊柱、骨盆及下肢骨折；④长期卧床，血流缓慢因素之一；⑤妊娠，雌激素的作用；⑥高凝状态，抗凝物质缺乏、骨髓增生性疾病、异常纤维蛋白血症和弥散性血管内凝血等；⑦静脉炎或医源性静脉内膜损伤如静脉介入诊疗操作。

（二）病理

深静脉血栓形成主要是由于血液淤滞及高凝状态所引起，所以血栓与血管壁仅有轻度粘连，容易脱落成为栓子而形成肺栓塞。同时深静脉血栓形成使血液回流受到明显的影响，导致远端组织水肿及缺氧，形成慢性静脉功能不全综合征。

（三）临床表现

深静脉血栓形成可有以下的局部症状，但临床上有些患者可以毫无局部症状，而以肺栓塞为首发症状，系严重的致死性并发症。

1. 髂、股深静脉血栓形成　常为单侧。患肢肿胀发热，沿静脉走向可能有压痛，并可触及索状改变，浅静脉扩张并可见到明显静脉侧支循环。有些病例皮肤呈紫蓝色，系静脉内淤积的还原血红蛋白所致，称为蓝色炎性疼痛症，有时腿部明显水肿使组织内压超过微血管灌注压而导致局部皮肤发白，称为白色炎性疼痛症，并可伴有全身症状，又称中央型深静脉血栓形成。

2. 小腿深静脉血栓形成　因有较丰富的侧支循环可无临床症状，偶有腓肠肌局部疼痛及压痛、发热、肿胀等，又称周围型深静脉血栓形成。

由于锁骨下静脉穿刺及置管操作日益增多，上肢静脉血栓形成病例也日渐增多，波及上肢的症状体征与下肢者相同。

（四）诊断

诊断一般不困难，可应用以下的诊断方法：

1. 静脉压测定　患肢静脉压升高，提示测压处近心端静脉有阻塞。

2. 超声　二维超声显像可直接见到大静脉内的血栓，配合多普勒测算静脉内血流速度，并观察对呼吸和压迫动作的正常反应是否存在。此种检查对近端深静脉血栓形成的诊断阳性率可达 95%；而对远端者诊断敏感性仅为 50%～70%，但特异性可达 95%。

3. 放射性核素检查　^{125}I 纤维蛋白原扫描偶用于本病的诊断。与超声检查相反，本检查对腓肠肌内的深静脉血栓形成的检出率可高达 90%，而对近端深静脉血栓诊断的特异性较差。本检查的主要缺点是注入放射性核素后需要滞后 48～72 小时方能显示结果。

4. 阻抗容积描记术（impedance plethysmography, IPG）和静脉血流描记法（phleborheography, PRG）　前者应用皮肤电极，后者采用充气袖带测量在生理变化条件下静脉容积的改变。当静脉阻塞时，随呼吸或袖带充、放气而起伏的容积波幅度小。这种试验对近端深静脉血栓形成诊断的阳性率可达 90%，对远端者诊断敏感性明显降低。

5. 深静脉造影　从足部浅静脉内注入造影剂，在近心端使用压脉带，很容易使造影剂直接进入深静脉系统，如果出现静脉充盈缺损，即可作出定性及定位诊断。

（五）治疗

治疗深静脉血栓形成的主要目的是预防肺栓塞，特别是病程早期，血栓松软与血管壁粘连不紧，极易脱落，应采取积极的治疗措施。

1. 卧床　抬高患肢超过心脏水平，直至水肿及压痛消失。

2. 抗凝　防止血栓增大，并可启动内源性溶栓过程。肝素 5000～10 000U 一次静脉注射，以后以 1000～1500U/h 持续静脉滴注，其滴速以激活的部分凝血活酶时间（APTT）2 倍于对照值为调整指标。随后肝素间断静脉注射或低分子肝素皮下注射均可。用药时间一般不超过 10 天。

华法林（warfarin）在用肝素后 1 周内开始或与肝素同时开始使用，与肝素重叠用药 4～5 天。调整华法林剂量的指标为 INR 维持在 2.0～3.0。

急性近端深静脉血栓形成抗凝治疗至少持续 6～12 个月以防复发。对复发性病例或恶性肿瘤等高凝状态不能消除的病例，抗凝治疗的持续时间可无限制。

孤立的腓肠肌部位的深静脉血栓形成发生肺栓塞的机会甚少，可暂不用抗凝治疗，密切观察。如有向上发展趋势再考虑用药。

3. 溶栓治疗　对血栓形成早期尿激酶等也有一定的效果，虽不能证明在预防肺栓塞方面优于抗凝治疗，但如早期应用，可促使尚未机化的血栓溶解，有利于保护静脉瓣，减少后遗的静脉功能不全。

4. 其他　如因出血体质而不宜用抗凝治疗者，或深静脉血栓进展迅速已达膝关节以上者，预防肺栓塞可用经皮穿刺做下腔静脉滤器放置术。

（六）预防

为避免肺栓塞的严重威胁，对所有易发生深静脉血栓形成的高危患者均应提前进行预防。股骨头骨折、较大的骨科或盆腔手术，中老年人如有血黏度增高等危险因素者，在接受超过 1 小时的手术前大多采用小剂量肝素预防。术前 2 小时皮下注射肝素 5000U，以后每 8～12 小时 1 次直至患者起床活动。急性心肌梗死用肝素治疗也同时对预防静脉血栓形成有利。华法林和其他同类药物也可选用。

阿司匹林等抗血小板药物无预防作用，对于有明显抗凝禁忌者，可采用保守预防方法，包括早期起床活动，穿弹力长袜。定时充气压迫腓肠肌有较好的预防效果，但患者多难以接受。

【浅静脉血栓形成】

由于本症不致造成肺栓塞和慢性静脉功能不全，因此在临床上远不如深静脉血栓形成重要。本症是血栓性浅静脉炎的主要临床表现，在曲张的静脉中也常可发生。本症多伴发生于持久、反复静脉输液，尤其是输入刺激性较大的药物时。由于静脉壁有不同程度的炎性病变，腔内血栓常与管壁粘连，不易脱落。有文献报道本病约有 11% 其血栓可蔓延，导致深静脉血栓。

游走性浅静脉血栓往往是恶性肿瘤的征象，也可见于脉管炎如闭塞性血栓性脉管炎。

本症诊断较容易；沿静脉走向部位疼痛、发红，局部有条索样或结节状压痛区。

治疗多采取保守支持疗法。①去除促发病因：如停止输注刺激性液体，去除局部静脉置管的感染因素。②休息、患肢抬高、热敷。③止痛：可用非甾体抗炎药。④由于本病易复发，宜穿循序减压弹力袜。⑤对大隐静脉血栓患者应严密观察，应用多普勒超声监测；若血栓发展至股-隐静脉连接处时，应使用低分子肝素抗凝或做大隐静脉剥脱术或隐股静脉结合点结扎术，以防深静脉血栓形成。

第十三章　心血管神经症

心血管神经症（cardiovascular neurosis）是以心血管病的有关症状为主要表现的临床综合征，属于功能性神经症的一种类型。大多发生在中、青年，20～50岁较多见；女性多于男性，尤多见于更年期妇女。临床上无器质性心脏病的证据，预后良好，但长期症状严重的患者可明显影响正常生活和工作。

【病因和发病机制】

本病病因尚不清楚，可能与神经类型、环境因素和性格有关。患者神经类型常为抑郁、焦虑、忧愁型。当精神上受到外界环境刺激，或工作紧张、压力较大，难以适应时可能导致发病。部分患者缺乏对心脏病的认识，对疑似症状产生过度忧虑而诱发本症。器质性心脏病患者也可以同时有心血管神经症，多数伴有精神抑郁，尤其在冠心病心肌梗死发生后或在心脏监护病房内。发病过程中常有神经系统和内分泌系统功能失调，交感神经功能亢进，交感与副交感神经功能失平衡。患者心率在静脉滴注异丙肾上腺素时常比一般人增快更明显；有时可伴有高动力循环的表现，如动脉搏动增强、左心室射血速度增快等；也可出现对运动、心理学测试或疼痛刺激的异常反应。

【临床表现】

本病主诉症状较多，而且多变，一般都是主观感觉，缺乏客观证据，症状之间缺乏内在联系。通常以下述的心血管病症状为主，可同时伴有其他神经症的症状，例如，失眠、多梦、焦虑、急躁易怒、心烦、食欲缺乏、头晕、耳鸣等。

1. 心悸　自觉心脏搏动增强，感到心慌，常在紧张或疲劳时加重。

2. 呼吸困难　胸闷，呼吸不畅，常感觉空气不够要打开窗户，或要求吸氧。不少患者经常做深呼吸或叹息样呼吸动作来缓解症状，导致过度换气，引起呼吸性碱中毒，使症状更加重。

3. 心前区痛　疼痛部位不固定，多为心前区；疼痛发作与劳力活动无关，多数发生在静息状态时；疼痛性质常描述为针刺样、牵扯样或刀割样；持续时间长短不等，一般较长；含服硝酸甘油不能缓解疼痛。

4. 自主神经功能紊乱症状　多汗、手足发冷、双手震颤、尿频、大便次数增多或便秘等。

与较多的症状不相适应，体格检查缺乏有重要病理意义的阳性体征。可发现心率增快，心音增强，可有短促收缩期杂音或期前收缩，血压轻度升高，腱反射较活跃。心脏 X 线检查无异常。心电图可显示窦性心动过速、窦性心律不齐、房性或室性期前收缩和伴非特异性 ST-T 波改变。

【诊断和鉴别诊断】

根据上述临床表现，一般不难作出心血管神经症的诊断。如果将本病诊断为器质性心脏病，不仅增加了不必要的检查和治疗，而且加重了患者的焦虑与心理负担，使症状更严重。然而，必须注意排除器质性心脏病，避免误诊；也需注意器质性心脏病同时伴有心血管神经症，心血管神经症可以混淆对器质性心脏病严重程度的评估。

本病需要与下列主要的常见疾病鉴别：

（一）心绞痛

冠心病心绞痛患者以中、老年男性居多，多数有冠心病发生的危险因素，如高血压、高胆固醇血症、糖尿病、吸烟史。心绞痛常发生在体力活动、运动或情绪激动过程时，疼痛部位较固定，多为胸骨后，持续时间一般不超过 15 分钟，含服硝酸甘油可缓解疼痛。如果仅从症状表现难以鉴别时，可做运动心电图、CT 血管造影、MRI 血管造影或 ^{201}Tl 核素心肌显像检查，必要时作冠状动脉造影。

（二）甲状腺功能亢进症

甲状腺功能亢进症典型表现有甲状腺肿大、颈部血管杂音、双手细颤动、突眼、怕热与消瘦等，鉴别不困难。不典型表现时与心血管神经症较难区别，测定血清 T_3、T_4、TSH 可作出诊断。

（三）心肌炎

心肌炎通常在起病前 1～2 周有明确感染（病毒或细菌）病史，典型表现有心脏扩大、心音减弱、奔马律、心电图 P—R 间期延长，各种类型心律失常等。不典型或轻症者较难鉴别。病原学检查，如血清病毒中和抗体滴定度，有辅助诊断价值。

（四）二尖瓣脱垂综合征、嗜铬细胞瘤

这些疾病一般有特征性的体征或实验室检查指标，鉴别并不困难。

【治疗】

本病以心理治疗为主，药物治疗为辅。首先应耐心倾听病史，尽可能多地了解可能的发病原因和有关因素，做仔细的体格检查和必要的实验室检查，然后通俗易懂地讲解疾病性质，可以用一些暗示性语言帮助患者解除顾虑。鼓励患者自我调整心态，安排好作息时间，适量进行文娱、旅游和体育活动。过度换气患者可辅导其采用腹式呼吸松弛疗法。焦虑症状较明显患者可选用抗焦虑药物治疗，如苯二氮䓬类抗焦虑药奥沙西泮（舒宁）、劳拉西泮（罗拉）等。伴有精神抑郁症的患者可选用三环类抗抑郁药阿米替林、多塞平（多虑平）或选用抑制 5-羟色胺再摄取类抗抑郁药如氟西汀（百优解）、舍曲林（左洛复）。失眠严重患者酌情使用咪达唑仑（多美康）或佐匹克隆（忆梦返）。绝经期妇女可以短阶段使用雌激素替代治疗，每月服尼尔雌醇 2～5mg，但对并发于冠心病的患者宜慎用。

第十四章　心血管病的溶栓、抗栓治疗

近年来大量的实验及临床研究表明，较多心血管病的病理及病理生理改变为非保护性（病理性）的血栓形成提供了条件。且一旦血栓形成，有时可使病情急剧恶化甚至导致死亡，如冠状动脉粥样硬化基础上的血栓形成而致急性心肌梗死；又如在慢性房颤时，心房内的血液淤滞形成血栓，在一定条件下可沿血流前行造成心外的器官栓塞，如脑梗死。因此，溶栓和防止血栓形成已成为心血管病治疗中非常重要的组成部分。

有关血栓形成及血栓溶解的相关因素及病理生理过程在血液系统疾病中已详述。本章仅就与心血管病有关的内容进行讨论。

第一节　心血管病中常用的抗栓及溶栓药物

【抗栓药物】

凝血酶和血小板的作用是血栓形成中相互促进的两个主要环节。因此，抗栓治疗主要针对两个环节，分别称为抗凝治疗和抗血小板治疗。

动脉管腔小，压力高，血液流速快，剪切应力高，血小板易于聚集，容易形成血小板血栓，因此血小板在动脉血栓的形成过程中起着更大的作用，动脉血栓的防治应以抗血小板为主。静脉管腔大，压力低，血液流速慢，剪切应力小，血小板不易聚集；但易于触发、激活、启动内源性凝血系统，形成纤维蛋白血栓，其中血小板成分相对较少，静脉系统血栓的防治应主要针对凝血酶。但在许多情况下，理想的抗栓治疗可能需要同时使用抗凝和抗血小板药物，如在急性冠状动脉综合征时。

（一）抗凝药物分类

1. 间接凝血酶抑制剂　普通肝素、低分子肝素，主要是通过激活抗凝血酶Ⅲ发挥抗凝作用。

2. 直接凝血酶抑制剂　重组水蛭素及其衍生物等，直接抑制凝血酶的活性。

3. 凝血酶生成抑制剂　因子Xa、IXa、Ⅶa抑制剂，组织因子途径抑制物等，这类药物只抑制凝血酶的产生。

4. 重组内源性抗凝剂　活化的蛋白C、抗凝血酶、肝素辅因子Ⅱ等。

5. 凝血酶受体拮抗剂　凝血酶受体拮抗肽。

6. 维生素K依赖性抗凝剂　抑制肝脏合成的凝血因子Ⅱ、Ⅶ、Ⅸ、Ⅹ的活化，主要有香豆素类，如华法林。

7. 去纤维蛋白原制剂　去纤酶等。

（二）抗血小板药物及其分类

抗血小板药物主要是通过不同的途径或针对不同的靶点降低血小板的黏附和聚集功能，从而减少血栓形成的发生率。

1. 抑制血小板花生四烯酸代谢

（1）环氧化酶抑制剂以阿司匹林为代表，为目前使用最广泛的抗血小板聚集的药物。

（2）血栓素 A_2（TXA_2）合成酶抑制剂和 TXA_2 受体拮抗剂等。

2. 血小板膜受体拮抗剂

（1）血小板ADP受体拮抗剂：氯吡格雷、噻氯匹定。

（2）血小板GPⅡb/Ⅲa受体拮抗剂：阿昔单抗、替罗非班等。

（3）其他如血小板GPⅠb受体拮抗剂、血小板血清素受体拮抗剂及血小板凝血酶受体拮抗剂等，目前尚未在临床上广泛应用。

3. 增加血小板内环腺苷酸（cAMP）的药物 前列环素、前列腺素 E1 及其衍生物、双嘧达莫、西洛他唑等。

【溶栓药物】

溶栓药物（thrombolytic）应该称为纤维蛋白溶解药（fibrinolytic，以下简称纤溶药物）更为确切，因为所有这些药物都是纤溶酶原激活剂，进入体内激活纤溶酶原形成纤溶酶，使纤维蛋白降解，溶解已形成的纤维蛋白血栓，同时不同程度降解纤维蛋白原。纤溶药物不能溶解血小板血栓，甚至还激活血小板。

纤溶药物按照纤维蛋白选择性可大致划分为以下几类：

1. 第一代纤溶药物 尿激酶、链激酶，不具有纤维蛋白选择性，对血浆中纤维蛋白原的降解作用明显，可致全身纤溶状态。

2. 第二代纤溶药物 组织型纤溶酶原激活剂，瑞替普酶（tPA）、单链尿激酶型纤溶酶原激活剂（scu-PA）、重组葡萄球菌激酶及其衍生物等，具有纤维蛋白选择特性，主要溶解已形成的纤维蛋白血栓，而对血浆中纤维蛋白原的降解作用较弱；乙酰化纤溶酶原-链激酶激活剂复合物（anistreplase，APSAC）是具有相对纤维蛋白选择特性的纤溶药物。

3. 第三代纤溶药物 主要特点是半衰期延长，血浆清除减慢，有的还增加了纤维蛋白亲和力，更适合静脉注射给药，包括 tPA 的变异体 r-PA（reteplase）、替奈普酶（TNK-tPA，tenecteplase）、拉诺替普酶（n-PA，lanoteplase）等。

第二节 常见心血管病的抗栓及溶栓治疗

【急性 ST 段抬高的心肌梗死】

在冠状动脉粥样硬化斑块破裂的基础上继发血栓形成，如果血栓完全、持续的闭塞冠状动脉，临床上常表现为 ST 段抬高的心肌梗死，闭塞性血栓的主要成分是以纤维蛋白作为网架结构的"红色血栓"，是纤溶药物作用的底物。

治疗急性心肌梗死的首要目标是尽快给予再灌注治疗，开通梗死的相关血管。治疗方法包括溶栓疗法（thrombolytic therapy）、PCI 等，再灌注治疗的效益已被充分肯定。

（一）溶栓疗法

静脉溶栓疗法简便易行，目前仍是大多数医院采用的主要干预手段。所有在症状发作后 12 小时内就诊的 ST 段抬高心肌梗死患者，若无禁忌证均可考虑溶栓治疗。发病虽然大于 12 小时但仍有进行性胸痛和心电图 ST 段抬高者，也可考虑溶栓疗法。溶栓疗法的获益与发病至溶栓开始的时间密切相关。溶栓越早，挽救心肌就越多，患者获益越多。缩短发病至入院时间以及入院至溶栓开始的时间是提高溶栓获益的重要措施。开展院前溶栓有助于缩短发病至溶栓开始的时间。

如果患者到达的首诊医院既可以进行直接 PCI 也可以行溶栓疗法，根据症状发作的时间和危险性、出血并发症的危险和转运至导管时所需时间，综合考虑选择恰当的血管开通策略。如果发病时间<3 小时，而且导管治疗无延误，溶栓疗法和直接 PCI 效果无显著差别；症状发作超过 3 小时，直接 PCI 优于溶栓疗法；但患者到达医院后，如不能在 90 分钟内进行直接 PCI，又没有溶栓疗法禁忌证应首先行溶栓疗法。

溶栓疗法后，再次发生血栓闭塞导致再梗死的患者应该选择 PCI。如无条件，再次溶栓疗法仍能开通冠状动脉。如果为早期（溶栓疗法后 1 小时内）再梗死，半量 tPA 即有效。链激酶有抗原性，但在第一次应用后的 4～5 天尚未产生抗体，可以重复使用，但以非免疫源性制剂更为合适，如 tPA、rPA 和 TNK-PA。

溶栓疗法亦存在不足，梗死相关血管的再通率偏低，90 分钟冠状动脉造影显示血流达到 TIMI

Ⅲ级的比率仅为50%～60%，而达到TIMI Ⅲ级血流的患者，其中半数没有实现心肌水平的充分再灌注；许多患者因适应证和禁忌证的关系，不能接受溶栓疗法，临床应用受到限制；溶栓疗法后血管残余狭窄仍然存在，缺血事件复发率高，因心肌再缺血而行介入治疗的比率较高。

（二）抗栓治疗

作为溶栓的辅助治疗，抗栓治疗的目的在于提高开通的速率和开通的比率，尤其提高心肌水平的再灌注，减少溶栓后的血栓性再闭塞和再梗死。目前，急性心肌梗死后抗栓治疗的主要药物包括抗血小板和抗凝。

1. 抗血小板治疗 一旦患者诊断为急性心肌梗死，应尽快给予阿司匹林160～325mg嚼碎后服用，同时给予氯吡格雷75～300mg。

2. 抗凝治疗 未采用溶栓治疗的患者，给予普通肝素静脉持续注射至少48小时，监测APTT在目标范围，或低分子肝素皮下注射每天两次，疗效相当，可能减少出血并发症。

采用静脉溶栓疗法的患者，应该根据溶栓药物的种类选择抗凝治疗。链激酶溶栓可以不必同时抗凝。尿激酶溶栓后使用普通肝素静脉给药是否能提高疗效尚无可靠证据。tPA及其他第三代溶栓药物常规使用普通肝素。肝素的用法是60U/kg（最大4000U）静脉注射，接着12U/（kg·h）（最大1000U/h）静脉滴注，溶栓开始3小时后测定APTT，维持APTT于50～70s，持续48小时。48小时以后根据情况决定是否继续应用。也可以采用低分子肝素替代普通肝素，根据体重调整剂量。

（三）溶栓疗法的出血并发症

溶栓疗法最严重的并发症是颅内出血。链激酶溶栓颅内出血的发生率在0.5%以下，tPA及第三代溶栓药物颅内出血发生率在0.5%～1%。如患者发生严重头痛、视觉障碍、意识障碍等，应考虑此诊断。颅内出血的危险因素包括年龄＞75岁、使用纤维蛋白特异性溶栓药物、脑血管病史、女性、低体重者、入院时血压高等。另外，也与静脉肝素的剂量有关。其他出血并发症尚有胃肠道、腹膜后和其他部位出血，但如及时诊断和治疗常不致危及生命。

（四）二级预防

心肌梗死后使用阿司匹林能减少近期血管性死亡、非致命再梗死和非致命性脑卒中。如无禁忌，心肌梗死后应无限期使用阿司匹林。

【非ST段抬高急性冠状动脉综合征】

非ST段抬高急性冠状动脉综合征包括非ST段抬高心肌梗死和不稳定型心绞痛，其病理生理机制也是在斑块破裂基础上形成血栓，但多数未使冠状动脉完全闭塞，血栓成分主要是以血小板为主的"白色血栓"。治疗的主要措施是积极抗血栓形成、抗缺血治疗，高危患者使用强效抗血栓药物，并进行早期介入干预。非ST段抬高急性冠状动脉综合征溶栓治疗无益，甚至有害。

（一）急性期抗栓治疗

阿司匹林联合普通肝素或低分子肝素是非ST段抬高急性冠状动脉综合征患者治疗的基础。与普通肝素比较，低分子肝素疗效相当，可以皮下注射，不需要监测，更加方便。高危患者（如血肌钙蛋白升高），无论是否行PCI治疗，在阿司匹林和肝素的基础上加用血小板糖蛋白Ⅱb/Ⅲa受体拮抗剂能够明显减低死亡和进展为ST段抬高心肌梗死的发生率。无论高危、低危，行介入治疗还是非介入治疗，加用氯吡格雷都能在阿司匹林加肝素（低分子肝素）已经获益的基础上，进一步降低心血管事件。如果拟行冠状动脉旁路手术，应暂时不用氯吡格雷，并在预定手术时间前5天开始停用阿司匹林。

（二）二级预防

如无禁忌，急性冠状动脉综合征后应该无限期应用阿司匹林，如果阿司匹林过敏或者不能耐受，可选用氯吡格雷替代。对于已行PCI的患者宜加用氯吡格雷。

【PCI 的抗栓治疗】

PCI 术中适当使用抗血小板药物，如阿司匹林、氯吡格雷和血小板膜糖蛋白Ⅱb/Ⅲa 受体拮抗剂（GPⅡb/Ⅲa 拮抗剂）及抗凝剂，如普通肝素（UFH）、低分子肝素（LMWH）或直接凝血酶抑制剂，能改善患者的早期临床预后和预防介入治疗部位的并发症。而长期抗血小板治疗，可以改善患者的远期预后。

PCI 术后，在长期口服阿司匹林的基础上，根据患者植入支架的种类来决定联合氯吡格雷的疗程：裸金属支架术后，75mg/d，至少 1 个月；由于药物涂层支架可能发生晚期血栓形成，因此患者至少服用 6～12 个月，如无出血风险可考虑延长治疗。

普通肝素是 PCI 术中最常用的抗凝剂，肝素剂量为 60～100IU/kg，联合使用 GPⅡb/Ⅲa 抑制剂时，肝素剂量为 50～60IU/kg。也可静脉注射低分子肝素替代普通肝素，依诺肝素 0.5～1mg/kg。

PCI 术后，无合并症的成功 PCI 术后不常规应用静脉肝素。但是 ACS 患者，术后突然停用肝素可能会出现"反跳"危险，如果有残余血栓或夹层时也应继续应用。目前 ST 段抬高的 ACS 术后一般维持 48 小时，而非 ST 段抬高的 ACS 术后临床中多采用低分子肝素，一般 7 天。

【动脉血栓形成的一级预防】

正常健康成人血管事件发生率非常低，口服阿司匹林预防的血管事件有限，反而增加了严重出血的风险。如果存在动脉粥样血栓形成的危险因素，如患糖尿病，或已经存在心、脑或者外周血管疾病，则应考虑口服阿司匹林预防。对于高血压患者，如果年龄大于 50 岁或者存在高脂血症、糖尿病等，应口服阿司匹林预防。阿司匹林一级预防的剂量每日 75～100mg 即可，主要副作用是胃肠道反应和出血，尤其是消化道出血。

目前尚没有一种公认的检测血小板功能的方法可作为抗血小板效果的指标。抗血小板药物的抵抗可能存在，但不能因此而放弃抗血小板治疗。

【心源性脑栓塞的预防】

导致脑栓塞的心源性血栓栓子主要来自左心房，最常见的原因是风湿性心脏病二尖瓣病变及非瓣膜病伴房颤、人工瓣膜置换术后、二尖瓣脱垂、卵圆孔未闭等。也有来自左心室者，左室附壁血栓主要见于前壁大面积心肌梗死，尤其心功能较差者。此外，心肌病尤其伴心功能不全和房颤患者，也常并发血栓栓塞。

（一）瓣膜病

在瓣膜病患者中，二尖瓣病变导致的血栓栓塞发病率高于主动脉瓣病变，狭窄高于关闭不全，有房颤者高于无房颤者，心功能差者高于心功能正常者。瓣膜病机械瓣置换的患者应终身华法林抗凝，抗凝强度至少维持 INR 的目标值在 2.0～3.0。对于瓣膜病未换瓣者，持续房颤血栓栓塞的高危患者也应持续抗凝治疗。

（二）非瓣膜病性房颤

非瓣膜病性房颤和由此导致的脑卒中发生率随年龄增大而增加，总体上脑卒中年发生率约为 5%。华法林可明显降低脑卒中的风险，华法林的抗凝强度应维持 INR 在 2.0～3.0（75 岁以上老年人可维持 INR 在 1.8～2.5）。

如果患者没有抗凝治疗的禁忌证，下列患者应该选择华法林，即有短暂脑缺血发作（TIA）、周围血管栓塞或脑卒中病史；具有一项以上下列中危因素，年龄大于 75 岁、高血压、左心室功能低下或心衰、糖尿病。仅具有一项中危因素患者可以选择阿司匹林或华法林。其他低危患者可应用阿司匹林（每日 100～300mg）。

（三）房颤电复律

如房颤发作持续时间超过 48 小时，患者发生血栓栓塞的风险非常大。应在复律（电复律或者药物复律）前口服华法林 3 周，复律成功后再口服华法林 4 周，维持 INR2.0～3.0。如房颤持续时间小于 48 小时或需要紧急电复律的患者，在复律前应使用肝素或者低分子肝素，复律成功后加用华法林。

（四）华法林的用药、监测和剂量调整

口服华法林必须定期监测 INR。华法林的初始剂量建议为 3mg/d；大于 75 岁的老年人和出血危险的患者，应从 2mg 开始，每天 1 次口服，目标 INR 依病情而定，一般为 2.0～3.0。

用药前应了解患者的年龄、身体状况、患病史（尤其是否有血液病和出血病史）、治疗和用药史、生活习惯等。应该严格掌握适应证，并评价患者的出血风险，尽量避免与阿司匹林联合应用。

用药前常规测定 INR，第 3 天再次测定 INR，如果此时 INR 在 1.5 以下，应该增加 0.5mg/d；如果 INR 在 1.5 以上，可以暂时不增加剂量。7 天后监测 INR 测定的结果，如果 INR 与基础水平比较变化不大，可以增加 1mg/d。INR 达到目标值并稳定后（连续两次在治疗的目标范围），每 4 周查 1 次 INR。

如遇 INR 过高或过低，应仔细寻找 INR 发生变化的原因，并且应该系列回顾近期测定的 INR 数值。如果以往 INR 一直很稳定，偶尔出现 INR 增高的情况，只要 INR 不超过 3.5～4.0，可以暂时不调整剂量，3～7 天再复查，如确需调整剂量，一般每次增减 0.5～1mg/d。

许多因素可能影响华法林疗效，包括旅行、膳食、环境、身体状况、其他疾病或其他药物，使 INR 波动。当出现上述情况时，应增加 INR 监测频率以便及时调整药物剂量，维持 INR 在治疗的目标范围以内。

【静脉血栓栓塞】

绝大多数肺栓塞的栓子来源于深静脉血栓形成（deep venous thrombosis，DVT），一般将深静脉血栓形成和肺栓塞合称为静脉血栓栓塞（venous thromboembolism，VTE）。